THE SECRET BODY:

How the New Science
of the Human Body
Is Changing
the Way We Live

DANIEL M. DAVIS
NAOKO KUBO

AKISHOBO

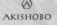

THE SECRET BODY:

How the New Science
of the Human Body
Is Changing
the Way We Live

人体の全貌を知れ

私たちの生き方を左右する新しい人体科学

ダニエル・M・デイヴィス
久保尚子 訳

DANIEL M. DAVIS
NAOKO KUBO

AKISHOBO

THE SECRET BODY

by Daniel M. Davis

First published as The Secret Body in 2021
by Bodley Head an imprint of Vintage.
Vintage is part of the Penguin Random House group of companies.
Japanese translation published by arrangement with Vintage,
a division of Random House Group Ltd. through
The English Agency (Japan) Ltd.

ケイティに捧《ささ》ぐ

Come with me
On a journey under the skin
We will look together
For the Pan within

（ともに行こう
皮膚の下の旅へ
一緒に探そう
内なる世界を統べる神聖なものを）

――ザ・ウォーターボーイズ「ザ・パン・ウィズイン」の歌詞より

科学者のみなさまへ

ヒト生物学は広大な科学領域だ。その道のりも、知識も、意義も——何もかもが恐ろしく複雑である。本書でそのすべてを紹介できなかったこと、軽く触れる程度にしか紹介できなかった研究があることについては、ただただお詫《わ》び申し上げる。どんな発見にも、多くの学生、ポストドクター、同僚、協力者が関わっているし、すべての研究成果の陰には、多少なりともコミュニティの支えがあるものだ。本書で取り上げる研究に貢献したにもかかわらずお名前を記載できなかった方々には、とくに深くお詫び申し上げたい。何人もの科学者にインタビューしたり、オリジナル論文に実際に目を通したりすることによって、私は研究の成果が出るまでの経緯を描き出そうとしてきたが、一冊の本で語れるのは、物語のほんの一部にすぎない。その点についても、あらかじめお詫び申し上げる。なお、本書に記載した医学的なストーリーの詳細については、個人を特定できる情報を隠すために手を加えた部分もあるが、それ以外はすべて実話に忠実である。

はじめに

想像してみよう。あなたは宇宙人だ。最新鋭の望遠鏡で地球を観察し、地上で何が起きているのかを理解しようとしている。たまたまサッカー場が見えて、ちょうど試合の最中だったが、望遠鏡の性能が不十分でボールまでは見えない。コートの両端にゴールが設置されていることや、選手たちがどうやら連携して動き回っているらしいことまではわかったが、詳細はわからない。あなたはこの観察結果を『エイリアン地球科学ジャーナル』で発表した。仲間の宇宙人からお祝いメールが届いたが、ほんの数通だった。

やがて望遠鏡が改良されると、あなたは、選手の一人が時々ゴール前で倒れ込むことに気づいた。その直後には、毎回ではないが、競技場を取り囲む観衆がウェーブを起こす様子も観察された。何が起きているのかまだよくわからなかったが、エイリアン地球科学会の期間中、研究者が集まるバーはこの話題でもちきりになり、あなたは引き続き研究助成金を受けられることになった。月日は流れ、ある日、あなたの研究室に所属する若手研究者が興味深い事実に気づいた。観衆がウェーブを起こすのは、ゴール前で選手が倒れ込むと同時にゴールネットが外側に大きく膨らんで揺れた場合だけだったのだ。この発見は、彼女に素晴らしいアイデアをもたらした。

この現象を目にした宇宙人は他にもいたかもしれないが、気に留める者はいなかった。だが彼女はこの現象に注目し、その意味を深く考えた。そして、小さすぎて見えないだけで、実はゴールネットを揺らす何か――サッカーボール――が存在するのではないか、と考えた。彼女からその話を聞いたあなたは、最初は真に受けなかった。しかし、このアイデアはしだいにあなたのなかで大きく膨らんでいった。ボールの存在を仮定すれば、選手の動き、ゴールネットの揺れ、観衆のウェーブ、試合全体の流れなど、すべての説明がつく。やがて他の宇宙人たちも、ボールは存在するに違いないと考えるようになった。ボールを直接観察した宇宙人は一人もいなかったが、ボールの存在を裏づける状況証拠は揃っている。誰もがこの説を受け入れるようになり、あなたと、あなたの同僚と、超高性能望遠鏡の開発者は、数々の賞を受賞した。そして誰もがあなたの友人になりたがった。

宇宙人の望遠鏡が今後さらに改良されれば、いつの日か、ボールを実際に観察できるようになるかもしれないが、そんな日は来ない可能性もある。ボールの存在を示唆する根拠はたくさんあっても、決定的な証拠が得られるかどうかわからない。そもそも、何かを完璧に証明するなんてことができるのかどうかも、議論の分かれるところだ。明日も太陽は昇る――そう言える根拠はたくさんあっても、決定的に証明する方法はないのだ。

科学的発見の多くは、この宇宙人とサッカーボールの喩《たと》え話と同じような経緯で発見される。一八四六年に初めて観察された海王星の場合もそうだった。天王星という別の惑星の動きを綿密に追跡し、その記録を数学的に解析したところ、太陽を中心とする単純な周回軌道からずれた動きをしていることがわかった。このずれについては、まだ観測されていない惑星が存在し、その重力に引っ張られるせいで天王星の軌道に影響が出ていると考えれば、説明がついた。そこで英国とフランスの天文学者たちは、その未知なる惑星の所在を計算して割り出し、予測された方角に望遠鏡の照準を精確に合わせた――そして発見されたのが、海王星である。現在、ダークマター（暗黒物質）と呼ばれている物質も、ダーク（暗黒）エネルギーと呼ばれている力も、星や銀河の動きを説明するために存在が予測されたものだが、現時点ではまだ観測はされていない。

人体の真の姿は、長い歴史を通して、ずっと謎のベールに包まれたまま、想像すらされてこなかった。体内組織のうち、骨と筋肉、主要な臓器などは（皮膚の下を少し調べさえすれば）観察できたが、人体の驚くべき仕組みの大部分は、ごく最近まで仮説や憶測で語られるだけだった。ところが、一七世紀後半に顕微鏡が発明され、ほどなく細胞が発見されたことが、ヒト生物学の幕開けの予兆となる。やがて二〇世紀半ばにDNA構造が発見され、それが遺伝子情報の保存と複製の仕組みの解明につながったことで、ヒト生物学は大きな一歩を踏み出した。そして近年、テクノロジー革命と科学革命が相次ぎ、かつてなかったほどの勢いで、人体の内なる秘境が次々に暴かれている。証明された仮説もあれば、崩された仮説もあったが、それ以上に、理論的にも実験的にもまったく新しい可能性を秘めた研究領域が生み出された。

人体という世界のなかにはいくつもの小世界が広がっていることが、徐々にわかってきている。すべての臓器は多種多様な細胞の集まりから成る。個々の細胞の内側にも、足場が組まれ、カプセルが浮かび、モノレールが敷かれるなど、独自の風景が広がっている。

そうした景観はすべて、驚くほど大量の生物学的な建築材――タンパク質、糖類、脂肪、その他の化合物など――の組み合わせで構築されている。原材料は酸素、炭素、水素にその他の元素が少々加わる程度で、これといって特別なものではない。だが、それが特別な方法で組み合わさると、意識があり、自己修復力を備え、詩心をもつ「人体」になる。そのような生命体がこの宇宙に他に存在するだろうか？　少なくとも私たちはその存在を知らないし、もしかしたら本当にいないのかもしれない。だとしたら、私たちの体の仕組みを理解すること以上に多くの気づきをもたらす深遠なテーマはないだろう。顕微鏡から複雑なデータ解析に至るまで、新しい装置やツールはそうした理解を後押ししてくれる。人体の謎のベールを一枚ずつ剝ぎ取り、これまで見えなかったものを見せてくれる。

もちろん、他の学問分野が私たちの生活に与える影響も大きくなる一方だが、人体に関する研究分野で起きている驚くべき発見の数々に比べれば、私たちの生活にこれほど深く直結する学問は他にない。その実例も相当な数に及ぶ。たとえば、ヒト遺伝子の解析は、私たちの個性について新たな理解をもたらす。脳細胞の活動は、記憶を保存する仕組みの手がかりとなる。細胞の内部構造に関する新たな発見は、新薬につながるアイデアを生む。循環血液中の分子は、私たちのメンタルヘルスに対する考え方を一新させる。

本書では、ヒト生物学における近年の画期的発見を詳しく見ていく。同時に、こうした発見が私たちの将来にとっていかに重要であるかをお伝えしたいと思っている。最前線の研究分野はどれも重要だが、なかでもとくにスリル満点で影響力の大きい分野として、個々の細胞、胚、臓器・器官系、脳、マイクロバイオーム（微生物叢）、ゲノムの六分野を取り上げる。どこかで読んだことのあるトピックスも含まれるかもしれないが、ごく最近の研究成果まで詳しく紹介し、知見の深さも可能性の広がりも急速に変化していることをお伝えできればと思っている。逆に初めて見聞きするトピックスもあるだろうが、いずれもきわめて重要であり、新聞の一面を賑《にぎ》わすような研究に負けず劣らす、私たちの考え方を大きく変えるものばかりだ。いずれも私たちの日々の生活に——言うまでもなく、私たちの感じ方や欲求まで含めて包括的に——確実に変化をもたらすだろうし、すでに変化をもたらしているものもある。こうしたトピックスを一冊にまとめて紹介することで、私たちの人生にとんでもなく大きな変化が起きようとしていることを浮き彫りにしていきたい。私たちの未来に最も大きく影響することが予想されるのは、自動運転車でもロボットでもなく、最新のヒト生物学なのだ。

最近のヒト生物学研究の進展ぶりは、一九世紀後半に物理学で起きた革命を思い起こさせる。一八八七年、ドイツ人科学者ハインリッヒ・ヘルツは、裸眼では見えない謎の「電磁波」を作り出す方法を発見した。すでにジェームズ・クラーク・マクスウェルによって考案されていた理論のとおり、光は電磁波の一種にすぎず、他にも、今ではX線や電波として知られる目に見えない電磁波が存在することを、ヘルツは明らかにしたのだった。当時は、その実用的意義の大きさに気づいていないどころか、意義があるかどうかさえ定かでなかった。ヘルツは一八九四年に三六歳で亡くなったが、自分の発見がやがてラジオやテレビ、インターネットをもたらすことになるとはまったく想像していなかった。同様に、今、ヒト生物学の世界で相次いでいる発見も私たちの想像を超える形で、私たちや子や孫たちに大きく影響するだろう。

また本書では、人体の謎が科学によって解明されていく過程についても、それを牽引《けんいん》した人物やテクノロジーの裏話を交えながら紹介する。先ほどの宇宙人の喩え話では、サッカーボールの発見には望遠鏡の改良が欠かせなかった。同様に、人体についての理解も、新たなテクノロジーの発達によって古い考えが打ち砕かれて刷新されることで前に進む場合が多い。新しい科学的ツールや装置が私たちの生活に与える影響は、携帯電話やソーシャルメディアによる影響に比べると静かだが、影響の大きさは勝るとも劣らない。

一六六五年、ロバート・フックは単純な顕微鏡を用いてコルクの薄片を観察し、内部が小さな区画に分かれていることに気づいた。彼はそれを「細胞（cell）」と呼んだ。現在の顕微鏡を用いれば、細胞から突起状の分子が突出したり、網状や小胞状の分子が射出されたりする様子も観察できる。細胞が臓器・組織内を遊走する姿も見えるし、酵素や遺伝子の活動を目撃することも、その活動のスイッチが入ったり切れたりする様子も目の当たりにできる。現在の顕微鏡なら、ナノレベル、つまりメートルの一〇億分の一単位で人体を観察できるのだ。

細胞の働きに関する謎が解明されれば、その発見を生かして人体を操作する方法も開発できる。私の研究室では、免疫細胞がどうやってがん細胞を見つけ出し、どうやって殺すのかを最新の顕微鏡で観察している。分子レベルで展開されるそうした過程を観察することで、免疫細胞はがん細胞をどのように認識するのか、逆にがん細胞はそれをどう回避するのか、といったことが解明される。そうした発見はすべて、新薬を生むアイデアの種になる。今現在、三〇〇〇件を超える臨床試験が進行中で、人体に備わっている免疫細胞の活動を増強させる働きやスイッチをオンにする働きをもつ新規のがん治療薬の検証が行われている。また、多様な免疫細胞が新型コロナウイルス感染症（COVID-19）にどう反応し、その反応にどのような個人差があるのかを調べる研究にも、同様のツールやテクノロジーが使用されている。COVID-19の到来によって舞台の中央に躍り出た科学領域があるとすれば、それはヒト生物学だ。本書で紹介する内容は、免疫システムに関する知見も人間の精神のことも含めてすべて、新型コロナウイルスや次に現れる感染症ウイルスに備えるために、知っておいて損のないことばかりだ。

しかし最新の顕微鏡は、優れた機能を誇る一方で、重大な欠点を抱えている。最高レベルの分解能で観察できる顕微鏡は、その分、高解像度の撮影画像を保存するのに時間がかかるし、分子の動きを追跡するのに最適な顕微鏡は、その分、精度が低くなる。細胞内のごく狭い範囲ではなく臓器の薄片全体を観察するのに適した、より広い範囲を観察できるタイプの顕微鏡は、精密さと動きを犠牲にしている。数理解析やコンピュータシミュレーションを活用すれば、それはそれで、人体の全体像はまったく違って見える。個々の細胞内の遺伝子活性レベル解析やタンパク質濃度解析をした場合も同じである。このような方法で人体を理解しようとするのは、名画《モナ・リザ》を鑑賞するために、彼女の左目だけ、あるいは褐色の瞳のほんの一部だけを精査するようなものだ。それでは、モナ・リザの全身を見たことにならない。いや、モナ・リザの全身を見たとしても、モナ・リザのすべてを丸ごと鑑賞したことにはならない。この絵のもつ意味合いは、その評価額を知り、レオナルド・ダ・ヴィンチの人生について学び、同じ一六世紀に描かれた他の肖像画と何がどう異なるのかを理解することで大きく違ってくる。モナ・リザを理解する方法は無数に存在するし、私たち自身について理解する方法も無数に存在するのだ。

人体はとても複雑なので、一つのツールで解明できるのは、全体のうちのほんの一部分にすぎない。だが、ちょうどワインの味と色に精通するソムリエがそうしたワインの特性の根底にある化学に気づくことで多くを知るのと同じように、人体についても、一部分の解明であっても他の部分についての理解を深める手がかりになる可能性がある。ところが、顕微鏡にせよ数学にせよ、どの科学的ツールを扱うにもそのツールに深く精通している必要があるし、脳にせよマイクロバイオームにせよ、人体のどの領域を研究するにも深い専門知識が必要になるが、そのような深い専門知識を同時にいくつも身につけるのは並大抵のことではない。そのため、人体を研究する人々は、視野が狭くなりがちだ。コミュニティごとに、内輪でしか通用しない記号や頭文字を多用した独自の言葉で微妙なニュアンスを伝え合っているため、コミュニティ間の連携が取りにくくなっている。研究コミュニティによっては、一種類の科学的ツールに頼って、人体の一部分――たとえば一種類の細胞――だけを扱っているところもある。多種多様な細胞が互いにどのように情報をやり取りしているのかを調べる研究も、そのテーマに特化した研究コミュニティで行われている。地球上の生命のなかでも単純な部類に入る細菌の研究でさえ、一つの個体を全体として研究することは今はまれなのだから、細胞よりもはるかに複雑な人体であれば、なおさらだ。ずいぶん昔だが、一八九〇年の時点で、タイムズ紙は「すでに知識はあまりに膨大になり、管理しきれなくなっている」と社説で述べている。現在では、何にせよ全体を網羅した専門家など存在しないのだ。

人体に関する本の多くは、一つか二つの専門的テーマに絞って書かれてきた。だが私は、本書を書くにあたり、別々に扱われることの多い現代生物学研究の主要な六つの領域を一冊にまとめることで、人体を全体として捉える感覚を取り戻せればと願っている。最先端の科学を知るだけにとどまらず、全体として何を意味しているのかを知るきっかけになれば幸いである。

もちろん簡単なことではない。知識が膨大になるにつれ、物理学者は光を波として、粒子として、あるいは数学的記号として多面的に捉えるようになったが、人体についても、それと同じようなやり方で考えなければならない段階まで来ている。しかも、人体は言葉や図表では容易に描写できないほど複雑なので、教科書に掲載されている内容はほぼすべて概略か、全体のうちのほんの断片にすぎない。たとえば、人体を構成する細胞について深く調べれば調べるほど、その細胞が本当はいったい何なのかを確定するのは難しくなっていく。細胞同士は互いの遺伝子物質を交換したり細胞内物質を直接共有したりできるし、なかには融合して「スーパーセル（超細胞）」になるものもある。細胞の終わりはどこなのか、始まりはどこなのかを定義するのもどんどん難しくなっている。細胞について定義するのが難しいのであれば、「すべての生命は細胞で構成されている」という一見、単純明快なルールもまた、そうはっきりと言い切れなくなる。場合によっては、ごく一部について知れば知るほど、全体への理解が遠のくことにもなりかねない。

先述の宇宙人にとって、ボールの発見はサッカーを理解するためのスタート地点にすぎなかった。試合を理解するには、まだまだ知るべきことがいくらでもある。選手の個人技能、チームの戦術、オフサイドのルール、オフサイドトラップ、ペナルティキック、リーグ戦、トーナメント戦、選手の移籍市場、試合放映権の販売、有名選手に感化された子どもたちの校庭での遊び方、プレミアリーグの重要な試合の後に発生する交通渋滞の影響。すべてのものは奥深いのだ――サッカーも、モナ・リザも、そしてもちろん、私たち自身も。

だが、私たちはそれを丸ごと捉える努力をしなければならない。なぜなら、研究とは単に人体のメカニズムに関する知識の細部を解き明かし、教科書の内容の完成度を高めていくだけのものではないのだから。研究によって得られた知識は、私たちが私たち自身についてどのように考え、自分の人生の物語をどう紡いでいくのかにも大きく影響する。たとえば昔の人は、人体は「血液」「黄胆汁」「黒胆汁」「粘液」の四種類の基本体液によって調節されていて、この四体液のバランスが崩れると病気になるのだと信じていた。もちろん、病気についての真実は、この四体液説よりもはるかに奇想天外なのだが、人類史上最も重大な発見の一つともいうべき「病原菌」が発見され、近代的な理解への扉が開かれたのは、一八六〇年代に入ってからのことだ。今を生きている人にとっては、基本体液のバランス不良で苦しむのがどんな感じなのかを知ることは、不可能ではないにせよ、きわめて難しいことだ。それでも、昔の人がそう信じていたのは確かだ。かつては、幻聴が聞こえる人がいると、超自然的な存在からのメッセージとして解釈されたり魔術だと思われたりしたが、今なら、そういう話にはならない。脳の異常や精神疾患との関連が疑われるだろう。

もっと最近になると、病原菌だけですべての病気の原因を語れるわけではないことがわかってきた。がんは、体内の細胞がコントロールを失って過剰に増殖することで発生する。この事実から私たちは、日光、放射線、発がん性化学物質への過剰曝露《ばくろ》など、健康に悪いことが知られているあらゆる要因が細胞のがん化のきっかけになりうることに気づいた。アレルギーも病原菌とはほぼ無関係だ。アレルギーについて考えることで、私たちは健康と病気について、それまでとは違う考え方をもつようになった。たとえば、免疫システムを健全に発達させるには幼少期にある程度まで微生物に曝露しておくことが重要であるとする「衛生仮説」もその一つだ。そうやって多種多様な病気の原因について理解を深めていくことで、新薬につながるアイデアが得られるのはもちろんのこと、私たちの体や環境についての考え方や感じ方も変化していく。たとえば、素肌への日光浴や農村での子育てに対する印象は、前者は皮膚にダメージを与える可能性があり、後者は健康に有益かもしれないとする比較的最近の発見によって、大きく変化した。

科学が私たちの生活に与える影響の範囲は、病気や薬だけにとどまらない。たとえば、進化についての理解が深まったことで、生命の起源に関する私たちの認識は根底から大きく変化した。人間のDNAの大部分はチンパンジーどころかショウジョウバエとも共通しているという事実は、地球上のすべての生命と私たち人間とのあいだに深いつながりがあることを示している。もっと身近なところでは、ホルモンについての理解が進んだことで、思春期の若者への接し方に指針ができたり、心の傷や貧困による影響が知られるようになったことで、犯罪対策のあり方が見直されたりしている。そもそも、私たちの生活のほぼすべての側面は、物事の根底で何が起きているのかを科学の力で解き明かした結果として、形作られているのだ。

アリス〔仮名〕は五歳のときに母親を失った。心臓発作で突然、亡くなったのだ。アリスは幼い頃からすでに、自分も若くして死ぬのではないかと心配していた。彼女が育った一九八〇年代から一九九〇年代にかけては、心臓発作を予防するためにコレステロール値を下げる働きがあると謳《うた》った商品の広告が連日のようにテレビで放送されていたが、アリスの不安を取り除いてはくれなかった。

ある日、アリスは受診したことのない病院から手紙を受け取った。そこには、彼女の親戚の病状が書かれていた。最近、心臓発作を起こしたが、幸い命拾いしたとのことだった。とはいえ、同じ家系から二人も若くして心臓発作になるのは珍しいことなので、医師らは考えられる原因を詳しく調査したそうだ。その結果、この二例の心臓発作にも、親族の他の医学的問題にも、ほぼ確実に遺伝子変異が関連していることがわかった。アリスの親戚の血液分析で、特異的な変異が見つかっていたのだ。そしてその手紙は、アリスにもその問題の遺伝子が受け継がれているかどうかを確かめるために、検査する意思があるかを尋ねるものだった。

アリスの場合、検査を受けるかどうかの意思決定はとくに難しかった。というのも、科学的な詳細が不確かだった（そして今も不確かだ）からだ。彼女の家系の遺伝子によって引き起こされるリスクの程度は精確にはわからなかった。心臓疾患の患者では、問題の遺伝子に複数の異なる変異が見つかっていたが、それぞれの変異の相対的な危険度――どの変異が他の変異よりも危険性が高いのか――はまだ明らかになっていなかった。このように不確かなことばかりだったが、アリスは遺伝子検査を受けることにした。局所手術で血液を採取してから数日後、電話で結果が知らされた。そして、それまで彼女の人生にのしかかっていた重圧が、一瞬にして消え去った。彼女の遺伝子に変異は認められず、彼女が母親と同じ運命に苦しむことになるリスクは、とくに高いとは言えなかったのだ。その日から、アリスの人生はすっかり変わった。何を食べるべきとか、何を食べてはいけないとか、そんな心配をすることが日に日に少なくなっていった。何より重要なのは、自分の両親や親族との関わり方が大きく変化し、自分の子どもを産むことについても考えが変わったことだ。そのときすでにアリスは中年だった。もっと早くこの事実を知っていたなら、これまでの人生における意思決定で、違う道を選ぶこともあったのだろうか。今となっては誰にもわからない。

新しい科学の影響で、私たちの人生観が変わる――そういう状況は、必然的に、今後ますます増えていくだろう。だが、今現在、そうした変化の多くはまだ水面下で起きている。詳しい内容は、研究室や学会会場のホテルのバーでしか議論されていない。本書では、そのような新しい科学のなかでもとくに重要なものを選んで、公にしたいと思う。

例として、三章で詳しく取り上げる内容――これまた細胞に関する最新の発見の一つ――を紹介しよう。実情をよく知らない人は、もしかしたら、細胞の基本的な性質に関する基礎研究は私たちの人生や社会にとってあまり重要ではないと思っているかもしれない。だが実際には、私たちの人生や社会に深く関わり、難しいジレンマを生むことになるだろう。

神経細胞は免疫細胞とは明らかに異なるし、腎臓細胞とも心臓細胞とも異なる。いや、そもそも神経細胞、免疫細胞、心臓細胞、腎臓細胞といった細胞の分類自体がきわめて大《おお》雑把《ざっぱ》なのだ。細胞生物学の研究分野では、「微細なレベルで見れば個々の細胞はすべて唯一無二の存在であり、その細胞がどこに存在するか、誕生してからどれほどの時間が経過しているか、どんな活性化状態なのか、体内でどんな経験をしてきたか、他のどんな細胞と相互作用するか、といったことに影響される」というアイデアに基づいて、魅惑的な新領域が生まれている。そして現在、水面下では、あらゆる点でヒトゲノム・プロジェクトに匹敵するほど野心的で壮大な試みが世界規模で進められている――ヒト細胞アトラス・プロジェクトだ。一万人を超える科学者たちが協力し、人体を構成する三七兆個の細胞すべてを同定して分類しようとしている。細胞内でどの遺伝子が活性化されているかや、細胞内に存在する各タンパク質のコピー数など、個々の細胞を徹底的に比較すれば、細胞の一つひとつを前例がないほど細かく分類できる。このプロジェクトを監督する人々のなかには、人体の細胞をこれだけの規模で綿密に調べれば、細胞ごとの違いを一つの表にまとめて体内の細胞の多様性を一覧できるような「ヒト細胞の周期表」が作れるのではないか、と期待する人もいる。その目標が達成されるかどうかはさておき、このプロジェクトによって、人体の組織や器官がどのように構成され、どの細胞が体内の他のどの細胞に由来し、何をどう誤ると病気になるのか、といった理解が深まるのは、誰もが認めるところだ。現に、新しい種類の免疫細胞や、肺の内壁を覆う新しい細胞など、これまで存在が知られていなかった細胞が人体内ですでに発見されているのだから、わくわくせずにはいられない。

現在、個人の健康状態は血球数検査で評価されることが多い。血液中に存在する血小板、赤血球、白血球の数を単純に測定する検査だ。しかし、もうすぐ私たちは、ヒト細胞アトラス・プロジェクトや関連する研究に基づいて、個人の血球の種類、状態、履歴について事細かに調べられるようになる。これは、とくに白血球を調べるうえで重要なことだ。「白血球」とは、多種多様な無数の免疫細胞の総称であり、その特徴は人によって大きく異なることが知られている。これと同時に、一五〇年の歴史をもち、病気の分類を見極めるために病院の病理検査室で日々当たり前のように行われている生検組織の染色も、今よりはるかに綿密に検査できる分子レベルのプロファイリングに取って代わられる可能性が高い。このような分析手法によって、私たちは前例のない詳しさで病状を診断できるようになり、さらには、ある特定の薬が効く可能性があるのかどうか、有害な副作用を引き起こす可能性があるのかどうかも予測できるようになると期待されている。

表面的に見れば、これはまったくの朗報だ。しかし、人体の細胞にみられる膨大な多様性を注意深く調べていけば、その影響が及ぶ範囲は医療の領域を大きく超える。大勢の人を対象にして人体の細胞の構成や状態を調べていけば、必然的に、私たちの健康状態を評価するための新しい測定基準を確立する流れが生まれるだろう。となると、事態は急に不穏になる。医療従事者は否応なく、どんな特性の細胞がどれくらいの数だけ存在すれば「健康」だと言えるのか、その範囲を定義するように求められるだろうし、そうなれば、その定義から外れた人は「不健康」に分類されることになるわけだ。私たちはすでに、体重と身長から算出されるＢＭＩ（体格指数）に慣れ親しんでいる。その数値によって私たちは低体重、標準体重、過体重、肥満に分類される。人の健康状態を定義する新しい測定基準が生み出されれば、私たちを「健康」と「不健康」に振り分ける手法が数多く登場するだろう。測定される項目が増えていけば、誰もが何かの項目で基準から外れることになる。そうなれば、まず間違いなく健康保険料に影響するし、何より私たちの心理に影響し、深い問題を引き起こしかねない。個人の自己観にも、人間の多様性に対する社会の価値観にも支障をきたすだろう。

私たちはいずれ「健康度」や「幸福度」を測定することに興味を失うかもしれないが、今のところそうなる気配はない。むしろ、多くの人が「肥満」などのレッテルを貼られることによって、重荷を背負わされて苦しんでいる。どういうわけか、痩せているほうが魅力的で自己管理能力が高いとみなされる風潮があり、そのほうが「優れている」とみなされることさえある。だが、私たちは誰一人として同じではないし、何がその違いを生んでいるのかを解き明かしていけばいくほど、人の健康状態を表すのに有用な指標と役に立たない指標を見分けるのは、どんどん難しくなっていく。医療介入が必要なのか、介入すべきでないのかを判断する基準もますますわからなくなっていく。多くの病気は、定義するのも難しい。たとえば、統合失調症や自閉症の場合、その病気に特有の行動特性がみられる患者に診断を下すことになるが、患者の行動を評価できるような明快な記述はなく、どこまでが正常でどこからが異常なのかを分ける線引きもあいまいだ。

ちょうど、原子の性質を研究しようとした物理学者が意図せず爆弾の性質を一変させてしまったように、人体に関する基礎科学のプロジェクトに従事する者は誰であれ、意図的であろうとなかろうと、社会を一変させる可能性がある。だからといって、研究をやめるべきだと言っているわけではないし、私を含め、この試みに携わる科学者は、何らかの破壊活動に加担するわけでもない。ただ、人体の仕組みに関して壮大な新しい概念が展開されていけば、その影響は甚大で、爆発的に広がる可能性があるし、しばらくその影響は続くことだろう。

本書では、私たちが今どこにいるのかを把握できるようにしたいと思っている。その輝かしい成果にどっぷりと浸ったうえで、今わかっていることすべてがどのように解明されてきたのかを理解するとともに、そうした新しい発見の数々が私たちの人生にとってどのような意味をもつのかを深く考えていきたい。その行き着く先を推測し、必要とあれば、その流れに異議を唱えることも厭《いと》わないつもりだ。

科学の他分野でも、宇宙から見事な画像を収集したり、深海にドローンを沈めたり、発掘によって地球の歴史や先史時代の出来事を調べたり、金融や社会や政治など、人間が築き上げてきた制度の裏事情を探ったりと、さまざまな努力が重ねられているが、私が思うに、今、最も進展が速く、その成果が私たちの生活や人生にとくに大きく深く影響する可能性が高いのは、人体に関する最新科学に他ならない。すでに私たちは、ほんの数十年前には誰も夢にも思わなかったような方法で、私たち自身を理解したり操作したりすることができる。これから先も数多くの新しい発見がなされるだろう。そうなれば、今サイエンス・フィクション（SF）として描かれていることなど、いつの日か現実に起きることに比べれば、単純で無邪気な話のように思えるかもしれない。

一　章

超高分解能で細胞を見る

——顕微鏡の発展とともに

見ることは言葉よりも先にくる。
子どもは話せるようになる前に、見て認識する。

——ジョン・バージャー『イメージ 視覚とメディア』より

一六六五年、英国人科学者ロバート・フック（当時三〇歳）は、世界初の顕微鏡観察による図版集『ミクログラフィア（微小世界図説）』を出版した。[1] ロンドンでの暮らしを日記に残したことで知られる英国海軍大臣サミュエル・ピープスは、「これまでに読んだなかで最も精巧な書物」だと記している。[2] フックの図版集には、身の周りのさまざまな物が劇的に拡大された姿で緻密に描かれていた。意外にも鋭くない針の先端、山脈のようにギザギザなかみそりの刃先、怪物のように巨大なノミの姿など、どれも世間が初めて目にするものばかりだ。[3] コルクの薄片の拡大図には、小部屋のような構造が描かれている。フックはこれを「細胞（cell）」と名付けた。男子修道院の質素な宿坊を連想したからだ。その三年後、ロンドン滞在中にフックの図版集を目にしたオランダの織物商人アントーニ・ファン・

レーウェンフックは、フックの顕微鏡よりも性能の良い顕微鏡の自作に取りかかった。そして一六七六年、レーウェンフックは水滴のなかに微小な生物が潜んでいるのを観察した。世界で初めて「細菌」が目撃された瞬間である。その一年後には自分の精液を観察し、もう一つの重大な発見をした。「精子」の発見だ。[4]

　当時も今も、顕微鏡は私たちに、それまで想像すらしなかった世界を見せてくれる。ということは、顕微鏡が改良され、より細部まで観察できるようになれば、必ず新しい発見につながるわけだ。ところが、一八七三年、ドイツ人物理学者エルンスト・アッベは、顕微鏡の性能の向上には限界があることを明らかにした。[5] 光学レンズをどんなに精巧に作っても、どんなに完璧に位置合わせしても関係ない。完璧に組み立てられた光学顕微鏡であっても、小さな物体の周りで生じる光の拡散と屈折の仕方（「回折」と呼ばれる光の性質）のせいで無限には拡大できないことを、数学的な解析によって示したのだ。光学顕微鏡で達成できる分解能［訳注：二つの点を異なる点として識別できる最小距離］の上限は、光の波長の約半分、およそ二〇〇ナノメートル（２００×10^{-9}メートル）、人間の毛髪の太さの一〇〇〇分の一以下だった。[6] あまりにも単位が小さすぎてイメージしにくいが、蝶《ちょう》を虹色に煌《きら》めかせる羽の構造や、三五〇〇万人の命を奪ったＨＩＶウイルスなど、自然界の不思議や重要な物は何でもたいてい、これより小さい。別の科学装置を用いて検出できなくもないが、決して容易ではないし、そもそも生体試料に使える装置は他にない。たとえば、電子顕微鏡の場合には、試料を薬品に浸して固定してから真空中に置く必要がある。[7] 生きたままの細胞の営みを直接観察するために使用できるのは光学顕微鏡だけだ。しかし、アッベが見つけた法則は、あるレベルまで到達すると、その先には乗り越えられない壁があることを示していた。アッベが暮らしたドイツのイエナには彼の記念碑があり、その石碑の表面には「アッベの回折限界」の数式が刻まれている。

ところが、その後の独創的な発見の数々と、そうした発見がたとえ真実ではなかったとしてもばかげた話として片づけたりしない環境のおかげで、今、私たちはアッベが予測した分解能の限界を超え、少なくともその限界の一〇倍以上の倍率まで拡大して観察できている。その結果、人体解剖学は微小規模の新しい人体解剖学に生まれ変わって世界中で盛んに研究されるようになり、やがて私たちは、生物学の最小単位——「細胞」——についても、細胞とは何なのか、考え直さないわけにはいかなくなった。

さて、そんな細胞の真の姿に迫る素晴らしい偉業の物語は、下村脩《しもむらおさむ》という名前の日本人科学者がクラゲに心奪われたところから始まった。

下村脩は「物静かで頭脳明晰《めいせき》な研究者」[8]で、一九六〇年代に妻の明美《あけみ》と一緒にプリンストン大学で研究していた。下村の家族は毎年夏になると、シアトルから北へ約九〇マイル（約一四五キロメートル）のところにあるサンファン諸島のフライデーハーバーを訪れ、クラゲを採集した。

私たちは毎日朝六時にクラゲ採集を始め、八時に急いで朝食をとると、お昼までひたすらクラゲの外縁部をリング状に切り取った。午後は抽出作業に専念し、夕食後、夜七時から九時までは再びクラゲ採集にあて、採れたクラゲは翌日まで水槽に入れておいた。[9]

息子の努《つとむ》と娘の幸《さち》も、いつも両親ほど早起きしていたわけではなかったが、採集を手伝った。[10]地元の人のなかには、あの家族は長い柄のついた網とバケツであんなに大量のクラゲをすくい上げて、いったい何をするつもりなのかと不思議に思う人もいて、「それをどうやって調理するの?」と尋ねる人もいた。

このクラゲは傘のような半球形をしていて、一九五五年に、その傘の外縁部がリング状に緑色に光る様子が観察されていた。[11]下村は、このクラゲを光らせている生物学的過程を理解したいと考えた。少なくとも最初は、この研究を実用的に応用しようなどという考えはなかった。ただただ、動物が光る仕組みに魅了されていたのだ。ホタルや発光虫、深海魚など、あらゆる種類の生命が、私たちにはほとんど認識できない方法で、交配相手を引き寄せたり捕食動物に警告したりコミュニケーションを取ったりするために光を用いている。生命は多彩な色で私たちを驚かせ続ける。ムササビは、紫外光の下でピンク色に輝くことが最近になって明らかにされたが、なぜ、どのように光るのかは誰にもわからない。[12]下村は、このような発光の基本原理を理解したかったのだ。[13]

下村が成功できた理由の一つは、問題解決に向けた彼ならではの取り組み方にあった。ずば抜けて機知に富む彼は、書籍や科学論文を読み漁《あさ》って適切な手法を探すのではなく、独自の手法をゼロから考案した。たとえば、フィルターを使うときも、実験用具店で手に入るもののなかから選ぶのではなく、目的に合わせて最適な素材の種類を考え、その素材が手に入る場所を探し出す。娘の幸の話では、下村はいつも金物屋や工具店をめぐっては、研究室で何か別の用途に使えそうなものがないか探し歩いていたそうだ。下村一家がクラゲをすくい取るのに使用していた底の浅い網も、彼が金属の枠にデンタルフロスの糸を網状に張って手作りしたものだった。クラゲの傘の外縁を切断する機械も、ジュースを作るミキサーを活用して作られていた。[14] 下村は大切な信念として、「科学者は若いうちに学び方を学ばなければならない。そのためには、自分で独自の実験手段を考案することが重要である」と繰り返し強調していた。

科学に対するこうした姿勢は、彼の生い立ちに由来する。下村の家族は何度も引っ越しを経験し、陸軍大尉だった父親は家を留守にしていることが多かった。下村が受けた学校教育は軍事演習によってたびたび中断され、やがてまったく受けられなくなった。長崎に原爆が落とされたときには、一六歳の下村は学徒動員され、爆心地からわずか一五キロメートルの場所にある工場で働いていた。二機のB－29爆撃機が無人パラシュートを落とすのを目撃していて、彼の自伝には「強烈な閃光《せんこう》が小さな窓から射《さ》して我々を襲った。そして閃光の約四〇秒後に轟音《ごうおん》が襲い、気圧の急激な変化を感じた」と書かれている。[15] その日の帰り道には、黒い雨が降った。彼は帰宅してすぐに祖母が沸かしてくれた風呂に入った。もしかしたら、その風呂が彼を放射能による被害から救ったのかもしれない。[16] 第二次世界大戦中の日本で育ったからこそ、彼は強さと自立心を身につけ、機略を働かせるようになったのだろう。[17]

クラゲ細胞由来の抽出物をあれこれ比較しながら光学的活性をもつ物質を探し求めた下村は、最終的に、クラゲ細胞を光らせる二種類のタンパク質分子を同定した。一つ目は、カルシウムが存在する状況で青色の光を放ち、二つ目は、その青色の光を吸収して緑色の光を放つ。[18] この二つ目のタンパク質が、のちに緑色蛍光タンパク質（GFP）と命名され、顕微鏡の世界できわめて重要な役割を果たすことになる。[19]

だが、それは何年も後のことだ——正確に言えば、一九八九年四月二五日の昼下がり、シカゴ生まれの化学者マーティン・チャルフィーがニューヨークのコロンビア大学で講話を傍聴していて、たまたま下村の研究の話を耳にしたときに、GFPの物語の第二幕が始まった。[20] チャルフィーはすぐに、この緑色に光るタンパク質を他の動物の細胞内で使用できないものかと考えた。彼が研究していた線虫の細胞内で光らせることができれば、特定の種類の細胞や細胞内の特定の分子を光らせて、その位置を明らかにできるのではないかと思ったのだ。[21] まだグーグルもウィキペディアもない時代のことなので、次の日、彼は自分の思いつきを実現させる方法を見つけ出すために、知り合いに電話をかけまくった。[22]

チャルフィーが電話をかけた相手の一人が、当時ウッズホール海洋学研究所にいて、G

FPをコードする遺伝子の同定を目指して研究していたダグラス・プラッシャーだった。電話を受けたプラッシャーは、すでに単離したGFP遺伝子があるのでチャルフィーに送ると言ってくれた。ところが、その後しばらく二人は連絡を取り合わなかった。そうこうするうちにチャルフィーは長期有給休暇に入ってしまい、連絡がつかなかったので、プラッシャーはチャルフィーが科学界を去ったものと思い込んだ。一方のチャルフィーは、プラッシャーから一向に連絡が来ないので、GFPの遺伝子をまだ単離できていないのだろうと思っていた。一九九二年になってようやく、チャルフィーは偶然プラッシャーの論文を目にし、GFP遺伝子が単離されていることを知った。[23] チャルフィーが再び連絡すると、プラッシャーは遺伝子を送ってくれた。

チャルフィーの研究チームは、クラゲのGFP遺伝子を細菌や線虫に導入して光らせることに成功した。[24] それを実際に最初に見たのは、博士課程の学生だった二六歳のギア・ユースカルケンだった。細菌が放つ緑色の光は弱すぎて、チャルフィーの研究室の顕微鏡では検出できなかったが、幸いにも、彼女が他の研究室の顕微鏡を借りてダブルチェックをしたおかげで、実験が成功していることを確認できたのだ。

種の異なる生物間でも遺伝子を移植できる——なぜなら地球上のすべての生物の遺伝子は化学的に同じ仕組みでできているから——ということは、すでに実証されていたが、たった一つの遺伝子を外部から導入しただけで生命体を緑色に光らせることができるという事実は、きわめて重要な発見だった。というのも、GFPはこのクラゲに特有のタンパク質の助けがなければ働かない、というケースも容易に想定できたからだ。チャルフィーの研究室がこの結果を最初に報告したのは、線虫専門の情報誌『ワーム・ブリーダーズ・ガゼット』の一九九三年一〇月号で、この雑誌の読者層はけっして広くなく、はっきり言って、パラダイムシフトを起こすような画期的な新テクノロジーの発信源になることはほとんどなかった。[25] 彼らの論文には「GFPの使い道については、私たちも多くのアイデアをもっているが、広く知られれば、もっと多くのアイデアが生まれることだろう」とあり、「(GFP遺伝子を) 手に入れたいとお考えの方がいれば、ご連絡ください。……どのような使い道を考えているのか、ぜひ伺いたいですが、必須ではありません」とも書かれていた。それから間もなくして、一九九四年二月、彼らの研究は権威ある科学誌『サイエンス』に掲載された。[26]

このクラゲタンパク質GFPは最終的に、酵母からヒトまで、あらゆる種類の生物を研究するために幅広い実験で使用されるようになったが、チャルフィーがこのタンパク質について大学の学部内で最初に話したときに、その可能性の大きさをすぐに理解した者はほとんどいなかった。何であれ、初めて耳にする新しいものの重要性を完全に把握するのは難しいからだろう。[27] だが、彼の話を聞いてすぐに重要性を理解した――その後、何度もその話を聞かされたに違いない――人物が一人いた。チャルフィーの妻、チュール・ヘーゼルリグだ。彼女もコロンビア大学の細胞生物学の教授で、GFPをこんなにも便利な道具に変えるための大きなステップが実施されたのも、ヘーゼルリグの研究室だった。彼女の研究チームは、二つの遺伝子を融合することによって、GFPを他のタンパク質にくっつけた。これを科学者たちは、タンパク質をGFPで「タグ付け（標識）」すると表現する。タグ付けされたタンパク質は、細胞内での位置を検出できるようになる。こうして、チャルフィーの思いつきは現実になった。緑色に光るクラゲのタンパク質が、生命を顕微鏡のスケールで観察するための道具になったのだ――どんな種類のタンパク質でも、GFPでタグ付けすれば観察できるのだから。[28] 一般向け科学雑誌『ディスカバー』では、「生物学的レーザーポインター」として紹介された。[29]

二〇〇八年、下村とチャルフィーは、GFPの明るさを向上させ、他の色で光る別のタンパク質を開発したカリフォルニア大学サンディエゴ校のロジャー・チェンとともに、ノーベル化学賞を受賞した。しかし、プラッシャーは受賞者から外された。ノーベル賞を同時に受賞できるのは三人までというルールがあるからだ。このニュースを聞いたとき、プラッシャーはアラバマ州ハンツビルにあるトヨタ自動車の販売代理店で働いていた。ウッズホール海洋学研究所では研究費の獲得に苦労し、しばらく米国農務省で働いたあと、ハンツビルでNASAの契約社員になったが、その後、政府がNASAの優先度を下げたため、彼が従事していたプロジェクトは中断された。失業し、うつ病の発作を繰り返したが、一年ほどして、この街を出ていかなくていいように、娘が同じ高校に通い続けられるようにと、販売代理店の職に就いた。[30] ノーベル賞の受賞者たちが数十万ドルを受け取る一方で、プラッシャーは時給一〇ドルで働いていたのだ。

チャルフィーとチェンは、プラッシャーに連絡を取り、費用を負担してプラッシャー夫妻をストックホルムの受賞式に招待した。[31] そして、チャルフィーもチェンも受賞講演でプラッシャーの貢献に言及した。かつて下村がしたように、プラッシャーも、三年の間に何万匹、何十万匹ものクラゲを採集し、[32] GFPの遺伝子の単離に成功した。GFPがツールとして使われるに至る道のりのなかで、彼の業績は間違いなく重要なステップだったはずだ。それなのに彼は、自分以外の人がノーベル賞を受賞することを妬まなかった。「裏切られた、外された、という思いがあるかって? まったくありません。私は研究助成金を使い果たしてしまったが、彼らはGFPタンパク質がいかに有用であるかを世に示した。それが重要なんです[33]」。

クラゲの研究が、やがては生物学の幅広い分野でこんなにも重宝されるツールの開発につながることになるとは、誰も予想できなかっただろう。科学的大発見は、まったく思いも寄らないところから生まれる。下村は晩年に、彼が採集していた海では一九九〇年ごろからクラゲがあまり見られなくなったこと、その原因がおそらく海洋汚染であり、一九八九年にアラスカで起きたエクソンバルディーズ号原油流出事故が影響している可能性があることを記している。[34] もしも下村が三〇代の頃かそれ以前にクラゲが姿を消していたら、彼がGFPを発見することはなかったのかもしれない。

そして、下村がGFPを発見していなかったら、科学者を引退したミシガン出身の中年男性が、友人の家のリビングで、まったく新しい種類の画期的な顕微鏡を組み立てることもなかったかもしれない。

ミシガン州アナーバー生まれのエリック・ベッツィグは、いつだって何か斬新なことをしたいという思いに突き動かされてきた。「僕はアポロやスター・トレックで育った世代だから、超光速移動を可能にするワープエンジンを作りたかったんだ」[35]。コーネル大学で博士号を取得したあと、トランジスタとレーザーが開発された場所として知られ、進取の気性に富む雰囲気で有名なベル研究所で職を得た[36]。そこで彼は顕微鏡の性能を向上させる研究に従事する。ところが、六年で飽きてしまった。彼に言わせれば、彼が研究していた種類の顕微鏡はテクノロジーとしての寿命をすでに終えていたし、同分野の他の研究者たちを見ても、結論を急ぐあまり答えを見誤っているようにしか思えなかった。彼はとにかく、苦しいばかりで遅々として進まない状況が延々と続くことに、うんざりしていた。それに、ベル研究所に資金提供している電話電信会社AT&Tが基礎科学への巨額の投資に後ろ向きな姿勢を見せはじめているのも感じた。そんなわけで、一九九四年、疲れ果てて意欲を失ったベッツィグは、研究所を辞めた。

ベッツィグは娘と自宅で過ごすようになった。だが、科学から完全に離れることはできなかったようで、ある日、娘をベビーカーに乗せて散歩していたときに、新しい種類の顕微鏡のアイデアを思いつく。彼は、ひとまずそのアイデアを論文にして発表したが、それきりで、実際に作ろうとはしなかった[37]。やがて、一九九六年、ベッツィグは父親が経営する工作機械工場で働くようになった。そしてそこで、ビジネスとして新しい装置を設計する際には守るべき制約がたくさんあることを知った。目的とする機能を果たすだけでは不十分で、費用対効果、安全性、信頼性についても考慮し、それを完璧に文書化しなければならないのだ。自分はビジネスには向いていないと痛感したベッツィグは、探索的な科学の世界を恋しく思った。二〇〇二年、彼はまた仕事を辞めた。四二歳、二児の父親でありながら無職で、次の仕事の当てもなく、のちにノーベル賞を受賞することになるとはとても思えなかった。

何のキャリアプランもないまま、ベッツィグはベル研究所時代からの友人だったハラルド・ヘスに連絡した。二人は国立公園で会い、生命の意味や、死ぬまでに成し遂げたいことについて語り合った。「そこで気づいたんだ。僕らは二人とも既存の大学の枠組みには合わないが、科学を心から愛し、好奇心のままに探究できる能力を愛おしく思っているということに[38]」とベッツィグは私に語った。これを機に、彼は最新の科学の動向を調べて遅れを取り戻すことにした。いくつも論文を読むうちにみるみるやる気が湧いてきて、気づいたときには、「もう一度、顕微鏡の研究がしたい！」という気持ちになっていた[39]。

最新の動向のなかでも彼がとくに感激したのが、GFPでタグ付けすることによって、今では個々のタンパク質分子を生きたままの細胞内で追跡することができるという事実だった。「あまりにも驚きすぎて一週間ほど開いた口が塞がらなかったよ[40]」とベッツィグは当時を振り返った。これは、彼が七年ほど前に散歩中に思いついた新しい種類の顕微鏡

——生きた細胞を観察できる顕微鏡——を可能にするために必要でありながら欠けていた「最後の一ピース」だった。そこで彼は、長年の友であるヘスとともに、顕微鏡を作りはじめた。作業場所はヘスの家のリビングだった。「ヘスは独身だったからね」とベツィグは言う。使用した備品は、二人がベル研究所に勤めていた頃からヘスの家のガレージに置かれていたものだ。あとは、自費で二万五〇〇〇ドルずつ負担して部品を買った。すでに二年の失業生活を経験していたし、顕微鏡が無事に完成する保証もなかったが、ベツィグの妻は夫の思いに理解を示した。[41]「もはや取りつかれていた……人生に一度の好機だと思い込んでいたんだ[42]」。あれだけのお金があれば、浴室を改装することもできたが、顕微鏡を作るほうがはるかに興味深くて面白かった、とヘスは言った。

彼らはリビングのカーペットの上にプラスチック製のマットを敷き、その上に機材を置いて、段ボール箱の上に設置されたコンピュータに接続した。[43]猛烈に働いたベル研究所時代の感覚を取り戻した二人は、昼夜を問わず作業した。ベツィグは長椅子で居眠りすることもあったが、ヘスは作業を続けた。標準的な科学インフラのないなかで、彼らは取り乱すことなく驚異的な集中力を発揮した。目指したのは、アッベが提示した限界を超える顕微鏡を作り上げること——物理学の基本法則に打ち克《か》つことだった。

この挑戦の鍵となるのは、最近発明された、青色光を浴びると「スイッチが入る」クラゲの緑色蛍光タンパク質だった。[44]ベツィグとヘスは、青色光を持続的に照射して細胞全体を緑色に光らせるのではなく、低出力の青色光をほんの一瞬だけ照射し、ほんの数個のG

FP分子のみをスイッチオンの状態にして光らせることを考えた。一回の照射で光る分子の数が少なければ、分子同士が互いに十分に離れている可能性があり、個々の光の粒として観察できるだろう。「アッベの回折限界」が示すとおり、光っている分子の像は境界がぼやけて見えることになるが、ぼやけて見える光の粒の中心点こそが分子の精確な位置であると推測することができる。瞬間的な照射を繰り返せば、照射ごとに異なる分子のスイッチがランダムに入り、しだいに、GFPでタグ付けされたすべての分子の座標が明らかになる。コンピュータのソフトウェアを用いてすべての分子の座標を一つの画像にまとめれば、他の方法では超えることのできなかった限界をはるかに上回る高分解能で、細胞内のタグ付けされた分子をすべて捉えた画像を完成させることができる。[45]

ヘスの家のリビングで、事は急速に進み、間もなく試作品が完成した。しかし、実際に生きた細胞を使って顕微鏡をテストするには、生物学者の助けが必要だった。ベツィグはちょうど別件で米国立衛生研究所（NIH）に講演に行く予定があった。NIHには科学者のジェニファー・リッピンコット－シュワルツがいて、もしかしたら力になってくれるかもしれなかった。彼女には新しい種類の顕微鏡を用いた細胞研究の実績があり、彼女の研究チームの一員である科学者のジョージ・パターソンは、ヘスとベツィグが開発中の技術に欠かせない「青色光でスイッチが入るGFP」を開発した人物だった。[46] ベツィグが講演する日の朝、リッピンコット－シュワルツのもとに誰かから電話がかかってきた。講演者のベツィグから要望があったので、今日のセミナーに出席してほしいという依頼だった。

彼女は出席を予定していなかったが依頼に同意し、どうやら顕微鏡に関する講演らしいということで、パターソンにも声をかけた。ベッツィグの話を聞くために予定を変更させられたリッピンコットーシュワルツは、道すがらパターソンに「誰だか知らないけど、よっぽど優秀な人なんでしょうね」とこぼしていたそうだ。[47]

ところが、ベッツィグの講義が始まって五分も経たないうちに、彼女はこの人物が優秀どころか、「まったくレベルの異なる科学者」であることに気づいた。[48] 講義後、ランチをともにしながら、ベッツィグは彼らに自分たちが開発した新しい顕微鏡を売り込んだ。リッピンコットーシュワルツとパターソンにしてみれば、もう一〇年も科学論文を発表していない変人の戯言《たわごと》として片づけることもできたはずだ。しかし、ここが彼らのすごいところで――と同時にベッツィグの自信とカリスマ性の賜物《たまもの》でもあるが――リッピンコットーシュワルツとパターソンは彼の話に夢中になった。この二人の許可を得て、ベッツィグとヘスは試作品の顕微鏡を梱包《こんぽう》し、ヘスの家のリビングよりだいぶ殺風景なＮＩＨの部屋に運び込み、そこで組み立て直した。テストは成功した。使用してすぐに、生きた細胞内の分子の位置を前例のない精度で特定できることがわかったのだ。[49]

彼らが顕微鏡を作りはじめてから、その顕微鏡が役に立つことを実証し、ノーベル賞を取れるほどのデータを集めるまでにかかった期間は六ヵ月だった。「このアイデアは鮮度が命なんだってことはわかっていた。ぐずぐずして機を逃せば噂が広まってしまうからね」とベツィグは当時を振り返る。[50] 実際、急いで正解だった。同じ頃、ハーバード大学の荘《ショウ》小威《シャオウェイ》が、クラゲのタンパク質ではなく化学染料をタグとして用いて、非常によく似た種類の顕微鏡を開発した。[51] 中国で才能ある子どもを対象とした特別教育プログラムを受けて育った彼女は、自分で開発した顕微鏡を使用して、単離されたDNA鎖に沿うようにタグ付けした染料の観察に成功した。彼女の研究論文が公式に出版されたのは、ベツィグとヘスの論文より一日早かった。[52] さらに、メイン大学の研究チームも同様の顕微鏡を開発した。[53]

ドイツのゲッティンゲンにあるマックス・プランク生物物理化学研究所のシュテファン・ヘルも、アッベの回折限界を打ち破る新しい種類の顕微鏡を開発したが、彼が用いた手法はまったく異なっていた。ルーマニアで生まれ育ったヘルは、一九七八年、一五歳のときに家族とドイツに移住した。一人っ子だった彼は、読書に多くの時間を費やし、テレビのSFスリラーを楽しみ、幼い頃から将来は科学者になりたいと思っていた。のちに彼は、ルーマニア社会主義共和国で育つうちに「公然と、絶えず繰り返されている主張であっても、必ずしも真実とは限らない」という考えが心に根づいたと書いているが、将来、その考えの正しさを身をもって証明することになったわけだ。[54]

ヘルは理論物理学の研究に心惹《ひ》かれていたが、ドイツに移住してからの両親の苦労――父親は仕事が定まらず、母親は重病の診断を受けていた――を見ていたので、何かもっと職業につながることをしなければと考えた。そこで、コンピュータチップの生産に役立つ顕微鏡を開発する小さなスタートアップ会社で働きながら博士号を取得することにした。仕事の内容は、彼が望んだとおり実用的だったが、退屈だった。顕微鏡の物理学は一九世紀の物理学のように感じられた。生きるために稼がなければならない現実と、何か科学的な挑戦に取り組みたいという願望の板ばさみになった。この状況から逃れたかった彼は、顕微鏡が今後も重要なツールであり続けるためにまだ何かできることがあるのではないかと考えるようになった。そうこうするうちに、アッベの回折限界の問題に行き当たり、この限界は本当に突破できないものなのかと疑問に思いはじめた。

　顕微鏡の性能に限界があるのはなぜか。その決定的な理由は、光の波長にある。波長との関係で、レンズで光を焦点に収束させたとしても、焦点スポットの小ささには限界がある。光が集中するスポットの範囲内に二つの分子が存在する場合、両方とも一緒に照らされることになるので、顕微鏡ではこの二つを異なる二点として区別することはできない。真正面から取り組んで解決できる問題ではないことは、ヘルにもわかっていた。それでも、ヘリコプターだって、物理学の基礎である重力の法則を変えることなく、プロペラを高速で回転させるという裏技で重力に逆らうことによって空を飛べているのだから、同じように、この問題を回避できる抜け道がどこかにあるはずだ。ヘルはこの問題について何年も考え、大量の教科書と科学論文を読んで勉強し、何か方法はないかと探し続けた。[55] そしてついに、素晴らしいアイデアを思いついた。試料を照らす光線のサイズを小さくするのではなく、その光を検出する側で何か工夫できるかもしれない、と考えたのだ。

フィンランドのトゥルク大学の研究室にいたときに読んだ量子光学の本のなかに、ヘルの求めていた決定的なヒントが見つかった。そこには、クラゲの緑色蛍光タンパク質のように蛍光を発する性質をもつ分子に特定の波長の光を照射すると、蛍光を発するのを妨げることができる、と書かれていた。これを読んだ彼は、素晴らしいアイデアを思いついた。二本のレーザービームを試料のまったく同じ場所に当てることのできる顕微鏡を作ることにしたのだ。このとき、二本目のレーザービームに二つの特性をもたせることが、きわめて重要になる。蛍光分子のスイッチをオフにする働きがあることと、通常の（棒状の）光線ではなく、筒状の光線を照射して、ドーナツ型（リング型）のスポットを生むことだ。[56]そうすると、一本目のレーザーに照らされたスポットの範囲内の分子はスイッチがオンになるが、二本目のレーザー照射によってスポットの外周部の分子はスイッチがオフになるため、結果的に蛍光を放つことになるのはスポットの中心部分のみ、つまり、アッベの回折限界よりも一回り小さな範囲になる。[57]

一九九四年、ヘルはこのアイデアを誘導放出抑制（STED）顕微鏡法という名称で初めて発表した。[58]一九九九年には、彼の研究チームはこの顕微鏡を作製し、機能することを示した。[59]だが、世界で最も権威ある科学誌の『ネイチャー』と『サイエンス』は、生物学的な新発見ではないし、興味をもつ人は限られるだろうからという理由で、ヘルの論文の掲載を却下した。[60]これ以上ないほどの過ちだった。

二〇一四年、ベッツィグとヘルは、スタンフォード大学のウィリアム・モーナーと一緒にノーベル賞を受賞した。[61] モーナーはGFPの性質を研究し、光学的に単一分子を最初に検出した人物だ。このときも、また、ノーベル賞を同時に受賞できるのは三人までという制約のせいで、ベッツィグの友人のヘスは対象者から外された。[62] ベッツィグは受賞スピーチで「この受賞について一つ残念なのは、今、この舞台上で、私の横に（ヘスが）いないことだ」と述べた。[63] ヘスは天使のようだ、とベッツィグは二〇一九年に私に語った。「彼は僕の受賞を喜んでくれたけど、もし逆の立場だったら、僕はそこまで寛大になれたかどうかわかりません[64]」。

彼らが受賞したのがノーベル化学賞であったことは、ちょっとした驚きである。三人の受賞者のなかに化学者は一人もいなかったのだから。新しい顕微鏡の仕組みの根底にあるのは分子の性質――つまり、分子の化学――なのだが、実際のところ、この偉業には物理学、化学、生物学も関わっているし、コンピュータ科学、数学、電子工学も不可欠だった。ベッツィグも、二〇一五年にニューヨーク・タイムズ紙のインタビューに次のように答えている。

だから私は、肩書きを押しつけられるのが苦手なんです。物理学を学んできたけれど、自分のことを物理学者だとは思っていないし、ノーベル化学賞を受賞したけれど、化学のことは何も知らないし、ずっと生物学者たちと一緒に研究してきたけれど、生物学についてはせいぜいうわべの知識しかありません。強いて言うなら、私は発明家なのだと思います。[65]

私自身も、物理学の博士号を取得したが、今はヒト生物学の研究をしているので、肩書きなんて役に立たないことが多いというベッツィグの意見に賛成だ。しかし、私がとりわけ感銘を受け、事あるごとに思い出しているのは、ベッツィグの別の言葉だ。ノーベル賞受賞者の多くは、スピーチの最後を、これまで自分を支えてくれたすべての人々への感謝の言葉で締めくくる。ベッツィグもそうしたし、とくにヘスには感謝していたが、彼はその後に次のように続けた。

最後に私が言いたいのは……リスクを冒すことについてです。人々は何かあるとすぐに、リスクを冒せ、と言いますし、それは結構なことですが、でも、あなたにその言葉を投げかけるのはリスクを冒して報われた人たちです。たいていの場合、失敗しないのであれば、それはリスクではありません。ですから私は今ここで、どんな職業であれ、自分の財産、キャリア、名誉を賭けてリスクを冒そうと努力し、そして最終的に失敗した無名の人々に向けて、全身全霊で伝えたいのです。そうやって苦労して取り組んだことこそが、世界をより良い場所にするために持てるすべてを出し切った満足感こそが見返りなのだということを、どうか忘れないでください。[66]

私は、精緻に室温制御された暗い部屋にいる——室内環境に変動があってはならないのだ。大きなテーブル二台の全面を埋めるように、装置が設置されている。とくにかさ張っているのが、室内の周囲振動から装置を隔絶するための空気圧制御装置を備えた顕微鏡の本体部分だ。ナノ規模で自然界を目撃するには、ナノ規模ですべてを安定に保つ必要がある。テーブル横に置かれた金属の箱はレーザー光源モジュールとその電子制御モジュールで、光ファイバーを通して顕微鏡内に光を供給する。顕微鏡による観察画像は目の前にある大型のコンピュータ画面にも映し出されるので、私が双眼鏡型の接眼レンズをのぞき込むことはめったにない。隣りの画面には、スライド式のグラフィックスとプルダウンメニューが表示されていて、レーザーの出力、光検出器の感度、画素サイズ、試料をスキャンする速度、試料をスキャンする回数、さまざまな焦点深度を捉えるために対物レンズを動かす距離、ピンホールの大きさ、その他もろもろを調節できる。ソフトウェアは直感的に操作できるという触れ込みで販売されているが、慣れるには多少の時間がかかる。ハードウェアと接続する必要もあるし、さまざまな構成要素の配置を微調整してすべてを完璧に調和させる必要もある。ちょうど、エレクトロニック・ミュージシャンが音源サンプルの再生装置やシンセサイザーを微調整して完璧なサウンドを生み出すのに似ている。超高分解能顕微鏡を初めて使用する者にとって、その体験はまるで別世界だ。野原や森を散歩したり線路に沿って歩いたりして自然に親しむのではなく、空気がほとんど動かない暗い部屋で、深遠なる自然界の神秘を目撃することになる。

私の研究室で得られた超高解像度画像は、チェディアック・東《ひがし》症候群というまれな遺伝子疾患の患者を治療するための新しいアイデアをもたらした。この症候群を発症した子どもたちは、通常なら容易に対処できるような感染症と闘うことができず、幼いうちに亡くなることが多い。正常な状況であれば、免疫細胞が異常な細胞——がん細胞やウイルスに感染した細胞など——に対して有毒な酵素を分泌して死滅させる。こうした酵素は免疫細胞内の溶解性顆粒とよばれる小さな液胞に貯蔵されていて、顆粒の一つひとつは脂肪分子で構成される薄い層で包み込まれている。免疫細胞は、がん細胞やウイルス感染細胞などの異常細胞に遭遇すると、免疫細胞の表面から突出している受容体タンパク質で異常細胞の外膜にある特徴的な分子を検出し、その異常細胞を脅威として識別する。そして異常細胞にぴったりとくっつき、細胞表面を密着させる。免疫細胞がこの体勢になると、細胞傷害性の酵素が入った溶解性顆粒が約一分かけて免疫細胞内の異常細胞と接している側の端のほうに集まってきて、ほんの一瞬停止する。そして——ここから先の過程についてはまだ完全には解明されていないのだが——溶解性顆粒の外膜と免疫細胞の外膜（どちらの外膜もよく似た脂肪分子で構成されている）が融合することによって、顆粒の内容物——死の酵素——が免疫細胞から異常細胞へと放出される。ほんの数分ほどで、異常細胞は目に見えて膨らみ、泡立つ。そして、直接観察するのは簡単ではないが、異常細胞のタンパク質と遺伝物質がばらばらになり、分解される。死滅した細胞の残骸は、他の種類の免疫細胞によって呑み込まれ、さらに分解され、化学成分は再利用される。ちょうど、私たち人間が埋葬されたときに、体を構成していた分子が土壌中の生物によって再利用されるのと同じように。

だが、チェディアック・東症候群の子どもたちの場合には、この過程がうまく働かない。そこで私たちは、ベセスダにある米国立アレルギー・感染症研究所(NIAID)のポーランド人科学者コンラッド・クライェフスキーと共同で、チェディアック・東症候群の原因になることが知られている遺伝子を意図的に変異させた培養免疫細胞を超高分解能顕微鏡で詳しく調べた。この遺伝子変異によって免疫細胞がどのように変化するのかを理解し、この症候群の子どもたちが特定の種類の感染症にとくに感染しやすい理由を説明する助けになればと願ってのことだった。

そして私たちは、この遺伝子操作された免疫細胞では、細胞傷害性の酵素が入っている液胞が通常より大きく、通常の約二倍の大きさであることを明らかにした。細胞表面のすぐ内側には細胞の形状を支える網状の構造――テニスラケットに張られたストリングのような網目――があるのだが、液胞が大きすぎて網目を通り抜けられず、そのせいで異常細胞への攻撃を開始できずにいることを発見したのだ。[67] 免疫細胞が適切な攻撃を簡単には開始できないのだから、これは実際に、チェディアック・東症候群の子どもたちがいくつかの種類の感染症にあまりうまく対処できない理由の一端となっている可能性があった。

ということは、この網目の大きさを広げてやる方法が見つかれば、異常細胞を死滅させることができずにいる患者の免疫細胞の力を回復させられるのではないか、と私たちは考えた。[68] 実のところ、私はまさにそのような働きをもつ薬を知っていた。ある特定の種類のがんを治療するために使われる薬で、私の父もその薬のおかげで命拾いしていた。ただし、その薬は世界で最も悲惨な部類に入る薬害の原因にもなった。

サリドマイドは、つわりに苦しむ妊婦に睡眠薬として処方されたことで、数千人以上の胎児の手、足、その他の部位に多くの奇形をもたらした。そのうちの約半数は、その後、幼くして亡くなっている。この薬が原因で引き起こされた流産の数は、誰にもわからない。誠実で心優しい医師らは、自分たちが良かれと思って母親たちに勧めた薬のせいだと知りながら、「サリドマイド児」として知られるようになった子どもたちの診療にあたらなければならなかった。[69] しかし、サリドマイドは、ハンセン病やがんなど、さまざまな病気の治療に良い効果を示すこともわかっていた。米国の製薬会社セルジーン社は、酸素原子の一つを窒素原子に置き換えた化学構造をもつ、より安全なサリドマイド誘導体を作り出し、「レブラミド」という商品名で販売している。私の父は、多発性骨髄腫に苦しめられ、何年間もこの薬を服用した。サリドマイドとその誘導体は人体に多くの作用を及ぼすので、どういう機序で効いているのかは完全にはわかっていないが、私自身の研究室で明らかにした確かなことが一つある。それは、この薬が免疫細胞の網目構造のすき間を広げる後押しをしているということ、つまり、免疫細胞ががん細胞を死滅させやすいように働きかけるということだ。[70]

クライェフスキーと私が最初にチェディアック・東症候群について話したのは、二〇一三年九月、ドイツのハイデルベルクで開かれた学会期間中のホテルのバーだった。学会での出会いのなかでもとくに重要なものは、たいてい非公式の場で起こる。クライェフスキーはこの症候群を直接研究していて、私の研究室には超高分解能顕微鏡を用いて免疫細胞による殺傷を観察する専門技術があった。最初から具体的な案があったわけではないが、何かしら協力すべきだと思えた。当時、私の研究室にはアニア・オシュミアナというポーランド人研究者がいて、彼女もこの学会に出席していた。クライェフスキーと同じ言語と文化を共有する彼女がいてくれたことも、事を進めるうえで助けになったように思う。アイデアの良し悪しも重要だが、研究者同士の信頼関係を築くことも、負けず劣らず重要なのだ。最終的に私たちは、私の父ががん治療のために服用していた薬がチェディアック・東症候群の子どもたちの治療にも役立つのかどうかを調べることにした。実施すべき実験の内容が固まるまでに、アニア・オシュミアナは超高分解能顕微鏡を用いた別の研究で博士号を取得し、オーストラリアで研究するために私の研究室を去っていたので、実際の実験は、私の研究チームに所属するエチオピア人学生のメジダ・サイードが行った[71]。

チェディアック・東症候群の子どもにこの薬を直接投与するわけにはいかないし、それ以前に、経過を観察する目的で意図的にウイルスに感染させることもできない。そこで私たちは、この症候群の子どもの血液から免疫細胞を単離し、サリドマイド誘導体を添加することによって異常細胞を殺傷する免疫細胞の能力が回復するかどうかを、培養皿の上で試した。結果は、ある程度まで回復した。だが、医学的には、これだけで大発見とはならない。私たちは動物やヒトを対象にした実験を行っておらず、この薬には、たとえば望ましくない副作用がある可能性も否めないからだ。とはいえ、科学的には、価値ある前進だった。病気について理解し、どのようなアプローチが有効な治療になりえるのかを知ることができたのだ。そして、そのすべてを可能にしてくれたのは、超高分解能顕微鏡だった。

私の見解では、超高分解能顕微鏡の使い方は大きく二つに分かれる。最も一般的なのは、この例のように、すでに重要であることがわかっている過程――この例の場合は、毒性のあるタンパク質が免疫細胞から放出されて異常細胞を死滅させる過程――を調べ、細部の決定的な新事実を明らかにするために使う方法である。もう一つの使い方は、一六六五年のフックの使い方に似ている。つまり、何が見えるかわからない状態で自然を探索するために使うのだ。ごく単純に、細胞や細胞同士のコンビネーションを観察するために超高分解能顕微鏡を用いることで、まったく新しい何かが明らかにされる可能性がある。細胞の新しい構成要素が発見されるかもしれないし、二つの細胞が予想外の方法で相互作用するのを目撃することになるかもしれない。既知のメカニズムの細部をより詳細に調べる使い方も、先入観をもたずに探索する使い方も、どちらもきわめて重要である。しかし、得も言われぬ発見の醍醐《だいご》味をあじわえるのは、後者だ。

前述のとおり、ベツィグとヘスが自分たちの顕微鏡をヘスの家のリビングからリッピンコットーシュワルツの研究室に移動させたあと、ジェニファー・リッピンコットーシュワルツと彼女の研究チームは、この顕微鏡を細胞生物学者として最初に使用することになった。彼女はキャリアのすべてを、新テクノロジーを用いて細胞を理解する研究に捧げてきたので、予想外のものを初めて観察したときに起こりがちな事態にも慣れていた。そう、にわかには誰も信じてくれないのだ。哲学と心理学の学位をもつ彼女は、なぜ人々はそのような反応を示すのか——人々の世界観や科学という営みに対する見方を変えるには何が必要なのか——について、幾度となく深く考えた。科学界が新しい何かを受け入れるには時間が必要なのだと理解できたことで、彼女は批判に直面しても耐え抜ける強さを身につけた。[72]

一九九八年、まだ超高分解能顕微鏡が出来上がるより前のこと、リッピンコットーシュワルツは権威ある科学学会で、二秒間隔で撮影した顕微鏡画像を集めて作成した動画——これ自体、当時としては目新しかった——を発表し、タンパク質分子が細胞内のある特定の場所から他の場所へと移動する様子を明らかにした。[73] それ以前には、間接的な証拠に基づいて、こうしたタンパク質は「小胞」として知られる小さな袋状の液胞によって、ある場所から別の場所へ運ばれるものと考えられていたが、彼女の動画は、実際にはそうではないことを直接的な証拠を示して明らかにしたわけだ。その動画には小胞は見当たらず、タンパク質は管状の構造体によって輸送されていた。ところが聴衆のなかには、その動画を見ても、見たままの姿を受け入れることができずに「小胞はどこにあるのか?」と質問する者がいた。他の聴衆からは「小胞が見えないのは、単に彼女の顕微鏡では検出できなかっただけではないか」という指摘も出た。言うまでもなく、リッピンコット－シュワルツの主張の正しさは証明された——目に見えない小胞など存在しないことがいくつもの手法によって最終的に示された——が、学会コミュニティの意識が変わるまでには、かなりの時間を要した。画期的な研究を最後までやり抜くための原動力について問われた彼女は、「意義深い重要なことしかやりたくないんです」と答えている。[74]

二〇一六年、リッピンコット－シュワルツの研究チームは超高分解能顕微鏡を用いて、「小胞体（ER）」と呼ばれる細胞内の複雑に入り組んだ構造体を観察した。[75] 小胞体は、タンパク質の製造と加工が行われる場所である。細胞の大部分を占めるこの構造体は、シート状および管状の膜でできていると考えられていた。ところが、高校の教科書にも載っているこの考えも、実際とは異なっていた。リッピンコット－シュワルツの研究チームは、シート状の膜だと思われていたものも、実際には管状の構造体であることを明らかにした。管状の膜があまりにも密に詰まっているせいで、通常の顕微鏡で観察すると平坦《へいたん》なシート状の膜のように見えたのだ。このような真相を示唆する手がかりは、それまで何もなかった。完全に予想外の発見だったのだ。と同時に、超高分解能顕微鏡は私たちに新たな課題をもたらしたことになる——この発見が何を意味するのかを、私たちは理解しなければならないのだ。高密度の管状構造体であれば、柔軟性が高まる可能性があり、これは細胞が動くときに重要となりうる。あるいは、表面積が大幅に広くなるため、貯蔵や反応が促進される可能性もある。とはいえ、本当のところはまだわかっていない。

他にも似たような方法で、新たな構造体が「軸索《じくさく》」という神経細胞同士をつなぐ細長い突起の内部で発見されている。ベッィグと同時期に超高分解能顕微鏡を開発した荘小威は、その新しいテクノロジーを用いて、軸索の内壁を覆っているリング状のタンパク質を発見した。[76] このタンパク質リングは、通常の顕微鏡では観察できないほど互いに密着しているため、それまで検出されずにいたのだ。[77]「膜関連周期的骨格（MPS）」と名付けられたこの構造体は、現在では、多種多様な動物由来のニューロン（神経細胞）も含め、これまでに調べられたすべての種類のニューロンから伸びている軸索で観察されている。[78] またしても、このようなタンパク質の存在は誰も予想しておらず、こうして発見された今、私たちはこれが何のために存在するのかを理解しなければならない。ヒトの一生を通じて軸索が生き残れるように、軸索に強度を与えているのかもしれない。あるいは、長い軸索を通して電気インパルスを伝達するために、私たちがまだ知らない何らかの方法で役立っている可能性もある。[79]

このような新しい顕微鏡で細胞を探索するのは、調整したばかりの新しい眼鏡をかける瞬間に似ている。それまでそこにあることすら気づいていなかった細部がくっきりと見えるようになる。このテクノロジーはまだ登場して日が浅く、膨大な量の新事実が発見されるのを待っている状態だ。なかでもとくに興味をそそられる発見——新しい顕微鏡だけでなく他のテクノロジーも用いて蓄積された証拠による発見——の一つが、細胞は遺伝子物質とタンパク質が入った小さな袋を放出して他の細胞とのコミュニケーション手段にしているというものだ。膜に包まれた小胞が細胞から放出されることは、一九八三年にはすでにわかっていた。[80]しかし当初、ほとんどの科学者は、細胞内で不要になった生物学的成分をゴミとして小胞に詰めて投げ捨てているのだろうと考えた。ところが、一九九六年、この小胞には免疫細胞にウイルス感染などの問題の存在を知らせて警戒させる能力があるとわかった。[81]その後、二〇〇七年には、この小胞の内容物には遺伝子物質も含まれていることを、スウェーデンのイエーテボリ大学を拠点とする研究チームが明らかにした。[82]これはつまり、細胞は——タンパク質と遺伝子物質をひとまとめにすることで——きわめて複雑なメッセージを他の細胞に向けて送り出すことができる、ということだ。ツールや情報をシェアすれば、人体の器官・組織内で交わされている細胞のコミュニケーションを包括的に捉える後押しになるかもしれない。[83]哲学的な観点で言えば、細胞同士がそのような複雑なやり取りによって統合されているということは、細胞とは何か、という本質的な前提を揺るがすことにもなりかねない。細胞間で互いの細胞成分を物理的に共有できるのだとすれば、個々の細胞を明確に個別化できなくなる。

こうした議論は簡単には答えが出ないのでいったん脇に置くとして、現在、細胞から放出される小胞には少なくとも二種類あることがわかっている。一つは、細胞表面で芽のように形成されるマイクロベシクル（微小胞）で、もう一つは、細胞内部で形成されるエクソソームである。といっても、これらは大まかな呼び名にすぎない。体内には多種多様な免疫細胞や神経細胞が存在するが、すべてをひっくるめた総称として免疫細胞、神経細胞と呼ぶのと同じである。マイクロベシクルとエクソソームという二つのカテゴリーにも、実際には多種多様な小胞が存在するに違いない。細胞から放出されるさまざまな小胞についても、それらが体内で何をしているのかについても、まだ研究の途上である。寿命が長く、血流に乗って循環し、遠方の器官や組織に影響を与えているらしいものもあれば、すぐに崩壊して内容物を局所的に放出するものもあるようだ。少なくとも、ある一つの状況においては、小胞はヒトからヒトへ移動する可能性すらある。

驚くべきことに、ヒトの母乳には二〇〇〇種類近いタンパク質を内包した小胞が含まれている。[84]こうしたタンパク質のなかには、別の場面ですでに研究されていて、細胞の増殖を調節し、免疫系に影響することがわかっているものもある。この事実から、母乳に含まれる小胞には乳児の腸と免疫系の発達を助ける働きがあるのではないかというアイデアが生まれている。だが、それを理由に母乳で育てるか調製粉乳で育てるかを決定する前に、これは一つのアイデアにすぎず、直接的な試験で検証するのはきわめて難しいということに留意すべきだ。私たちは知識の最先端にいて、まだわかっていないことがたくさんある。

小胞は、病気にも関与している可能性がある。たとえば、動脈内の脂肪沈着（プラークと呼ばれている）の蓄積に関与しうることを示す証拠があり、これは心発作や脳卒中などの命を脅かす問題を引き起こしかねない。[85]他の種類の小胞は、がんが体内で転移する際に重要な役割を果たしている可能性がある。たとえば乳がん患者の原発腫瘍から放出された小胞は、血流に乗り、肺や肝臓など体内のどこか別の場所に漂着し、そこで運んできた荷物を降ろし、この新しい場所でがんを迎え入れる準備をする。[86] ということは、小胞の生成、移動、活動を阻害するような新しい薬を開発すれば、がんに効く可能性があるということだ。しかし、短期的に見て小胞が最も役立ちそうな場面は、病気の診断である。たとえば、血液サンプルから単離された小胞の内容物を調べれば、被験者の健康状態を評価したり、患者のがんの種類を判断したりできる可能性がある。最終的には、小胞を薬の送達システムとして直接利用することもできるようになるかもしれない。たとえば、遺伝子編集ツールを細胞内へ運ばせるために小胞を作らせる、なんてことになるかもしれない――これについては、のちほど詳しく述べる。

細胞は生命の基本単位だと言われることが多い。しかし、この表現は細胞についてレゴ（LEGO）のブロックのようなイメージを抱かせる。細胞をレゴブロックに喩えるにしても、実のところ、大きさも形も変えられて、移動したり増殖したり、損傷を受けた他のレゴブロックを死滅させたり、情報が詰まった小さな袋を送り出して遠く離れた場所のレゴブロックの性質を変化させたりすることができるレゴブロックなのだということを、私たちは超高分解能顕微鏡などのテクノロジーのおかげで発見しつつある。レゴであれ何であれ、所詮、人工物は生命にはかなわないわけだ。

英国海軍大臣サミュエル・ピープスが夜中の二時まで夜更かししてフックの図版集『ミ

クログラフィア』を読んだのと同じように、私も本章で紹介した新しい細胞観に浸って楽しんでいる。超高分解能顕微鏡のようなツールが開発されるまでは想像すらできなかったほどに、私たち人間はこんなにも複雑なのだということを教えてくれている。うっとりするほどの精巧さは、見る者を謙虚な気持ちにさせる。その一方で、個人的には、私の体内では私の知らないうちにこんなにも多くのことが進行しているのだと思うと、自分という存在のおぼつかなさに不安を覚える。本章で紹介した発見の数々は、私たちの感覚を未知のレベルへと引き上げてくれる。

この新しい世界——ナノ規模の人体解剖学——を切り開いたのは、大規模な共同研究でも政府主導の科学戦略でもなく、ほんの数人の異端児たちだった。彼らが大きなビジョンをもって開いた扉の向こう側に、世界中の大勢の科学者たちが新しい世界を築き上げ、それが新しい装置の開発につながり、私たちは前例のない鮮明さで私たち自身を観察できるようになった。このテクノロジーは改良され続ける。今現在も、別の新しい顕微鏡が開発されていて、さらに詳細な観察を可能にしてくれる。新たな不思議が発見され、私たちの生活に大きく影響し、まったく新しいカテゴリーの薬も生み出されることだろう。異端児たちが植えた木は、これから何十年間も実を結び続けるのだ。

二章

命の始まり

——遺伝子検査とゲノム編集

私の誕生は、世界中にセンセーションを巻き起こし、道徳上や宗教上のありとあらゆる議論を呼んだ。

――ルイーズ・ブラウン『世界初の試験管ベイビーとして生まれた私の人生（*My Life as the World's First Test-Tube Baby*）』（未邦訳）より

二〇〇六年、妊娠中だった発生学者のマグダレナ・ゼルニッカーゲッツは、遺伝子検査を受けた。結果は、胎児に深刻な異常があることを示していた。第二染色体の数が通常よりも一本多いのだ。この染色体は、ヒトゲノムの約八パーセントを占める。そんなにも多くの遺伝子が余分にあるということは、胎児の健康や発達にいくつもの影響を及ぼしかねないし、妊娠後期に流産する可能性も高まる。だが重要なことに、検査結果によれば、胎児のすべての細胞で第二染色体の数が多いわけではないらしかった。異常を示していたのは、胎児由来の胎盤から採取された細胞の約四分の一だった。「一人の女性として、まだ希望はあると信じたかったですし、この分野を研究してきた科学者としても、まだ可能性はあると直観していました」と彼女は当時を振り返って言った。[1]

ポーランドのワルシャワで生まれ育ったゼルニッカーゲッツは、かつては父と同じ道をたどって神経科学者になることを夢見ていた。しかし、一九歳のときに、ポーランドで最も著名な科学者の一人であるアンドレイ・タルコフスキーの講演に出席したことで、彼女の人生は変わった。[2]「(彼は)部屋の正面に座り、スライドは使わず、ただ、どうすれば胚を操作できるのかを語っていた……(その話は)神秘的で魅力的だった」。[3]その日から彼女は、胚の発生について解明することを人生の目標に掲げた。生物学的システムのなかで、人間の命の始まりほど重要で私たちの存在に直結しているものは他にあまりない。それに、胚の研究は科学的な意味においてとても「エレガント」な研究だといえる。というのも、他の組織を生きたまま観察しても、その来歴――各細胞が現状に到達するまでに辿ってきた道のり、その複雑さを深めてきた経緯――を知ることは難しいが、胚の研究の場合は、ごく初期の段階から始められるからだ。

ゼルニッカーゲッツは、ワルシャワのタルコフスキーのもとで胚を研究して博士号を取得したあと、一九九五年、ケンブリッジ大学に移り、マーティン・エヴァンズのもとで研究した。[4]エヴァンズは、一九八一年に同僚のマシュー・カウフマンとともにマウス胚から細胞を抽出して培養皿で増殖させる手法を発見し、すでに有名になっていた。[5]理屈だけで考えれば、初期の胚に含まれる細胞は、あらゆる種類の細胞になれるはずだ。そうでなければ、胚から全身へと成長していけるはずがないのだから。まだ明白ではないが、そのような種類の細胞——胚性幹細胞——を単離し、培養皿で増殖させて操作できる可能性があることを、エヴァンズとカウフマンは示した。[6] そこから、胚性幹細胞を医学的に使用すれば、損傷を受けた組織を交換したり回復させたりできるのではないかというアイデアも生まれた。[7] そのような可能性を意識した彼らは、他の誰かにこの手法に関する商業的権利を取得されることがないように、自分たちの研究成果の発表を急いだ。[8]

ケンブリッジ大学に到着したゼルニッカーゲッツは、胚から抽出された細胞が培養皿上で他の細胞になる様子を研究することもきわめて重要だが、そのような実験には、実際の胚のなかで細胞がどのように移動しているのか、また、胚のなかでの位置がその細胞の振る舞いや運命にどのように影響するのかという観点が欠けていることに気づいた。そして、胚のどこに位置しているかによって何になるかが決定づけられるのか、それとも、胚細胞に何らかの特徴づけがなされたあとで、それぞれの定位置に移動するのか、という根本的な問いに取り組みたいと考えた。この問いを解き明かすには、生きた胚で細胞の動きを観察する手法や、どの細胞からどの細胞が派生したのかを追跡する手法が必要になるわけだが、一章で見てきたように、それを可能にするツールが、クラゲの緑色蛍光タンパク質のおかげで利用できるようになっていた。

ゼルニッカーゲッツは、クラゲの緑色蛍光タンパク質をコードする遺伝子物質を、マウスの二細胞期胚の片方の細胞に注入し、顕微鏡下で照らしたときにこの細胞が緑色に光るようにした。[9] 胚発生が進行すると、この最初に注入された細胞から派生したすべての細胞が、同じ遺伝子物質のコピーを受け継ぎ、緑色に光ることになる。[10] その後の実験で、彼女は他の胚細胞も同時に観察できるように、化学的染料も用いた。各細胞の動きを入念に追跡し、胚発生の進行に伴ってどの細胞が他のどの細胞から派生したのかを観察することによって、彼女はにわかには信じ難い予想外の事実を発見した。[11]

ハエ、線虫、カエルなど、多くの生物では、受精卵はあっという間に組織化され、分裂したときには二つの娘細胞はすでに互いに異なっている。これがさらに分裂して四つの細胞になったときには、やはりそれぞれに少しずつ異なり、これから何になるのかについて細胞ごとに特異的な情報を保有している。これは、長く信じられてきた考え方に反していた。ヒトの胚も他の哺乳類の胚も、最初の数日間は互いに区別されない個々の細胞の塊で、その後、胚細胞ごとに徐々に個性を身につけていくものと考えられていたのだ。この従来の考え方では、胚に含まれる初期の細胞には、どんな種類の細胞にもなれる完全な順応性が備わっていなければならなかった。これを裏づけるために、ゼルニッカ-ゲッツが博士課程で師事したタルコフスキーは、マウスの二細胞期の胚で片方の細胞を死滅させても、残された一つの細胞から健康な新生仔マウスが生まれることを示していた。これは、新生仔を創るために必要な情報のすべてが胚の半分に保持されていたことを意味している。[12]

だからこそ、ゼルニッカ-ゲッツは衝撃を受けた。彼女の実験結果は、四細胞期胚の細胞が同一ではないことを示していたからだ。朝六時ごろに開始して約二〇時間かかる実験を何度も繰り返したすえに、彼女は、細胞の将来の特徴を形作る遺伝子プログラムのスイッチが個々の細胞ですでにオンになっているらしいことを明らかにした。[13] 四つの細胞のうち、二つはマウスの体全体を構成する細胞を生じさせ、もう一つは胎盤（母親から受け渡された栄養を胎仔の血流に送り込む器官）の細胞すべてを生み出し、四つ目の細胞は卵黄嚢（胎盤が発生するまでの間に胚に栄養を提供する）になることがわかった。[14] 最初は誰もこの結果を信じなかった。ゼルニッカーゲッツ自身も懐疑的で、「実のところ、私は（この結果に）大いに苦しみました。なぜならこのモデルは、私が真理として信じていたことに反し、私の博士課程の指導教官に異を唱えることになるからです……実際、私は自分自身を疑いました」と言うほどだった。[15]

この頃には、彼女もケンブリッジ大学で自分の研究チームを率いていたため、チームの手も借りてこの実験をいくつもの方法で繰り返した。「何年間も、私たちはこれが本当に起きているのか信じられませんでした……（でも）私たちは何千個、何万個もの細胞の顕微鏡画像を見つめ、こんなにも入念な方法で追跡してきたのです」。[16] 誤解のないように言っておくが、今もすべてが解明されたわけではない。哺乳類の胚の発生は、絶えず進行する複雑な過程であり、細胞がいつまでに、どの程度まで特異化されるのかは、今なお議論を呼んでいる。[17] それでも最終的には、どの遺伝子のスイッチがオンなのかオフなのかが解析され、彼女のチームが顕微鏡下で観察した結果――四細胞期胚の細胞は互いに異なること――が裏づけられた。[18]

そして、こうした議論と不安と自己不信の最中に、彼女は遺伝子検査を受け、自分の妊娠に問題があることを知ったのだった。

彼女にとっては二回目の妊娠で、計画的ではなかった。妊娠がわかったときには喜びに打ち震えたが、四〇歳以上の女性の場合は先天的異常の確率が高まることはすでに実証されていて、彼女は四二歳だったので、遺伝子検査を受けるようにという医師のアドバイスが気になった。そこで、妊娠二ヵ月に入った頃に、彼女は絨毛膜《じゅうもう》標本採取（CVS）検査を受けた。超音波スキャンでガイドしながらシリンジで胎盤由来の細胞のサンプルを少量だけ採取して行う検査だ。その結果――一部の細胞で第二染色体の数が通常より多いこと――を知ってからの数日間、彼女は脳を酷使し、自分と赤ちゃんの身に何が起きているのかを理解しようと、科学文献を徹底的に調べた。

CVS検査では、細胞サンプルを胎児から直接採取するのではなく、胎盤から採取するため、検査結果については三通りの解釈ができる、とゼルニッカ－ゲッツは考えた。最良のシナリオで、そうであってほしいと彼女が願っているのが、遺伝子の異常が胎盤のみに限られているケースだ。この場合、胎盤の発生の途中で異常が生じたにすぎず、胎児はまったく問題ないことになる。しかし、これだけ多くの細胞――検査された細胞の約四分の一――に異常が認められたことを考慮すると、問題が胎盤だけに限定されている可能性は低いように思えた。別の可能性として、彼女が最も恐れているのが、問題が胎児自体で生じているケースだ。この場合、胎児の細胞のすべて、もしくは大部分に異常があることになる。流産になる可能性もあるし、いくつもの症状を抱えて生まれてくる可能性もある。三つ目の可能性として考えられるのは、胎盤で認められたのと同じ状況が胎児にも認められるケースだ。つまり、胚を構成する細胞の一部に問題があることになる。欠陥のある細胞を部分的に含む胚の場合――この状況に直面した多くの女性はきわめて難しい決断を迫られることになるにもかかわらず――発生中に何が起きるかは誰にもわからないということに、彼女はうすうす気づいていた。

体外受精（IVF）クリニックで働く医師から話を聞いた彼女は、彼らの経験上、正常な細胞と染色体異常のある細胞が入り混じった「モザイク」状態のヒト初期胚はそれほど珍しくないことを知って、ショックを受けた。[19] そして、彼女の研究チームに、このいわゆる「モザイク胚」に何が起きるのかを研究するよう指示した。こうして、科学的な研究と彼女のお腹のなかの胎児の発生が同時進行することになった。

ヒトの胚に意図的に異常を起こさせることは許されていないので、ゼルニッカ-ゲッツは今回もマウスの胚を用いることにした。彼女の研究チームは、健康な八細胞期胚と一部の細胞に染色体異常のある八細胞期胚を比較し、何が起きるかを調べた。[20] そして、その結果に少なからず驚かされた。胚の発生を顕微鏡下で観察したところ、正常に胎児を形成していった胚では、胚の発生が進むうちに、その胚の一部として含まれていた異常細胞が死滅していたのだ。[21] と同時に、そうやって失われた胚の一部を埋めるように健康な細胞が入り込んでいた。近隣の健康な細胞のなかには死滅した細胞の残骸を呑み込んでいるものももあり、そうやって異常細胞の存在を完全に消し去っているようだった。

異常細胞を含むこのような胚を仮親マウスに移植すると、多くの場合、健康な仔マウスが生まれた。細胞の半数に欠陥がある場合でさえ、胚はその異常を正すことができ、仔マウスはたいてい健康に生まれた。胚の三分の二が異常な場合でも、四割の確率で仔マウスは完全に健康な状態で生まれることになる。これはつまり——少なくともマウスの場合は——胚には十分な柔軟性があるため、染色体異常の細胞が部分的に存在するからといって必ずしも胎児の健康に問題が生じるとは限らないということだ。

実は、ゼルニッカ-ゲッツのプライベートな物語のほうが、研究室の科学実験よりも展開が早かった。彼女は、初回の検査結果を受け取った一ヵ月後に、二回目の遺伝子解析を受けた。今回は、胎児の周囲を満たしている「羊水」と呼ばれる液体を注射針で少量採取して行う検査で、結果は、彼女の赤ちゃんが完全に正常であることを示していた。そして、一月のある朝、彼女の息子のサイモンが健康に生まれた。その時はまだ、彼女の研究室の実験結果は出ていなかった。だが、たとえ結果が彼女のもとに届いていたとしても、研究室の実験はあくまでマウスの実験だったし、異常のある胚も人工的な手法で作製されていたため、いずれにしても実験結果をそのまま医学的なアドバイスに応用するわけにはいかなかった。今もまだ、胚の異常が除去される過程については不明な側面が残されており、このような状況に直面した女性にとって、決断を下すのはきわめて難しいままである。しかし、本当のところ、ゼルニッカ-ゲッツの場合は何もかもがうまくいって幸運だった。

さらに研究が続けられ、ヒトの胚の発生過程で欠陥細胞に何が起きるのかをもっと正確に予測できるような研究が進めば、以前なら生まれてこられなかった子どもたちが、生まれてこられるようになるかもしれない。

ゼルニッカーゲッツは、彼女自身の妊娠検査の結果に問題がなかったとしたら、欠陥細胞を含む胚に何が起きるかを調べる研究に着手することはなかっただろうと言っている。二〇一九年、私は一二歳になった彼女の息子のサイモンに、この重要な実験が行われる原動力となったことについてどう思っているか尋ねた。彼は、素晴らしいことだ、と答えたが、そのことをあまり大げさには考えていないように見えた。彼にとって母親の研究は、語るべきことではなく、行動で示すべきことだったのだと私は思う。

ゼルニッカーゲッツにとって、この研究成果は最初の功績となったが、最大の功績を成し遂げることになるのは、まだここからだ。彼女の研究チームはこの後すぐ、研究室での胚の寿命を延ばす実験に着手したのだが、これは私たちに、人間とは何か――人間はいつから人間なのか――という問いを突きつけた。もっと大きな視野で言えば、胚について私たちが得た知見と、他の革新的なテクノロジーが組み合わされれば、「誰を誕生させるか」という問題に前例のないレベルで影響するようになる。そのようなテクノロジーの最たる例がＣＲＩＳＰＲ（クリスパー）だろう。これについては、すでに議論や考察がこれまでにも重ねられてきた――何十年も前から論争になっている――が、今この問題は、これまでとは違う状況にある。問題の多くが、もはや単なる抽象的な可能性の問題ではなくなっている。ここ数年で、かつてはSFの領域だったことが、現実になった。すでに一線を越え、受け入れがたい領域に足を踏み入れた人々もいる。

卵細胞は、ヒトの細胞のなかで最も大きな細胞だが、それでもこのページに印刷されたピリオド（.）よりも小さい。卵巣から放出されたあと、精子細胞と出合わなければ約二四時間で死滅する。精子と出合えば、そこからすべてが始まる。ほぼ一日以内に、受精卵は二つの細胞に分裂し、その二日後には四つに分裂する［訳注：正常に分裂しはじめた受精卵を「胚」と呼ぶ］。そして子宮内膜は、ホルモンによって刺激され、「着床の窓」として知られる短い期間だけ、胚を受け入れ可能な状態になる。受精から六日目には、微小な胚——約二五〇個の細胞で構成される「胚盤胞」——が子宮内膜に着床し、内膜組織に潜り込む。妊娠がうまくいかない場合は、ここで失敗することが多い[22]。

考えてみれば当然だろうが、この頃はとても大事な時期である。胚が母体とうまくつながるためにやってのけるべき振る舞いは、驚くほど複雑なのだ。胚が子宮内膜に潜り込むと、胚由来の細胞が母体の血管の壁の一部を破壊する。流出した血液は、胚から伸びる樹状の構造体を取り囲む小さなプールへと流れ込む。これが、胎児の発育に必要な栄養と酸素を受け取って老廃物を排出するために一時的に形成される器官である「胎盤」の始まりである。胎児の血液が母親の血液と直接的に接触することはなく、両者を隔てる薄い膜を横断して物質がやり取りされる。胎盤の構築はきわめて特殊だ。この他にヒトの細胞で血管の壁を破壊して血流を再構築できることが知られているのは、がん細胞くらいだ。

胎盤の形成が開始される時点では、胎児自体はケシの実ほどの大きさの細胞塊になっていて、中空の球状をしている。構造化されてはいるが、人体とはほど遠い形状である。受精から約一五日目には、上下、前後、左右が決まる。一八日目には、二本の小さな管が現れる。この数日後、二二日目までに、この二本の管は融合して一本になり、まるで魔法のように脈打ちはじめる[23]。これが、胎児の最初の器官、すなわち、発育中の体全体に栄養を送り出すために必要な「心臓」である。

もちろん、これはすべて視界からは隠れていて見えない。誰かが妊娠したとき、どんなに詳細に調べたとしても、私たちが知り得るのは受精から約八日後にようやくホルモンの存在を検出できるくらいなもので、より信頼性の高い情報を得るにはさらに数日待たなければならない。在胎三週くらいになれば胎児を超音波検査で検出できるようになるが、初期の胚を検出するのはきわめて難しく、詳細を研究するのはなおさら難しい。歴史的にも、そのような初期の発生に関する知識は動物を研究することで得てきた。たとえば、最初に顕微鏡で観察された発生中の心臓は、一六〇〇年代後半にイタリアの生物学者マルチェロ・マルピーギが観察したニワトリの胚だった[24]。もっと最近では、手術や流産で得られた胎児組織の標本を用いて、ヒトの胚の解剖学的構造が観察されている。その大部分は、約四万五〇〇〇例の標本を収集した京都コレクションのもので、大半は一九六二～一九七四年に採取されていた[25]。さらに最近では、私たちの命の最初の数日に何が起きるのかに関する詳細な知見が、体外受精（IVF）後に不要になって女性たちから提供された胚の研究によって明らかにされている。

IVFは、紛れもなく、人類の最も革命的な科学的成果の一つであり、不妊の治療に役立っているだけでなく、私たちから子孫へと受け継がれる遺伝学的遺産の選別と編集という計り知れない新しい可能性を介して、複雑で困難な旅の発端にもなっている。一九五九年、中国系アメリカ人科学者のミンチュエ・チャン（張明覺）は、世界で初めて哺乳類のIVFに成功した。黒いウサギの受精卵を白いウサギに移植し、白いウサギに黒い仔ウサギを産ませたのだ。IVFによるヒトの最初の妊娠は、一九七三年にオーストラリアで報告されているが、流産に終わった。[26] IVFによる妊娠が成功を収めたのは、その五年後、英国でのことだった。

この重要で意義深い偉業の主な功労者は、ロバート・エドワーズ、パトリック・ステップトー、ジーン・パーディ、レズリー・ブラウンとジョン・ブラウンの五人である。エドワーズとステップトーは一九六八年にロンドンで開催された学会で出会い、不妊症の問題を解決したいという決意で結ばれた。自身のことを「労働者階級の家庭に生まれた負けず嫌いの次男坊」[27]だと語るエドワーズは、ケンブリッジ大学で生殖について研究している世界有数の科学者だ。ステップトーは、ロンドンで顧問の職に就きたかったが希望がかなわず、イングランド北部のオールダムにある人間生殖センターの所長をしていた。[28] パーディはエドワーズの研究室の運営を手伝っていて、実質的に、世界で最初のIVF看護師になった。残念ながら彼女は一九八五年、三五歳のときに、がんで亡くなった。IVFの開発において彼女が果たした役割は見落とされがちだが、エドワーズは事あるごとに彼女の貢献を称えている。[29] レズリー・ブラウンとジョン・ブラウンは英国のブリストル出身の夫婦で、子どもを授かりたいと願っていたが、なかなかできず、夫婦で一〇年間、努力したすえに、レズリーは鬱になっていた。[30] そこにもう一人、六人目の重要人物が加わる。一九七八年七月二五日に世界初の「試験管ベイビー」として誕生した、ルイーズ・ブラウン本人である。[31]

ステップトーは、ブラウンの誕生が人類の月面着陸よりも重要であることはいずれ証明されるはずだと予測していた――それは概《おおむ》ね正しかった。けれども、そこに至るまでのあいだ、実際に試みるべきだとする考えは大いに物議を醸した。DNAの二重らせん構造の共同発見者としてノーベル賞を受賞したジェームズ・ワトソンは、妊娠のためにIVFを用いるのは、あまりにリスクが大きすぎると考えていて、米国議会の分科委員会に「世界中で政治的にも道徳的にも混乱が生じて大騒ぎになるだろう」と述べた。[32] 同じくノーベル賞受賞者で、ヘモグロビンの研究で知られる、ケンブリッジ大学で最も著名な科学者の一人、マックス・ペルーツも、生まれてきた新生児に異常が認められた場合には、その責任は非常に重く、「それがもっと大規模で起きたらと考えると、それはサリドマイドの悲劇の再来であり、恐ろしくてぞっとする」と報道陣に語った。[33] エドワーズとステップトーは、英国政府の資金提供機関である医学研究審議会から特別に直接的な影響を受ける立場にあり、医学研究審議会は妊娠を目的としてＩＶＦを用いるという彼らの当初の提案を支持していなかった。審議会は不妊症をあまり重要とはみなしておらず、科学者が公の場で自分の研究について語ることを奨励されている現在の考え方からすれば驚くべきことだが、エドワーズもステップトーもＩＶＦの話題でメディアからの関心を求めすぎていると非難された。審議会から助言を求められた研究者の一人は、次のように語っている。

エドワーズ博士は、一般市民の意識を変えるためには彼の研究をラジオやテレビや報道を通じて公にする必要があると感じているようです。しかし、十分な知識や情報を得ていない一般市民には、彼の研究を評価することも、適切な展望をもって考えることもできないように私は思います。このような公表の仕方に、エドワーズ博士の同僚である大勢の科学者が反感を抱いていますし、私もその一人です。[34]

エドワーズとステップトーは明らかに、今では八〇〇万例を超える新生児を誕生させているテクノロジーの開発の先駆者だっただけでなく、科学に関する公開議論の先駆者でもあった。ＩＶＦで生まれた人の多くがいずれは親になることを考慮すれば、二一〇〇年までには全人類の約一～三パーセントが生殖テクノロジーの恩恵を受けて生きていることになると推定されている。[35] そんなにも偉大な功績であることを思えば、ＩＶＦの開発がノーベル賞を受賞するまでに三二年もかかったのは驚きである。残念ながら、その頃にはステップトーもパーディも亡くなっていて、ただ一人の受賞者となったエドワーズも八五歳の高齢だったため体力的に受賞式に出席できなかった。ＩＶＦによる妊娠の場合、培養皿で二〜六日間培養した胚を子宮に移植する。未使用の胚は、将来の妊娠のために凍結保存できるし、両親の同意があれば研究に使用することもできる。研究に用いられる場合は、胚をもっと長く培養できるが、最近までは、生きたまま培養できるのは長くてもせいぜい一週間ほどだった。しかしそれも、ゼルニッカーゲッツが前例のないほど長期にわたって胚を培養できる方法を発見するまでのことだった。[36] この画期的な発見は、後で見ていくとおり、科学に変革を起こしただけでなく、ヒトの胚の研究における法的制約をめぐって、さまざまな立場にある人々の情熱や感情を再燃させた。

一四日間を超えるヒトの胚の培養を禁じる「一四日ルール」は、一九七九年に米国の倫理諮問委員会によって最初に提案され、その後、一九八四年、倫理・哲学者のメアリー・ウォーノックが議長を務めた諮問委員会によって英国政府に提出された「ウォーノック・レポート」として知られる報告書によって承認された。[37] それ以来、英国、スペイン、オーストラリアを含む数ヵ国では、ヒトの胚をそれより長期にわたって培養する行為は刑法上の罪として定められている。[38] ウォーノックの諮問委員会は、当時はまだほとんど確立されていなかったテクノロジーをめぐる複雑で多角的な利害の対立を把握し、対処するために、二年を費やした。[39]「議論は総じて礼儀正しく理性的に行われた」と彼女は回想しているが、「一九八四年の夏ごろには少し感情的になることもあったように思う」とも述べている。[40]

この諮問委員会が成功を収められたのは、少なくとも部分的には、常々問われてきたのとは微妙に異なる「問い」に答えたからだった。重要な課題——報道でつねに取り上げられてきた課題——は、「命はいつ始まるのか?」という問いの答えを見つけることだった。しかし、ウォーノックの諮問委員会は、これは一見すると事実を追究すべき問いのように思えるが、実際はそうではなく、どこかで線引きをすべき問題なのだ、という考えに立った。研究室で培養されている生きたヒトの胚というのは、これまで存在したことのなかったものなのだから、私たちが本当に向き合うべき重要な課題は、「子宮の外で生きているヒトの胚という、新しい存在を、私たちはどう考えるべきか?」という問いに答えることである、と理屈づけたのだ。つまり、培養ヒト胚をいつの時点から「保護すべき対象」とみなすのかを決定することが、議論の焦点となった。

全員の意見が一致することなどありえなかったが、諮問委員会は、研究室でヒトの胚を培養することが許される期間に制限を設けることで、一応のコンセンサスを得た[41]。彼らが「一四日ルール」を正当化する根拠は、いくつかあった。受精から一四日目のヒトの胚には、感じたり考えたりするために必要な神経系の前兆がみられない。また、胚の多くは、最初の二週間のうちに自然に失われる。さらには、一五日目になると、平たい円盤状になった胚に「原始線条（原条）」と呼ばれる溝が現れる。そしてこの瞬間から、この胚はもう、さらに分裂して双生児へと成長することはできなくなる。ということは、この瞬間より前には、胚を個人とみなすことはできない、といってほぼ間違いないだろう。もし個人とみなせるのであれば、そこからさらに分裂して二つの個人になれるはずがないからだ。このような論理で考えれば、受精から一五日目の原始線条の出現をもって、ヒトが個人として存在するようになった瞬間とみなすことができる。

一四日ルールに対する議論の一つとして、胚が痛みを感じられるようになるのは、もっと後になってからだろう、という意見がある。脊髄からのシグナルを脳の痛みを認識できる部分へと伝達する神経は、胎児の在胎週数が二三週から二四週ごろになるまで発生しない。また、ヒトの胚は一五日目に個人になるという考え方に対しては、研究に使用されるヒトの胚は、いずれにしても、人間個人には決してならない宿命ではないか、という反論もある。

一方で、一八六九年にローマ教皇ピウス九世によって定められたとおり、ローマカトリック教会は、卵子と精子が受精した瞬間には個人はすでに創造されるとみなしている。興味深いことに、カトリック教会のこのような見解は、科学テクノロジーの影響を直接的に受けていた。[42] 一七世紀前半ごろには、精子の輪郭を顕微鏡で観察できるようになった。当時の科学者のなかには、オタマジャクシのような形をした精子の頭の部分に小さな人間が入っているに違いないと理論立てる者もいた。そのような意見は——もちろんまったくの見当違いだが——次の世代を創るのは男性であり、女性は栄養を与えて人の体を大きくしているにすぎないという考えを暗に示していた。[43] カトリック教会の神学者たちは、完成された形の人体が精子のなかに入っているという理論を採用することによって、人間性は

「受胎」の瞬間に始まるという結論を導いたのだ。
大雑把に言えば、ヒンドゥー教も生命の始まりは受胎の瞬間であるとしているが、場合によっては胚の破壊を認めている。ユダヤ教では、胚の地位は時間の経過とともに高まっていくもので、四〇日目に魂が入るとされている。イスラム教の宗教指導者の多くはこの考え方に同意しているが、ムスリム世界連盟（MWL）は、魂が入るのはもっと後で、受精から一二〇日目であるとしている。このように、宗教的な見解をごく簡単に並べてみたが、世界中の多様な価値観を受け入れたうえで胚科学における世界共通のルールを策定するなんてことは、できそうにない。現行の一四日ルールの期限延長を望む人がいたとしても、公開議論を広く求めることには躊躇《ちゅうちょ》するだろう。なぜなら、そんなことをすれば、人々に根づいているありとあらゆる感情に火を点けることになり、そうなればどういう結果に転ぶかわからず、場合によっては期限延長どころか短縮される事態も起こりうるとわかっているからだ。[44]
ウォーノックの提案が採用された時点では、一四日ルールは科学にとって、実際のところ、何の制約にもなっていなかった。子宮の外で胚をそんなにも長く生きたまま保持するのは、技術的に不可能だったからだ。そのため、この制約はもっぱら、科学は道徳的に規制されるものであるという認識を保つ役目を担っていた。ところが、二〇一六年、ゼルニッカーゲッツや他の科学者が相次いで画期的な研究成果を発表したことで、議論は再燃した。[45]

ゼルニッカーゲッツは、最初の一週間を終えたあとの胚に何が起きるのかを研究するのが並外れて難しかったからこそ、その研究に打ち込んだ。「この〈ブラックボックス〉のなかをのぞき込んで、何が起きているのかを見たかったんです」[46]。彼女のチームは、まずはマウス胚を用いて実験を始めた。来る日も来る日も、ホルモン、栄養、成長因子などの条件を変え、これまで誰も達成したことがないほど長く胚を生きたまま保持できそうな条件を無数に試した。そんな日々が何ヵ月も続いた。培養液を変えるだけでなく、たとえば、通常の硬いプラスチック製の培養皿の代わりに、軟らかいジェルの上に胚を置いて生存日数が延びるかどうか試したりもしたが、結果は変わらなかった。やがて、彼女のチームはマウス胚を培養皿のなかで他の誰も達成したことがないほど長く――胚が着床するまでに通常かかる日数よりも二日長く――観察することに成功したが、この成功は長くは続かなかった。手法の再現性が低く、うまくいくときと、いかないときがあった。そこから何ヵ月もかけて、再現性の高い手順が見つかるまで、すべての条件の微調整を何度も繰り返した[47]。そうやってようやく手順が定まったら、次にすべきことは明らかだった――マウス胚でうまくいった手法を、今度はヒト胚で試すのだ。

二〇一三年五月のある日、彼女たちは、ＩＶＦクリニックから提供された二つのヒト胚を培養しはじめた[48]。すると驚いたことに、そのうちの一つが発生を開始した。このヒト胚はすでに八日間生存し続けていたもので、ここから先は、培養皿のなかで生きたままのヒト胚を、過去に誰も観察したことがなかった。ということは、これから目撃することになる現象が、実際に子宮内で起きることと同様なのかどうかは誰にもわからない、ということにゼルニッカーゲッツと彼女のチームは気がついた。それでも、一一日目には胚は自己組織化を開始し、手術で収集されたサンプルを用いた初期研究に基づく教科書の内容によく似た姿が観察された。

一二日目、彼女たちはこのプロジェクトを終了させた。そして、これ以降の実験でも、彼女たちが一三日目を超えて観察を続けることはなかった。ウォーノックの推奨から生まれた国際協定は、英国では法的強制力をもつからだ。ちょうど同じ頃、イラン生まれの科学者アリ・ブリバンルーが率いるニューヨークの研究チームが、ゼルニッカーゲッツの協力を得て、同様の偉業を達成していた。[49] ブリバンルーは研究チームのメンバーの一人をゼルニッカーゲッツの研究室に送り、マウス胚を生きたまま保持する手法を学ばせたあと、彼の研究室に呼び戻し、その手法をヒト胚に合わせて微調整した。[50] ブリバンルーは、一四日という期限が近づき、胚を殺すべきかどうかを決めるためにチームで集まったときのことを鮮明に覚えている。米国では、一四日という制限は法律ではなくガイドラインとして規定されているため、実験を継続しても違法にはならなかったが、ブリバンルーは実験を終わらせることにした。誰とは言わなかったが、メンバーのなかには涙を流した人もいたと、彼は私に話してくれた。[51]

この二つの研究チームの成果は、サイエンス誌の読者が選ぶ二〇一六年の「今年のブレークスルー」にも選ばれた。彼らの研究によってヒトの発生の初期段階、つまり人間の命の始まりに関する研究に新たな道が開かれたからだ。それに、この業績自体も重要だった——「すごく刺激的だ」とブリバンルーは言っている。[52] なぜなら、胚が実験室の条件下でそんなにも長く生存できるなんてことは、まるで培養皿の底に「着床」したかのようで、予想外の発見だったからだ。そこからわかるのは、胚は着床したあと、しばらくは自給自足で生存し、最初のうちは母体組織からほとんど何も得る必要がないということだ。

ところが、一三日目になると、少なくともゼルニッカーゲッツの研究室では、培養液以外の何かを胚が必要としているらしい徴候がみられた。もしかしたら母体組織か、あるいは人体で生成される複雑な物質を与えてやれば、もっと長く生存させられるのかもしれない。オルダス・ハクスリーの小説『すばらしい新世界』に登場する架空の孵《ふ》化《か》場のように、保育器のなかでクローン人間を育てるなんてことが可能になるとは到底思えないが、実際にやってみた場合にヒト胚を子宮の外でどれほど長く生かすことができるのかについては、誰にもわからないのだ。

ブリバンルー個人としては、ヒト胚をもっと長く、二一日目まで培養したいと思っていた。[53] 胚の発生を観察することで学べることがたくさんあるからだと、彼は言う。新しい人間を形作る過程で現れては消えていく無数の構造や組織について理解することもできるし、ヒトの発生に問題が生じたときに何が起きるのかを解明することもできる。制限を回避するために、彼も他の研究者も、いわゆる「合成胚」もしくは「人工胚」の研究も行っている。本質的には、幹細胞の塊である。実際の胚と同様の基本的な構造を経ながら発生するように処置されているが、体へと発達する可能性は万に一つもない。少なくとも当面は、人工胚が大きな倫理問題を引き起こすことはない。だが、本物のヒト胚の培養については、一方的に推し進めるのはよくないだろうと彼もわかっていた。ヒト胚の研究は、倫理的にも文化的にも政治的にも物議を醸していて、学会では考えうるすべての意見が展開されている。一応のコンセンサスはあるが、根拠がなく不安定だ。

それでも、ヒト胚の培養期間の問題は、今、私たちが直面している問題のなかで最も差し迫った難しい問題というわけではない。最近のＩＶＦの進展によって、他にもっと複雑で面倒なジレンマが突きつけられている。

性交を伴わない子作りは、現在では、ルイーズ・ブラウンが生まれた一九七八年に比べてはるかに洗練されている。生殖に関連する科学への私たちの理解は劇的に進歩し、今では介入する機会も決断する機会も多く、親にとっても社会にとっても難しい問題が数多く生じている。

ＩＶＦのプロセスは、毎日の注射から始まる。約二週間、女性は卵子の成熟を促すために自分でホルモンを注射する。注射するホルモンの総量は、自然に放出されるホルモン量よりも多く、一度に複数個の卵子を成熟させることになる。次に、針を使って卵子を回収する。女性が麻酔で鎮静されているあいだに、超音波でガイドしながら針を膣《ちつ》から卵管に挿入し、軽く吸引して卵子を一個ずつ優しく引き出し、約二〇分かけて一二個ほど採集する。通常、卵子は卵丘細胞と呼ばれる他の小さな細胞に囲まれている。採集された卵子は、近隣の研究室の顕微鏡下で調べられ、本質的には外見で——十分な数の卵丘細胞が存在するかどうかや見た目が健康的な質感かどうかを考慮して——グレード分けされる。それから、通常は体外受精させる当日に、自宅か診療所で新鮮な精液を採取する。

卵子に近づけさせる前に、精子を洗浄することも多い。そのような洗浄が初めて実施されたのは、一九九〇年代半ば、父親の精液を介して母親や子どもにＨＩＶが移る可能性があることが発見された頃だった。最近では、感染性病原体を除去するためだけでなく、精液に含まれる何らかの成分が体外受精の妨げになりうるからという理由で、洗浄が行われている。微小な精子の洗浄というと難しそうに聞こえるかもしれないが、洗浄方法はいくつかある。通常は、精液を抗菌薬とタンパク質サプリメントを含有する水溶液で希釈してから、遠心分離機——超高速で回転する洗濯機のような機械——にかけ、遠心力によってチューブの底に精子を濃縮させる。上澄みを吸い上げて捨てたら、新しい水溶液を加えて精子を再懸濁させる。これで洗浄完了だ。

カリフォルニア州にある、とあるＩＶＦクリニックでは、精子洗浄をメニューの一部として提供していて、ベーシックコースからプレミアムコースまである。先ほど説明したプロセスはベーシックコースだ。プレミアム洗浄——もちろん値段もお高い——の場合は、精子を遠心分離機にかけるときに、試験管内で濃度勾配ができるように何層かに分かれる液体を使用する。すると、死んだ精子は上層に集まるので捨てることができ、健康な精子だけを精製しやすくなる。さらなるオプション――価格はご相談のうえで――として、培養液がたっぷり入った試験管に精液を入れておくサービスも提供されている。一時間ほど静置したあと、培養液の上層のみを採取すれば、試験管の上のほうまで自力で泳ぐ能力のある精子のみが抽出され、死んだ精子や泳ぐ力のない精子は底のほうに取り残される。

精子の洗浄が済んだら、二つの方法のどちらかを選んで、受精を試みる。一つ目の方法では、何千個もの精子と一個の卵細胞を培養皿のなかで混合し、インキュベーター（定温の培養器）内に数時間静置し、偶然によって受精が起きることを願う。もう一つの方法は、卵細胞質内精子注入法と呼ばれる手法で、顕微鏡下で針を用いて精子一個を卵細胞に直接注入する。この方法なら、精子は自力で卵子を見つけ出して入り込む必要がない。

次は、受精卵が育つのを待つ。この段階にも無数のオプションがある。妊娠を成功させるために最適な受精卵の培養方法については、一〇〇〇本を優に超える数の科学論文が発表されている。[54] 小さな産業ながら、ヒト胚の培養に最適とされる培養液の市場がすでにできており、グルコース、アミノ酸、ビタミン類、抗菌薬、成長因子の含有量が製品ごとに異なる。[55] 選択できる項目は他にもある。二酸化炭素濃度と酸素濃度、温度と湿度も、受精卵を保持するインキュベーターごとに調整される。動かすことも有益である可能性があるため、発生中の胚を専用のプラットフォームの上に置いて優しく揺らすこともある。[56] こうした条件はすべて、ほぼ確実に、胚の成長と妊娠の成功確率に影響するが、どれが本当に最適な方法なのかは誰にもわからず、クリニックごとに独自の手法を確立している。

妊娠の成功につながる可能性の高さで胚をグレード分けするために、発生学者は顕微鏡で胚を観察する。彼らは、たとえば、細胞の表面が滑らかで形の丸いものを見つけ出し、全部の細胞が分裂するかどうかも確認する。理由ははっきりしていないが、専門用語で「ブレブ（小疱）」と呼ばれる隆起が一つ以上の胚細胞でみられることがあり、そのような隆起が多くみられる胚はグレードが低いとされる。胚が二〇〇細胞ほどまで成長すると、発生学者は、中空（内部が空洞）の球状構造が正しく形成されているかどうかを評価するが、その判断は、科学であると同時に、職人技でもある。発生学者はできる限り最善の決定を下すが、見た目だけで妊娠成功率の最も高い胚を選ぶのは困難だ。

二〇一九年、胚の品質評価について、発生学者の評価能力と人工知能（AI）の評価能力を比較する試験が行われた。[57] この試験では、発生学者個人が下した評価が大多数の発生学者による評価と一致した割合と、ＡＩによる評価が大多数の発生学者の評価と一致した割合が比較された。グーグル社によって開発された画像認識システムをベースとしたソフトウェアに、高品質または低品質に分類済みの胚の画像一万二〇〇〇枚を与え、他の胚の画像を二つの品質グループに分類できるようにパターンを学習させた。ソフトウェアは、あらゆる種類の画像解析法を駆使することによって、胚の形状や質感について発生学者には評価が困難もしくは不可能なほど複雑で微細な違いを識別できるようになる。

チェスの天才カスパロフとＡＩディープ・ブルーの対決よろしく、この発生学者とＡＩの対決の結果も、ＡＩが勝利した。少なくとも、ＡＩによる評価のほうが一貫性に優れていた。発生学者個人による評価には大きなばらつきがあったが、ソフトウェアによる評価は、事実上、大多数による判断といつも一致していた。もちろん、だからといって、AIが女性の妊娠成功率を最大化する助けになりうると証明されたことにはならない。そもそも人間による判断の多数派がつねに正しいとは限らないし、この試験は実際に臨床試験として実施されたものではないのだから。それでも、AIが一助にはなりうることを示している。将来、ソフトウェアがアップグレードされれば、より精確に胚を分類できるようになるだろうし、たとえば、特定の染色体異常を選別できるようになる可能性もあるわけだ。[58]

胚の健康状態をより精確に評価するために、生検を採取することもできる。骨、肝臓、腎臓など、成人の体から組織を採取するのとは異なり、胚の生検には外科医は必要ないが、顕微鏡下でピペットと微小な針を用いて非常に脆《もろ》い生きたサンプルを扱える発生学者が必要だ。胚の生検を行えば、遺伝子を精査できる。このプロセスは、着床前遺伝子診断（PGD）と呼ばれている。

胚の生検を採取するには、まず、胚を覆う厚くて透明な膜に穴を開けることになる。針を用いる方法、レーザー光パルスを用いる方法、少量の濃酸を噴出させる方法など、いくつか方法はあるが、いずれにも長所と短所がある。たとえば、レーザーは簡単に使用できるが、胚の周辺の液体温度を上昇させるため、安全であることを示すデータがあっても懸念が残る。[59] どの手法を用いる場合も、胚の膜に適切に穴を開けなければならない。穴が小さすぎれば、細胞を容易に引っ張り出せなくなるし、穴が大きすぎれば、細胞が勝手にこぼれ出て失われる可能性がある。この後、カルシウムイオンとマグネシウムイオンを含まない培養液を添加して胚細胞同士の密着を緩める手法が用いられることもある。その状態で、胚を顕微鏡下に安定的に保持し、ピペットを用いて一個もしくは数個の細胞を優しく吸い出すのだ。もちろん、別のやり方もある。胚の外膜にピペットを押し付け、その圧力で細胞を押し出すこともある。いずれの方法も、採取した細胞や胚そのものを傷つけてしまう可能性があり、その場合は破棄することになる。だからといって、慎重になりすぎるのもよくない。なぜなら、生検の採取には迅速さもきわめて重要だからだ。生きている胚をインキュベーターの外に長時間置くべきではない。さて、生検の分析が終わるまでのあいだ、胚は冷凍され、どの胚を生命として誕生させるかが科学によって決するまで、各胚の命の先行きはいったん保留になる。

どんなレベルであってもヒトの生殖への介入には反対だという人を別とすれば、たとえばハンチントン病の場合のように、進行性の運動障害や精神障害を確実に引き起こすことになる単一遺伝子変異を回避するために、ＩＶＦ後に胚のスクリーニングを行う機会を親に与えることに異を唱える人は少ないだろう。しかし、親になる立場の人にしてみれば、どんな選択をするにしても、決して簡単な選択ではない。決断するには、胚の倫理的地位についてどう考えるのか立場を定め、不使用になった胚をどのように処分するのか――廃棄するのか、凍結させるのか、研究用として提供するのか――決定する必要がある。また、ＰＧＤの費用も問題になる。米国の健康保険会社のほとんどで、保険適用外になっているからだ。

必ず障害を引き起こすとは限らない遺伝子変異の胚スクリーニング検査について考えると、問題はさらに複雑になる。現在、英国では四〇〇を超える疾患について検査を受けることができる。[60] その多くには、「ある程度」のリスクを有する遺伝子変異が存在するが、どの程度のリスクがあるのかは精確にはわからないことが多い。[61] なかには、人生の後半になるまで問題を引き起こすことのない遺伝子変異もあり、その時までに他の治療法が見つかる可能性もある。これと同様に、大部分の遺伝子変異の影響は複雑だ。たとえば、特定の自己免疫疾患のリスク増加と関連する遺伝子変異は、他方で、HIVとの闘いにおける優位性にも関連している。[62] 言うまでもなく、理想的な遺伝子継承などというものは存在しない。ヒトの多様性こそが根本的に重要なのだ。着床させる胚を選択するためにPGDを用いることの問題点は、現代の私たちが抱える最も重要で緊迫した論点の一つ——そもそも遺伝性障害とは何なのか——に無理やり答えを出させるところだ。

ポーラ・ガーフィールドは、難聴を遺伝子スクリーニングの対象に含めようとする考え方に懸念を抱いている。ガーフィールドとトマト・リッキーは、二人とも聴覚障害があり、二人の第一子にも聴覚障害があったが、その子が生まれてきたときには心の底から感動した。アンドリュー・ソロモンが著書『「ちがい」がある子とその親の物語』で子どもたちとアイデンティティーについて書いているように、「一般的な文化では、難聴の子どもたちは何かが〈欠けている〉と思われがちである。つまり、聴くことができ〈ない〉のだと。

しかし、聴覚障害者の文化では、彼らは何かを〈もっている〉とみなされる。美しい文化の一員としての資格が〈ある〉のだと[63]。社会が人間の多様性を受け入れることはとても重要なことだ、とガーフィールドは言う。彼女は二〇一九年に私にそう話してくれたが、これに異議を唱える人がいるだろうか?

耳が聴こえる親たちに、あなたの赤ちゃん/お子さんは耳が聴こえません、と知らせるのは医師や聴覚学者だ。彼らはたいてい、「残念ながら、あなたの赤ちゃん/お子さんは耳が聴こえません」と切り出す。聴覚に異常のない親たちは、「残念ながら」という言葉を聞いて、すぐに、これは悪い知らせなのだ、耳が聴こえないことは良くないことなのだ、と考える。しかし私に言わせれば、この知らせは良くも悪くもないお知らせとして、「あなたの赤ちゃん/お子さんは、耳は聴こえないけれど、あなた方が利用できるサポートやサービスは至るところにたくさんありますよ」と伝えられるべきなのだ[64]。

ガーフィールドとリッキーは、二〇〇八年に複数の新聞のトップ記事に取り上げられ、IVF後の胚の検査で何をスクリーニングするかについては慎重になる必要があると主張して世間の注目を浴びた。「私たちは、難聴の医学的側面ではなく、私たちが使用する言語と私たちが生活しているコミュニティについて、誇りに思っています」とリッキーは報道陣に語った[65]。当時、まるでそうであるかのような書き方をした見出しもあったが、彼らは聴覚障害のある赤ちゃんを意図的に望んだわけではなかった。そうではなく、彼らが伝えたかったのは、子どもをもつためにIVFを受けた場合に、耳の聴こえない赤ちゃんが生まれるかもしれないという理由だけで、その胚を破棄するようなことはしないでほしいということだった。その点を改めて強調しながら、ガーフィールドは「私たちはソーシャルメディアで大きな反発を受け、(そしてそれは)私の精神的健康や幸福だけでなく、私の家族や人間関係にも悪い影響を及ぼしました」と述べている。[66]

私たちの多くは、都合の悪いことは抑え込まなければならないという先入観をもっている。たとえば、感染症が原因で引き起こされる難聴は、予防すべきものだと誰もが思っている。しかし、IVF後の胚の選別に関して言えば、オックスフォード大学を拠点とする哲学者ジュリアン・サバレスキュも主張しているとおり、耳の聴こえない状態で生まれることは有害なことではない。

あの子は、生まれてこないほうが(つまり、両親が別の胚を選択していたほうが)ましだったのでしょうか? いいえ。もしそうしていたら、もう一人の(別の)子が存在していた――それだけのことです。耳の聴こえない子が選択されたことによって傷つけられるとすれば、それは、その子の人生が生きるに値しないほど悪い人生である場合だけです。耳が聴こえないこと自体は、悪いことではありません。[67]

ガーフィールドの言うとおり、「まず重視されたのは、生命を脅かす疾患や早期死亡の原因になりうる病気のスクリーニングができることでした。難聴は生命を脅かす疾患ではありません。耳が聴こえないからといって死んだりはしません」[68]。

二〇〇二年、聴覚障害をもつレズビアンカップルであるシャロン・デュシェスノーとキャンダス・マッカルーは、五世代にわたって聴覚障害をもつ家系の精子ドナーを選んだ[69]。そうすることで、事実上、このカップルは耳の聴こえない子どもをもつことを意図的に選択したのだ。この件が物議を醸したのは、科学がこの赤ちゃんの誕生を後押ししたからだ。日常生活では、一緒に過ごすことになるかもしれない将来の子どもたちがどんな人生を送ることになるかを視野に入れながら、誰もが自由に性的パートナーを選んでいる。ところが、どの遺伝子を選択したり排除したりしてもよいのかという問題は、何が、いつ、どのように可能であるかという科学と複雑に絡み合っている。単純なルールでは機能しない。たとえば、私たちは、どんな形であろうと胚の選別は受け入れられない、とは言えないのだ。なぜなら、他の状況で私たちはすでに、ずいぶん前から、発生過程のもっと遅い段階での選別を受け入れてきたからだ。たとえば、妊娠中にダウン症候群のスクリーニングを行うのは一般的になっていて、親たちにはダウン症候群の子どもをもつかどうかを選択する自由が与えられている。

私は答えを知らないし、私自身の意見よりも、あなたの意見こそが重要だ。決定的に重要なのは、新しい科学は、私たちの考え方や子どもたちの運命に、いまだかつて類をみないほど多くの選択肢をもたらすということだ。私たちの行動は、各国の法律や規制に落とし込まれるに違いないが、それでも、場所が違えばルールも違う（もしくはルールがあまり厳しくない）という状況もありうる。

私たちはあらゆる意味で子どもたちについて責任があり、子どもたちが何を食べ、どこの学校に通い、どんな趣味に取り組み、誰と友達になるかに影響力をもつ。けれども、子どもたちの基本的な遺伝子構成を選択することは、まったく別次元の影響になる。私たちの決断は、ヒトという種の特性を変えることはない――どんな意味においても、人間性を遺伝子操作するわけではないのだから。しかし、新しい科学は、私たち自身の人生や子どもたちの人生にとって重要な決断を下すよう私たちに促している。かつては成り行き任せだった物事が、進歩して選択できるようになったのだ。

二〇一八年には、胚の遺伝子操作に関する画期的な発見が物議を醸して世界的な騒動を引き起こし、そうした選択がどれほど重大になったのかを明らかにした。

二〇一八年一一月、中国深圳《しんせん》の南方科技大学を拠点にしていた中国人科学者の賀建奎《フージエヘクイ》が、CRISPR――細菌と古細菌のDNA配列に基づく遺伝子編集テクノロジー――を用いて二卵性双生児の遺伝子を編集したと表明した。

賀《フー》が現地でゲノム編集ヒト胚の作製に取り組む認可を得たという噂は以前から流れていた。そのような噂が流れたのは、それ以前に彼がマウス胚とサル胚の編集に関するデータを提出していたせいもあるように思われた。[70] これを理由に、賀は香港大学で開催された第二回ヒトゲノム編集国際サミットにも講演者として招待されていた。そして、一一月二五日の午後遅く、サミットの会議が始まる二日前に、主催事務局は、賀からCRISPRテクノロジーの先駆者の一人であるジェニファー・ダウドナ宛てに双子のゲノム編集ベビーの誕生を知らせるメールが届いたとして、[71] 警告を発した。

ダウドナは、まだほとんど誰にも知られていなかった頃からCRISPR――細菌遺伝子配列から得られた「短い回文配列が一定の間隔で散在する反復クラスター（Clustered, Regularly Interspersed, Palindromic Repeats）」の略――を研究していた。彼女が子どもの頃、ハワイ大学の文学教授だった父親は、大量の本を家に持ち帰っていた。そのなかに、ジェームズ・ワトソンの『二重らせん』があり、彼女はその本を読んで、教科書に書かれている事実の背後にある人間の努力に心を動かされ、科学者になりたいと思った。[72] 科学を勉強したあと、一九九四年にイエール大学で自分の研究室を立ち上げ、二〇〇二年にはカリフォルニア大学バークレー校に移った。そして、そこで初めてCRISPRに出合う。二〇〇六年、同じくバークレー校の教授だったジリアン・バンフィールドから、まったくの突然に、電話がかかってきた。彼女はCRISPRの研究を手伝ってくれそうな相応の経験をもつ地元の人をグーグルで検索していて、ダウドナを見つけたのだった。話を聞いてすぐに、ダウドナは夢中になった。バンフィールドとダウドナが心躍らせた理由は、二〇〇五年に発表されていた三本の論文にあった。その論文では、細菌を攻撃することが知られているウイルスと一致する配列が、細菌のゲノムの一部であるCRISPR部分に含まれることが報告されていた。[73] これはつまり、CRISPRが細菌の免疫防御に関与していて、細胞がウイルスと闘うのを助けている可能性を示唆していた。その後、CRISPRを理解するうえで重要な役割を果たしたことで、ダウドナとフランス人科学者エマニュエル・シャルパンティエ──「無人島でも研究室を立ち上げられるほど機知に富む」と言われている[74]──は二〇二〇年にノーベル賞を受賞した。

当然ながら、この簡単な紹介だけでは、CRISPRの物語を軽く扱いすぎである。詳しくひも解けば、少なくとも九ヵ国の研究室を横断した二〇年にわたる物語になるのだから、それだけで一冊の本が書けてしまう。[75] この物語も、微生物にみられる奇妙な遺伝子配列について理解しようとした比較的地味な研究から始まり、それが最終的には医学的に重要な意味をもつ偉大な発見につながっていった。現在私たちは、微生物が実際にこのCRISPRシステムを使って侵入ウイルスを攻撃していることを知っている。細菌内で自然に働く仕組みの一環として、CRISPRは酵素による破壊の対象になるようにウイルスの遺伝子にタグ付けしているのだ。それだけでも十分に魅力的なのだが、この基礎科学が医学上の重要な大発見とみなされているのは、ヒト細胞も含めた動物細胞のゲノムを私たちの思いどおりに編集するという、本来とは別の目的でもCRISPRシステムを使用できるからだ。事実上、CRISPRを使用すれば、ほとんどどんな生物学研究室でも、細胞内の遺伝子のスイッチをオフにしたり遺伝子を編集したりできる。ということは、胚を構成する遺伝子も――単にスクリーニングするだけでなく――操作できるということだ。

二〇一五年、CRISPRを用いたヒト胚の遺伝子編集が初めて報告された。[76] 中国人科学者の黄軍就《ホアンジュンジウ》が、どのみち欠陥のあったヒト胚にCRISPRを試したのだ。使用されたヒト胚には余分な染色体が含まれていたので、この実験から乳児が生まれることがないのは確実だった。結果的に、その実験では望みどおりの成功は得られなかった。意図的に編集した遺伝子とは別の遺伝子に変異が発生したからだ。この研究に対する科学界の反応はさまざまだったが、一つはっきりしていることがあった。CRISPRをこれから胚の遺伝子を編集する手段として使用していくのであれば、少なくとも、その精度を改善しなければならない、ということだ。

多くの科学者がすでに、ヒト胚のゲノム操作にCRISPRを使用することについて、一時的な禁止を要求している。だが実際には、ヒト胚の遺伝子編集はしばらくは世界中で一時停止されていたが、完全に停止させるつもりでいる人はほとんどいない――いや、停止などしていられないのが実情だ。そんななか、二〇一八年一一月、賀建奎が突然、科学界のコンセンサスを覆す決断をしたことを明らかにした。

賀が香港大学のサミットに姿を現すに至るまでの数日間、科学技術誌『MITテクノロジーレビュー』のジャーナリストは、賀の研究について中国の臨床試験登録から情報をかき集めた。[77] そして一一月二五日、MITテクノロジーレビュー誌はそれまでに知り得たことを公表した。[78] その日の夕方には、賀自身が作成した丁寧に作り込まれた五本の動画がオンラインに投稿された。その動画のなかで彼は、自分の研究について説明し、遺伝子編集を受けた双子が誕生したことを認め、双子の名前が「ルル」と「ナナ」であることを明らかにした。[79]

報道陣に見つかることを心配した賀は、会議に参加する他の講演者全員が滞在しているホテルを出て、秘密の場所に移動していたため、後から居場所を告げられた香港大学が、迎えに行った。賀は秘密の部屋に案内され、そこに身を隠しながら、サミット会議の出席者と約一六〇人のジャーナリストが待ち構える講堂からお呼びがかかるのを待った。演壇に立った賀は、まず、自分の研究結果を会場に集まった科学者のみなさんに最初に提示するのではなく、先に漏らしてしまったことについて、謝罪した。それから、自分が所属する大学への感謝を述べたが、自分がこれから話す内容については、大学関係者も知らないことだと言った。

約二〇分間、賀は準備してきた内容を話し続けた。ヒト胚を用いた研究について説明する前に、マウス胚とサル胚を用いた予備研究についての話があった。ヒト胚の研究では、彼は*CCR5*と呼ばれる遺伝子を無効化させる選択をした。この遺伝子は、北欧人の約一パーセントで自然に無効化されていて、多くのＨＩＶ株による感染から彼らを保護している（ほとんどのＨＩＶ株は*CCR5*にコードされているタンパク質を利用してヒト細胞に侵入するため）。子どもたちにＨＩＶへの抵抗性をもたせたかった――それが、彼なりに自分の研究を正当化するための根拠だった。

遺伝子編集ベイビーの父親はＨＩＶ陽性だったが、母親はそうではなかった。父親がＨＩＶ陽性であることは、赤ちゃんがＨＩＶ陽性で生まれてくる可能性に強くは影響しないが、賀はその双子の赤ちゃんが一生を通じてＨＩＶに抵抗性をもつことを望んだ。これは、ＨＩＶ陽性者に対して強い偏見がつきまとう中国ではとりわけ重要なことなのだと、賀は言う。賀は標的以外への予想外の遺伝学的作用を確実になくすように努め、また、二つの胚を別々に編集してから着床させることによって、二卵性双生児であることをはっきりとさせた。

準備してきた内容を話し終えた賀は、壇上に二人の科学者を招いた。ロンドンのフランシス・クリック研究所のロビン・ラヴェル－バッジと、スタンフォード大学のマシュー・ポーチェスだ。壇上にあがった二人は、対等な立場から、しかし慎重に、賀に質問した。その質疑応答からわかったのは、賀の臨床プログラムには八組のカップルが登録し、そのうち一組は脱落したということと、賀はすでに合計で三一個の胚の編集に携わったということだった。次に演壇に立ったのは、デビッド・ボルティモアだった。八〇歳のノーベル賞受賞者らしい威厳をたたえながら、彼は、賀が行った行為は透明性に欠けている——「私たちは事後報告しか受けていない」——と述べ、一人の人間をＨＩＶ感染から保護することよりも差し迫った医学的ニーズが他にあることを指摘した。賀が座っている場所からほんの数メートルのところに立って、彼の研究は無責任であると宣言したのだ。

賀の主張は正式にはまだ検証されていないが、彼が実施したと話している内容については、本当のことだと考えてよさそうだった。[80] 彼の研究はすぐにあらゆる種類の科学機関、大学機関、医療機関と多くの国の政府機関から厳しい批判を受けた。なぜなら、彼の行動はすべての人のヒト胚の実験に関する倫理ガイドラインから外れるものであり、その手順も危険だからだ。しかも、賀が二人の赤ちゃんに与えた実際の変異は、彼が望んだ変異とは正確には異なっていた。賀が意図していたのは、*CCR5* 遺伝子に自然に起こることが知られているのと同じ変異を起こさせることだった。しかし、実際には――理由ははっきりしないが――着床した二つの胚の *CCR5* 遺伝子にはわずかに異なる変異が生じていた。これらの遺伝子がどのような影響を及ぼすのかは不明だ。もしかしたら、うまい具合にＨＩＶ抵抗性を示すかもしれないが、この遺伝子が重要な働きをすることが知られている免疫システムや、体内の他のどこかに、別の影響をもたらす可能性もある。たとえば、*CCR5* がヒトの脳にも関与している可能性を示すエビデンスもある。[81]

それでも、賀のことを、当初揶揄《やゆ》されたような無鉄砲なマッドサイエンティストとして片づけることはできないし、すべての科学者が彼の研究を非難していたわけでもなかった。米国で研鑽《けんさん》を積んだ賀は、中国政府が運営する権威あるプログラムを通じて、二〇一二年に中国に戻っていた。賀がスタンフォード大学でポストドクターをしていたときにアドバイザーを務めたスティーブン・クエイクは、彼のことを「頭脳明晰な野心家だ」とニューヨーク・タイムズ紙に語った。[82] ＣＲＩＳＰＲテクノロジーの開発にも一役買ったハーバード大学のジョージ・チャーチは「正常である限り、健康な子どもは分野にとっても家族にとっても何の問題もない」と言っている。[83] 多くの科学者は賀の研究に透明性が欠けていた点をとくに批判しているが、HIV陽性者がIVFを利用して子どもをもつことを禁じた中国の規則の裏をかくには、研究をある程度まで秘密裏に進める必要があったのかもしれない。[84]

IVFの先駆者でありノーベル賞受賞者でもあるロバート・エドワーズは、賀が尊敬する憧れの人物である。[85] エドワーズは、パトリック・ステップトーとジーン・パーディとともに、批判に直面しながらも新しい医療手技を推し進めた。当時は、IVFを用いた妊娠には大きなリスクが伴ったのだ。しかし、これがうまくいき、まさに革新的であることがわかった。エドワーズらは倫理的に行動するよう努めたが、手続きもガイドラインも現在のようには十分に規定されていなかった。[86] 実はルイーズ・ブラウンの母親も、妊娠六ヵ月ごろになるまでIVFがどれほど先駆的な試みであるかを認識しておらず、新聞で自分の妊娠が取り沙汰されているのを見て初めて気づいたのだった。[87] IVFを試すこと自体が時期尚早であったかどうかについては議論の余地がある。この議論に答えがあるとすれば、「うまくいった」という事実こそが唯一の答えだろう。しかし、遺伝子編集したヒト胚による妊娠は、行き過ぎた行為、もしくは、少なくともまだ早すぎる、というのが大方の見方である。

香港での学会の後、賀は公の場から姿を消した。彼の研究プログラムは停止され、少なくとも一時期、彼が大学敷地内の警備付きの建物に保護されていたことを示す証拠もある。[88]

中国人科学者も含む一二〇人を超える科学者たちが、速やかな法的措置と世界的議論を求める公開書簡を回覧したことで、この注目すべきパンドラの箱は開かれたのだった。二〇一九年三月、世界保健機関（WHO）はこの問題を議論するための委員会を設立した。しばらくは、中国政府が賀を正式に刑事告発するかどうか不明だったが、最終的には刑事告発することが明らかになった。二〇一九年一二月、法廷は賀に三〇〇万元（四三万ドル）の罰金を科し、その後、二〇二〇年一月には、懲役三年の判決を言い渡した。[89] 賀の同僚二名も、賀よりは軽いが罰金と懲役を科された。

いくつかの国の医学アカデミーでは、この問題を議論し続けている。規制とガイドラインはいずれ告知されるだろうが、ヒト胚の遺伝子編集を規制するのは、たとえば核兵器の拡散を規制するよりも、はるかに難しい。なぜなら、遺伝子編集は監視することも、管理することも、阻止することも容易にはできないからだ。私たちは今後、少なくとも一世紀にわたって、このテクノロジーの使用に取り組むことになるだろう。

こうした流れから、子どもの作り方の選択肢を大きく広げる劇的な大変革が今まさに起きつつあり、私たちはそれをこれから目撃することになるわけだ。この新しい科学の使用に対する規制のあり方は、国や文化によってほぼ確実に異なり、強要できるものではない。私たちはそれぞれに自分で決断しなければならなくなる――そして、どのような決断を下すかによって私たちの人生も、子どもたちの人生も深く影響されることになる。事態の進展はあまりにも速く、たとえば、この新たに登場した科学の力で今後一〇〇年のうちに何人の子どもが生まれることになるのかは、誰にもわからない。すべてはまだ始まったばかりだ。

三　章

新しい治療法を生むテクノロジーの力

——フローサイトメーター

マルコ・ポーロは、石造りの橋について話すにあたり、一つひとつの石について語った。「ところで、橋を支えているのはどの石だ？」とフビライ・ハンは尋ねた。「どれか一つの石で支えているのではありません。石の連なりが形作るアーチで橋を支えているのです」とマルコ・ポーロは答えた。フビライ・ハンはしばらく黙って考えたあとで、「ではなぜ私に石の話をしたのか？ 私にとって重要なのはそのアーチだけだ」と尋ねた。マルコ・ポーロは「石がなければ、アーチは作れません」と答えた。

——イタロ・カルヴィーノ『見えない都市』より

レナード（レン）・ハーツェンバーグとレオノーレ（リー）・ハーツェンバーグは、一九五三年の夏、レンが二一歳、リーが一八歳のときに結婚した。「私たちの親からは、結婚するには若すぎるし、世間を知らなすぎるし、貧しすぎるし、浮かれすぎていると思われていました」とリーは振り返る。[1] しかし、それから五〇年間、二〇一三年にレンが亡くなるまで、二人はともに研究し、画期的な成果を収めた。

彼らが科学の道を歩みはじめた当時は、どこの研究室でも、必要な道具はすべて、購入するのではなく手作りするのが一般的だった。科学的大発見に到達するには、最初の一歩としてツールや手法を自分で開発するのが当たり前の時代だったのだ。レンとリーの最大の功績は、現在、ほぼすべての生物学研究室や病院で人体の細胞の数を測定し、選別し、分析するために使用されている科学装置を開発したことだ。

一九五九年、レンはスタンフォード大学に採用されて新しい研究室を起《た》ち上げることになった。キャリアのスタートを切ったばかりだったリーも、彼に同行した。彼女は別の学科で職を探すか、研究を諦めるつもりだったが、スタンフォードに到着してみると、レンの研究室は明らかに人手不足だったので、二人は一緒に働くことになった。最初のうちはレンが研究の指示を出していたが、間もなく二人は、連名でも個人でも、優秀な科学者として知られるようになった。

レンとリーは互いに愛し合っていたし、科学のことも愛していた。DNAの二重らせん構造が発見されたばかりの頃で、二人はとくに遺伝学に心惹かれていた。しかし同時に、「たくさんのことを次々にこなす」ことも楽しんでいた。[2] スタンフォード大学では、その複雑さの度合いを深めつつあった免疫システムの研究にも携わった。多種多様な免疫細胞が発見されていて、細菌を呑み込むのにとくに長《た》けた免疫細胞もあれば、ウイルスに感染した細菌を死滅させられる免疫細胞もあった。それでも、当時の私たちの理解はまだまだ混迷していて、何をしているのかわからない種類の免疫細胞もあったし、そもそも、まだ発見されていないものもあった。レンが直面した課題の一つは、多様な内容物を含むサンプル内に各種類の細胞がどれだけ含まれているのかを数えることだった。各細胞を識別するために彼が用いたのは、細胞の種類ごとに特定の色で標識する手法だった。細胞に効果的に「ラベル付け（標識）」することで、視覚的に数えることができた。しかし、顕微鏡下で細胞を一つずつ数えるのは時間も労力もかかる。「レンは目が悪かった……（だから）顕微鏡を嫌っていました」とリーは当時を振り返った。[3] レンは、ラベル付けされた細胞を彼の代わりに数えてくれる装置があれば、ずいぶん楽になるだろうと実感していた。

レンは生物学者で、技術者ではなかったが――ブルックリンで移民二世の息子として育ったおかげで――必要な大胆さと決断力を備えていた。レンが子どもの頃、父親は衣料店で働いていて、母親は弁護士の秘書だった。両親はレンをニューヨーク州北部の全寮制学校にしばらく入れたが、レンはその学校をどうしても好きになれなかった。一方で、彼は長いあいだ、ブルックリンの歯科矯正医のもとに電車で毎週通っていた。一〇歳から一一歳の頃に、ニューヨーク市の公共交通システムを一人で乗りこなしたことで、レンは、いつだって必要なことは何でもできるという自信を得た。[4]

しかし、レンとリーの成功を支えた最も重要な点は、彼らがお互いにとって支持者であると同時に信頼できる批判者でもあったことだ。二人が出会ったのは、リーがブルックリンカレッジで学びはじめたばかりの頃で、レンは同じカレッジの最上級生だった。互いに惹かれ合ったのは、もしかしたら、二人ともニューヨークのユダヤ人家庭で育ち、東欧とロシアに先祖をもつからかもしれない。[5] レンがカリフォルニア工科大学（カルテック）に移るときに、彼らは、三年後のレンの大学院修了とリーの学部卒業のタイミングで結婚しようと約束した。[6] ところが、計画どおりにはいかなかった。離れて暮らすのがあまりにも寂しかったからだ。Ｓｋｙｐｅ（スカイプ）も電子メールもまだ発明されておらず、連絡手段は高額な長距離電話しかなかった。そこで、リーはブルックリンカレッジを中退し、結婚した。レンの両親からもらった車に二人分の荷物を詰め込み、ブルックリンからカルテックまで、愛と科学のために、三〇〇〇マイル（約四八〇〇キロメートル）の米国横断の旅に出た。

今ではちょっと考えられない話だが、当時、女性はカルテックの学部にも大学院にも正式には入学を許されていなかった。しかし、ありがたいことに、教授陣は女性にも教える価値があると考えていたため、リーはどの講座でも出席を許された。教授たちは彼女に受講証明書を発行し、他の学生に対するのと同じように成績を評価した。そして現在、リーはカレッジを正式には卒業することなくスタンフォード大学の教授に就任するというきわめて珍しい、いや、もしかしたら唯一無二の栄誉にあずかっている。

カルテックからスタンフォードに至るレンとリーの旅は、途中、パリとメリーランド州ベセスダにある米国立衛生研究所（ＮＩＨ）を経由した。[7] パリでは、レンはパスツール研究所のジャック・モノーの研究室で働き、「毎日が知の祝宴」だった。[8] 一方のリーはこの時期、研究室でレンを手伝いながら、彼女の言うところの「育児と科学の両立」を学んでいた。[9] 新生児を抱えて午後に研究室に来ることも多かった。彼女の記憶では、当時、フランスの研究室のほうが米国よりもはるかに温かく女性を迎え入れてくれたそうだ。[10] 後年、レンとリーは、自分たちが招かれた学会では必ず女性たちが講演者として招待されるように心を砕いた。そのような姿勢は、一九七〇年代や一九八〇年代にはかなり先進的だった。[11]

レンとリーは世界の政治問題をつねに重視していて、彼らの交友関係も政治活動に絡んでいる人が多かった。「話の合う者同士で集まっていた」のだとリーは言う。[12] カルテックにいた頃には、マンハッタン計画に従事した科学者らが核兵器削減などを目標に掲げて設立したリベラル組織「科学者連盟（ＦＡＳ）」の活動に関わった。[13] 第二次世界大戦中にモノーが研究室にユダヤ人科学者をかくまった話にも感銘を受けた。ただし、モノーからは、後から聞けば情熱的な気高い行為のように聞こえるかもしれないが、実際はあまり愉快な体験ではなかったことを繰り返し念押しされた。

二年間の兵役を知らせる召集令状が届いたとき、レンは兵役を逃れる方法を見つけた。「冷戦が激化するなか、米国陸軍は私に銃を持って国のために戦うことを求めたが、私はピペットを持って戦う道を選んだ」とレンは語っている。[14] モノーの後押しを受け、レンとリーはベセスダにあるＮＩＨに移籍した。米国政府の研究機関に勤務すれば、兵役の代わりとみなされるからだ。リーはのちに、ロナルド・レーガン政権が科学支援を制限したのは、一つには、助成金を得るために科学者は研究により専念しなければならず、政治活動に割ける時間が減ることを狙ったのではないか、と述べている。[15]

ＮＩＨで二年間を過ごしたあと、レンとリーは、細菌間で遺伝子物質が交換可能であることを発見してノーベル賞を受賞したジョシュア（ジョシュ）・レダーバーグに採用されてスタンフォード大学へ移った。ここで彼らは免疫系の研究を開始し、そして、膨大な細胞の数を――レンの悪い視力で――数えるという難題にぶち当たった。しかも、レンとリーは単に細胞の数を数えたかったのではなく、多種多様な免疫細胞を種類ごとに単離したいと考えていた。それができれば、種類ごとに特性を調べ、十分に管理された状況下で細胞の活動を検証できるようになる。実のところ、多種多様な細胞を含む組織、器官、血液のサンプルから単一の種類の細胞集団を精製するのは、生物学の多くの領域に共通の難題であり、研究の進展を妨げる障壁になっていた。彼ら自身の差し迫ったニーズと、強い連帯感と、科学への愛、そして、この難題が彼らだけでなく科学界が広く直面していた課題であったことが、レンとリーを画期的な装置の開発へと駆り立てた。いや、彼らの友人に聞いた話では、彼らを駆り立てた真の動機は、他にもあった――きわめて個人的な動機に突き動かされていたのだ。[16]

一九六一年一一月、リーとレンは、二人の娘に続く三人目の子どもとして、男児を授かった。ところが、その赤ん坊は生まれた途端に真っ青になり、何の説明もなく看護師たちに連れ去られた。酸素を十分に吸えていなかったのだ。しかし、そのことをリーが聞かされたのは数時間後だった。それまでの間、彼女はただ、私の赤ちゃんはどこに連れて行かれたのだろうと不思議に思っていた。そのとき、レンは出産に立ち会っていなかった。当時の父親としてはそれが普通だった。

二〇一九年に私にその話をしてくれたとき、リーは、連れ去られる前にほんの一瞬だけ抱っこした赤ん坊の様子について、そういえばお尻の感触が何か変だったと回想した。[17] 最終的に、レンは医師に呼ばれ、何が起きているのか説明を受けた。悪い知らせだった。医師たちの見立てでは、リーとレンの赤ん坊が生きられるのはせいぜい二、三ヵ月とのことだった。

マイケルと名付けられたその赤ん坊は、ダウン症候群だった。二一番目の染色体の数が、通常は二本のところ、三本受け継がれたことが原因で発症する。二一番目の染色体には、（ヒトゲノム全体で約二万三〇〇〇個ある遺伝子のうち）約三〇〇個の遺伝子が含まれるため、胎児の発生にさまざまな異常が引き起こされるのだ。マイケルは、ダウン症候群に伴う身体的合併症のなかでも、とくに重篤な合併症をいくつか併発していて、そのうちの一つが、心臓の異常だった。彼の呼吸は何度も止まった。リーの祖母は、赤ん坊を家に連れて帰れば良くなるはずだと主張したが、レンとリーは、家に連れて帰っても染色体異常は治らないことを知っていた。だからこそ、レンとリーはマイケルを家には連れて帰らなかった。もし連れて帰っていたら、「マイケルは私の腕のなかで亡くなっていたことでしょう」とリーは振り返った。[18]

結局、医師の予想は当たらなかった。マイケルは死ななかったのだ。それでも、マイケルを育てるには困難に立ち向かわなければならないのは明らかだった。科学に没頭し、科学こそが「自分の天職」だと感じていたリーは、科学を諦めたくなかった。[19]そこで、レンとリーは小児科医に相談し、発達障害のある他の大勢の子どもたちと一緒にマイケルを育ててくれる、バーバラ・ジェニングスという地元の女性を紹介してもらった。「自分勝手だと言われても構いません」とリーは言った。「なぜなら、私たちにはやりたいことがあり……（それに）これはある意味、集中治療的な育児法でもあったんです。一方で、私たちは彼を揺りかごに入れて施設に置き去りにしてきたわけではありません。私は自分の子どもを他の誰かと分かち合えることに喜びを感じていました[20]」。

もし妊娠初期に胎児がダウン症候群であることを知っていたら、中絶していただろうと彼女は言う。[21]しかし、マイケルが誕生した当時、ダウン症候群の遺伝学的基礎は発見されたばかりで、妊娠中のダウン症候群の遺伝子診断が利用できるようになったのは、この五年後のことだ。[22]マイケルが生まれてから、レンとリーは、妊娠中の胎児の健康診断法を見つけることはきわめて重要であると考えるようになった。発生中の胚に由来する細胞が少数ながらも母体の血流に入り込むことを知っていた彼らは、そのようなまれな細胞を単離できる装置があれば、胎児の健康をチェックできるのではないかと考えた。[23]

結局、この目標が達成されることはなかった。そのような検査を実現させるには、母体血液中の胎児の細胞の数があまりに少なかったからだ。しかし、二〇〇八年、スタンフォード大学の他の研究室が、これとよく似た検査の実用化を達成した。スティーブン・

クエイク（二章で賀建奎のポストドクター時代のアドバイザーとして触れた人物）が率いる研究チームは、胎児の細胞ではなく、同じように妊娠女性の血液中にわずかに存在する胎児のDNAを解析することによって、ダウン症候群の検出が可能であることを示した。レンとリーはクエイクの研究成果を称賛し、論文の発表にも力を貸している。[24] いずれにしても、一九六一年にマイケルが誕生したあと、そのような装置の概念を思いつき、それが出産をひかえた親にどのような影響を与えることになるかを考えたことで、細胞を数えて単離する方法を見つけたいというレンの研究には、強力な動機が加わったわけだ。

この研究は、レンをニューメキシコ州ロスアラモスへと導いた。ロスアラモス研究所の科学者たちは少し前に、放射性粒子の数とサイズを測定する手法を開発したばかりだった。彼らは、原爆実験で発生したきのこ雲のなかに、気球に乗せた動物を送り込み、その動物の肺内に残る放射能を、その新たに開発した手法を用いて評価していた。[25] レンはロスアラモス研究所の科学者たちに、彼らの装置を改変すれば、ラベル付け（標識）された細胞の数を測定できる装置を作れるのではないかと尋ねた。だが、彼らはそのアイデアを試すことに乗り気ではなかった。彼らのミッションには含まれていなかったからだ。そこでレンは、彼らが作らないなら、代わりに自分に作らせてほしいと頼んだ。「科学には独自の思考も必要だが、同時に、とても奇妙な形で他人の協力に頼ることもある」と彼はのちに書いている。[26] こうして、マイケルの誕生から間もなく、レンは青写真を手に入れた。

単純な仕組みのコイン選別機では、投入されたコインは、順に小さくなるように並んだ穴を通過していく。一番大きなコインは、一つ目の一番大きな穴を通過できずにその場に溜《た》まり、二番目に大きなコインは二番目の穴を通過できずにその場に溜まる、という具合に選別されていく。しかし、細胞はそのように簡単には選別できない。なぜなら、多種多様な細胞が似たような大きさをしていて、しかも、形を変えることができるからだ。微小な細胞をより分けるには、コイン選別機よりもはるかに精巧な装置が必要なのは明らかだ。

レンとリーが開発した装置は「フローサイトメーター」と呼ばれている。この装置の内部を、細胞は一列になって光線を浴びながら流れていく。[27] 細胞を一列に流す方法は、他にもいろいろあるが、現代の装置で最も広く普及しているのは、一つ目の液体に懸濁した細胞を「シース液」と呼ばれる二つ目の液体の流れのなかに注入する方法である。そうすると、自然に発生する水力学的な現象によって一つ目の液体は二つ目のシース液の流れの中心部を細い糸のように流れ、その細く絞られた流れのなかを——ちょうど同軸ケーブルの中心を流れていくように——細胞が流れていく。細胞の流れをさらに細く絞るために、音波を用いて細胞を一列に整列させることもある。

ここで重要になるのは、たとえば血液サンプルなど、検体中に含まれるさまざまな種類の細胞を、あらかじめ種類ごとに異なる蛍光マーカーでラベル付けしておくことだ。現在では、このラベル付けには「モノクローナル抗体」と呼ばれる特殊なタンパク質分子が用いられている（モノクローナル抗体の詳細については後述する）。しかし当初、装置を試作し、うまく機能するように試行錯誤していた頃は、レンとリーは細胞の種類ごとに別々の試験管内で染料を付加し、それを混合して、異なる色で染色された既定の数の細胞を含むサンプルを作製していた。

装置の内部では、細胞の流路をレーザー光線が正確に照らしている。個々の細胞は瞬間的に照らし出され、その瞬間は光線が細胞によって遮られる。細胞の流れがレーザー光の下を通過するたびに、蛍光マーカーの種類によって異なる色が発せられる。その発光を鏡とレンズで集め、各色のフィルターを備えた検出器上に焦点を結ばせることによって、光を電気パルスに変換する。また、別の検出器では、細胞によって反射された光の量を検出し、細胞の大きさや内部の複雑さに関する情報を取得する。初期の頃は、結果を記録する手段として、オシロスコープの画面をポラロイド写真で撮影していた。[28] 現代の装置では、毎秒数千個の細胞について、個々の色の電気パルスと反射光量が記録され、コンピュータソフトウェアによって結果が表示される。

結局、レンがロスアラモスで青写真を手に入れてから、レンとリーの研究チームがまともに機能する装置を完成させるまで、七年かかった。レンは、必要な場合にはチームメンバーの背中を強く押すこともあった――この装置は細胞をもっと高速でカウントできなければ役に立たないという点だけは、技術者たちに何度も強く念押ししていた――が、同時に、レンもリーも、チーム内に家族のような絆が生まれるように努力していた。[29] 毎週木曜の夜、彼らはチームの全員を自宅に招き、ワインや牛肉を楽しみながら科学的な議論を繰り広げていたため、楽しいパーティーの主催者としてスタンフォード大学内で有名だった。[30] 一九六〇年代から一九七〇年代のサンフランシスコはヒッピー文化の中心地だったが、そのような雰囲気は、レンとリーの生活にも彼らの研究室にも入り込んでいた。[31]

レンとリーの共通の愛読書は、マルク・ズボロフスキーとエリザベス・ヘルツォークの共著『人生は人々とともにある（*Life is with People*）』（未邦訳）だった。[32] この本が好きな理由をリーに尋ねたところ、彼女は「なぜなら、人生は人々とともにあるからです。そして、創造的な科学も人々とともにあります」と答えた。[33] この本には、「シュテットル」と呼ばれたユダヤ人村の文化が描かれている。シュテットルは東欧のユダヤ人たちが寄り集まって暮らした小さなコミュニティで、ミュージカル『屋根の上のバイオリン弾き』の舞台にもなった。シュテットルの文化は、伝統と人間の幸福と家庭生活を重んじる。[34] シュテットルはホロコースト〔訳注：ナチスによるユダヤ人虐殺〕によって破壊されたが、リーに言わせれば、シュテットルの文化の一部は、現在、米国で暮らしている東欧系ユダヤ人にも受け継がれていて、それがレンとリーの研究室の基本姿勢――「建物でもなく、場所でもなく、お金でもなく、人々の相互作用にこそ意味がある――そしてそれは永遠に存続する」[35]――にも影響していた。これはレンとリーの科学にもそのまま当てはまる。このような姿勢は彼らの信条の中核をなし、それが彼らの研究室運営やその他すべてのことに影響していた。

チームが一丸となったからこそ達成できた最大の成果は、彼らの装置が単に細胞を数えるだけの装置では終わらなかったことだ。用途によっては、細胞の数をカウントできるだけで十分な場合も多い。しかし、細胞を綿密に調べるためには、どんな方法で調べるにしても、種類の異なる細胞を選別して分離する必要がある。彼らが開発したのは、細胞の選別ができる装置だった。基本的にはフローサイトメーターを改変したもので、レンが名付けた「FACS（蛍光活性化細胞選別）装置」という名称で広く知られている。ただし、その機能の仕組みはレンの発案でもリーの発案でもなかった。基本原理を考案したのは、同じスタンフォード大学でインクジェット式プリンターの開発に取り組んでいたリチャード・スウィートだ。彼はインクの液滴の位置を調整するための手法としてその原理を考案したのだった。[36] FACS装置は、基本的にはフローサイトメーターと同様の仕組みだが、決定的な改変が加えられている。細胞の流れは、レーザーの正面を通過する前に、小さな穴の開いた振動ノズルを通過し、その際に振動によって液滴が生成され、各液滴のなかに細胞が一つずつ入った状態でノズルから出ていく。[37] 生成された液滴に確実に細胞が一つずつ含まれ、しかも正確に同じ場所に滴下されるようにするには、振動数を厳密に調整する必要があり、その振動数はスウィートの名前にちなんで「スウィートスポット」と名付けられている。液滴になって出ていく直前に、細胞の流れに電荷が与えられる。この帯電と脱帯電のサイクルは、単一の細胞を含む液滴ごとに、その細胞がレーザー光を受けたときに発する蛍光の色に応じて正または負の電荷が与えられるように、タイミングが調整されている。[38] たとえば、緑色の蛍光でラベル付けされた種類の細胞を含む液滴は正に帯電させ、赤色の蛍光でラベル付けされた別の種類の細胞を含む液滴は負に帯電させる、といった具合である。

帯電した液滴は、次に、それぞれ正と負に帯電した二枚の偏向電極板の間を進んでいく。[39] 正に帯電した液滴は負の電極板側に引き寄せられて進路を曲げ、負に帯電した液滴は正の電極板側に引き寄せられて進路を曲げる。不要な細胞の場合は液滴が帯電していないため、電極板に影響されずに直進する。進路を曲げた細胞の行きつく先には細胞回収用の試験管が設置されており、細胞の種類によって進路の曲がる角度が異なるので、細胞を選別して分離できるというわけだ。

一九六九年、彼らは複合サンプルから一種類の細胞を単離または濃縮できる装置について記述した論文を初めて発表した。[40] この装置――愛称「ウィザー（Whizzer）」――は医科大学の地下室で約一万四〇〇〇ドルかけて作製されたものだった。[41] このような装置に前例がなかったわけではない。このテクノロジーは物理学、生物学、工学分野のさまざまな概念の組み合わせから生まれたもので、スタンフォード大学の研究チームがまったくのゼロから単独で成し遂げたかのような印象を抱いたとしたら、それは誤りだ。[42] たとえば、一九六〇年代初期から半ばにかけて、ＩＢＭ社で働いていたルイス・カメンツキーと同僚たちは、正常細胞からがん細胞を分離できる装置を作製した。[43] 装置は機能したが、臨床で使用できるほどの信頼性は確保できなかった。[44] この装置の型式の一つがＩＢＭ社からスタンフォード大学のレンのもとに送られてきた。レンは、この装置のデザインは採用しなかったが、部品は再利用したと言っている。[45]

一九六三年に大気圏内での核実験禁止条約が調印されると、ロスアラモスの科学者たちは、もう放射性降下物をモニタリングする必要がなくなった。そして、彼らも細胞の選別に関心をもつようになった。ロスアラモス研究所のマック・フルワイラーは、放射性物質の測定に使用していた装置と同じサイズのまま、細胞を選別できる装置を作製した。[46] フルワイラーの装置にも、スウィートのアイデアが採用されていた。[47] この装置は、レンとリーの装置に先駆けて作られた重要な成果だったが、生物学的特性に基づいて細胞を選別することはできなかった。[48] フルワイラーの回想によれば、ロスアラモス研究所の科学者のほとんど――その大半は物理学者か工学者だった――はあまり協力的ではなかったそうだ。彼らには、個々の細胞を綿密に調べることの重要性が見えていなかったのだ。彼らは依然として、「フラスコ単位でしか細胞のことを捉えられておらず、フラスコ一杯分の細胞をまとめて粉砕し、いくつかの特性について平均値を測定すればよいと考えていたのだ[49]」。

レンとリーは細胞が選別できるようになることの影響の大きさを知っていた。免疫系の複雑さを解明するには――いや、人体のどの部分の複雑さを解明するにも――それを構成する細胞の多様な特性と機能を理解する必要があることを、彼らは知っていたのだ。そして、多種多様な細胞を生きたまま選別して分離できれば、その後の実験で各細胞を単独で用いたり組み合わせたりしながら機能を検証できることにも気づいていた。レンは、この装置の開発を率いた研究者として単独で名前をクレジットされることもあるし、各種科学賞を受賞するのはいつも彼一人だった。しかし彼はそのたびに、何もかもすべてリーと二人で成し遂げたことだと言い続けた。リーと一緒に「世界で最も破壊的な事業の一環として作製された装置を、新しい治療法を生むための強力な助っ人に変えた」のだと、レンは言っている。[50]

しかし、そんなにも先見の明があった彼らにも――他の誰にも――この装置が実際にどれほどの威力を発揮することになるのかは予見できなかった。磁気共鳴画像法（MRI）や遺伝子シークエンシング（配列決定）のように世間にもよく知られているテクノロジーと遜色ないほど、現代の科学にとって不可欠な存在になっている。現在では、研究室でも病院でも、血液、組織、腫瘍のサンプルは日常的にフローサイトメトリー［訳注：フローサイトメーターを用いた解析法］で解析されている。細胞を種類ごとに数えるだけでなく、ウイルスや細菌の存在も検出できるし、個人の免疫細胞が正常に機能しているかどうかも検査できる。たとえば、ワクチンに対する反応の個人差も、フローサイトメトリーを用いて研究されている。同じ装置をほんの少し改変すれば、遺伝子異常の有無の解析にも、海洋中に豊富に存在する微生物の研究にも使用できる。

すべてのセルソーター（細胞選別機）の基本原理はどれもレンとリーが採用したものと同じだが、現在のセルソーターは信じられないほど精巧で洗練されている。最も高価なものは約一〇〇万ドルで、多様なレーザーと検出器を駆使してサンプルを精査し、多数のマーカーで識別された細胞を単離する。最初の時点では、こんなことになるとはわからなかった。レンは複数の企業にアプローチしたが、どこもこの装置の販売に興味を示さなかった。

最終的にこの商機に目をつけたのは、米国を拠点に医療機器や試薬を販売するベクトン・ディッキンソン社のバーナード（バーニー）・シュールだった。商品化できそうなテクノロジーを探しにスタンフォード大学を訪れていたシュールを捕まえて、レンは自分の細胞選別装置を売り込んだ。装置を見たシュールは、うちの会社で一〇台売れるだろうか、いや、もしかすると三〇台は売れるかもしれない、と考えをめぐらせた。[51] それに対してレンは、一〇〇台は売れるはずだと言った。[52] シュールはこの賭けに乗ることに決め、ベクトン・ディッキンソン社はレンとリーのテクノロジーのライセンスを取得した。しかし、そんなに熱心に販売するつもりはなかったようで、注文を受けてから製造販売する計画だった。まずは、この装置をうまく使ってくれそうな科学者集団にだけ営業をかけた。[53] 彼らは完全に、自分たちが手に入れた資産の価値を見誤っていた。あまりにも過小評価しすぎだった。あっという間に需要が供給を上回り、二〇〇〇年には、世界中の研究室と病院で約三万台のフローサイトメーターが稼働するまでになった。[54]

レンとリーの装置の製造を請け負ったおかげで、シュールは世界初のバイオテクノロジー企業を設立できたともいえる。[55] 二〇一八年には、フローサイトメトリーの市場は約三七億ドル規模になっていた。[56] 需要は今も伸び続けている。だが、思い出してほしい。レンとリーに言わせれば、「お金には何の意味もない」のだ。彼らは、自分たちの研究室の特許に名を連ねる全員に対し、科学を続けるために特許使用料を研究室に寄付する旨に署名してほしいと頼んだ。[57]

「ウィザー」以降、大学の研究室と産業界の研究所からなる比較的狭いコミュニティでこのテクノロジーの改善が進められたが、一九七〇年代半ばごろからは、フローサイトメトリーの開発よりも活用に注力されるようになった。[58] 人体内部——および地球上のすべての生命——の細胞の多様性に関する私たちの理解が、この新たに見出されたテクノロジーによって一変されるのは確実だった。しかし、レンとリーの装置が役に立つとわかったあとも、まだ、さらなる大きな進歩が必要だった。

彼らの装置は、多種多様な細胞にラベル付けする方法が見つからなければ役に立たなかった。しかも、彼らの装置が最初に開発された当時、ラベル付けに利用できる試薬の数はわずかだった。まず、赤血球と区別して白血球のみを染色できる染料が数種類あった。DNAを染色できる染料は、がん細胞の存在を示す遺伝物質濃度の異常増加を検出するために使用できる。動物由来の血清（血液の液体成分）は、一部の種類のヒト細胞のマーカーとして使用可能だ（血清中には抗体が含まれるため。抗体については後述する）。[59] しかし、全般的にラベル化試薬は品薄だったため、最初のうちは、レンとリーの装置を使用できる機会は限られていた。だが、ありがたいことに、きわめて高い精度の細胞標識を可能にするもう一つの革新的な進展が、もう間もなく起きようとしていた。

概して、多種多様な細胞にラベル付けできる方法を見つけるのは、そう簡単ではない。たとえば、細胞本体から何本もの軸索が突出して伸びている典型的なニューロン（神経細胞）

の見た目は、扁平で中央にくぼみがある円盤状の赤血球細胞とはずいぶん異なる。しかし、このように特有の形状をもつ細胞は例外的だ。他の多くの細胞は、通常の顕微鏡で見るとよく似ている――小さくて丸いのだ。さらに、一人の人物の体内にある細胞はすべて、まったく同じ遺伝子セットをもっている（精子と卵子は除く。精細胞と卵細胞に含まれる遺伝子の数は他の細胞の半分）。種類の異なる細胞と細胞の違いは、どの遺伝子のスイッチがオンになっているかの違いであり、それがその細胞の特徴、能力、機能を決定づけている。遺伝子はタンパク質分子を作るための暗号なので、ある細胞内である遺伝子のスイッチがオンになっている場合、その細胞ではその遺伝子にコードされているタンパク質分子が今まさに産生されていることを意味する。一つ例をあげると、赤血球細胞では、酸素を結合したり放出したりできるヘモグロビンを作るための遺伝子のスイッチがオンになっている。そのおかげで、赤血球細胞は肺から体中へ酸素を運ぶことができるのだ（実際には、ヘモグロビンは二つの異なる遺伝子にコードされた二種類のタンパク質分子が二つずつ集まって、合わせて四つのタンパク質分子で構成されている）[60]。これらの遺伝子は、赤血球細胞ではスイッチがオンになっているが、他の種類の細胞ではオンになっていない。もう一つ例をあげよう。免疫細胞の一種である「T細胞」の細胞表面には、複数のタンパク質が集合して形成された「T細胞受容体」がある。T細胞受容体はT細胞にしかなく、感染細胞やがん細胞を検知するT細胞の能力に不可欠だ。つまり、簡単に言えば、各細胞が体内で何をするかは、その細胞がもっているタンパク質によって決まる。ということは、多種多様な細胞を——たとえば血液サンプルに含まれる赤血球細胞、T細胞、その他の無数の細胞を——選別するには、各細胞を特徴づけている「署名」のようなタンパク質にタグ付けする方法を見つける必要があるということだ。

一九七六年の秋、レンとリーは英国のケンブリッジに到着した。米国の大学教授に与えられる長期有給休暇の年をこの地で、有名な医学研究会議分子生物学部門のセーサル・ミルスタインとともに研究しながら過ごすことにしたのだ。彼らが到着する少し前に、ミルスタインもまた、彼の研究室のポストドクターだったジョルジュ・ケーラーとともに、新しいテクノロジー——装置ではなく、実験プロセス——を開発していた。ミルスタインとケーラーはのちに、この功績で一九八四年のノーベル賞を受賞することになる。彼らが発見したのは、彼らが選んだほぼすべての分子について、その分子のみにくっつくような性質をもつ分子の産生方法だった。レンとリーは、ケンブリッジの研究室でその方法を学び——ミルスタインの快諾を受けたわけではなかったが[61]——スタンフォードに持ち帰った。こうして、いよいよ本当に、細胞選別の革命が始まった。

このきわめて重要な発展の話についていくためには、ミルスタインとケーラーが産生方法を考案した「抗体」について、基礎科学をいくらか理解しておく必要がある。抗体とは、体内の特定の種類の免疫細胞によって自然に分泌され、感染性細菌、ウイルス、その他の危険因子に特異的に結合する、可溶性のタンパク質分子である。[62]抗体の作られ方は複雑で、人体の不思議のなかでもとくに大きな謎である。「B細胞」と呼ばれる免疫細胞によって分泌されるが、重要なのは、一個のB細胞によって産生される抗体の型は一種類のみである点だ。大まかに言えば、すべての抗体はY字形だが、正確には、個々のB細胞が産生する抗体には固有の形状をもつ部分——抗体の可変領域——がある。ちょうどY字の二股に分かれた先の部分に相当し、抗体はこの部分で標的分子（たとえば細菌の外膜表面の何か）に付着する。抗体ごとにさまざまに異なる固有の形状をもつということは、各抗体は決まった標的のみに「特異的」に付着するということだ。しかし、本当に驚くべきはここからだ。B細胞は、病原体に付着できるように抗体を作るわけではないのだ。各抗体の先端部は、まずは、ほぼ無作為な形状で作られる。[63] それから、B細胞が骨髄のなかで生まれたばかりの頃に、各B細胞が作る抗体のなかに、体内に自然に存在する何かにたまたま付着できてしまうものがないかテストされる。もしあれば、体に害が及ぶのを避けるために、そのB細胞は殺されるか不活性化される。[64] つまり、通常は体内に存在しないものにだけ付着する抗体を作るB細胞のみが、骨髄の外に出るのを許される。

体内に存在する成熟したB細胞の数は約一〇〇億個なので、私たち一人ひとりに、およそ一〇〇億通りの異なる形状の抗体を作る能力が備わっていることになる。それらの抗体はいずれも、それまで体内に存在したことのない何かを標的として付着することができる。あるB細胞が作る抗体が、外部から侵入した危険な異物を標的とする有用な抗体だった場合には、その有用な抗体を大量に産生できるように、そのB細胞は増殖する。このように、抗体は体にとって異物となるものなら、事実上、何に対しても大量産生できるのだ。[65] これが、私たちの免疫系がこれまで遭遇したことのない病原体に対して反応する仕組みであり、これまで宇宙のどこにも存在したことがない病原体に対しても、同様に反応する。

つまり、レンとリーは、ヒトのタンパク質にタグ付けするための試薬として、ヒトのタンパク質を標的とする抗体を追い求めていたが、ヒトのタンパク質を標的とする抗体がヒトの体内で自然に産生されることはあり得ないということだ。しかし、ヒト以外の動物の体内でなら可能だ。マウス（または他の動物）にヒトのタンパク質に対する免疫をつけさせれば、ヒトのタンパク質を標的とする抗体が得られる。強い免疫反応を引き起こす助けになるような他の分子を添加するなどして特別に調製したヒトのタンパク質を、ワクチン接種のように注射するのだ。すると数日後には、その動物の脾臓《ひぞう》（B細胞が豊富に存在する臓器）から、注射されたタンパク質に付着できる抗体を産生するB細胞を取得できる。

通常、B細胞は動物の体外では長くは生存できない。しかしここで、ノーベル賞受賞につながったミルスタインとケーラーの研究が役立つことになる。彼らは抗体を産生するB細胞とがん細胞を融合させることによって、がん細胞の増殖特性とB細胞の抗体産生能力を併せもつ新しい細胞を生み出したのだ。このアイデアが「まともじゃない」ことはケーラー自身もわかっていたが、[66]これがうまくいった。細胞の融合には、一九五三年に日本で最初に単離された、細胞を融合させる能力をもつセンダイウイルスを用いた。ミルスタインの研究室ではすでに、マウスのがん細胞を用いると融合過程がとくにうまくいくことを実験によって確認していた。

抗体を産生する個々のB細胞の単離については、B細胞を十分に希釈して細胞懸濁液を作り、それを長方形のプラスチック上に縦横に並んで作られた微細な凹《へこ》み（ウェル）に少量ずつ分注することによって単離した。その後、各ウェルから採取した液体には抗体が含まれているので、目的とする標的と結合できる抗体かどうかが試験された[67]。適合する抗体が見つかった場合には、その抗体を産生するB細胞を大きなフラスコで培養すれば、ほぼ無限にその抗体を供給できる[68]。このような手法で産生された抗体は「モノクローナル抗体」と呼ばれている。「クローン」細胞を培養して「一種類（モノ）」の抗体を大量に産生する手法だからだ。B細胞集団に多種多様な抗体を大量に産生させるのではなく、個々の細胞にまったく同一の抗体を産生させるわけだ。ミルスタインは多趣味で、料理好きでもあったため、この過程を「抗体のアラカルト」を作る方法に喩えていた[69]。現在、モノクローナル抗体は、抗体をコードする遺伝子を適切な産生細胞に直接導入するなど、他の方法でも作製できるが、それは些末《さまつ》なことだ。

ミルスタインとケーラーの研究成果の重要性は、なかなか言葉では言い尽くせないほどだ[70]。医学的には、抗体はがん細胞を死滅させるためや、がん細胞に対する免疫活性を引き起こすため、あるいは関節リウマチ、多発性硬化症、その他の自己免疫疾患の治療の一環として免疫応答を抑制するために使用されている。また、妊娠検査におけるホルモンの検出のように、診断目的でも使用されている。特定の抗体の有無は、ある人物がたとえばCOVID－19に曝露したかどうかを判定する際にもその基礎をなしている。実のところ、現在、最も利益を生んでいる医薬品のトップ一〇は、モノクローナル抗体薬で占められている。それらの製品は毎年一〇〇〇億ドル近い価値を生む一大産業になっている。[71] しかし、今の私たちの目的にとって最も重要なのは、このモノクローナル抗体が、まさにレンとリーが必要としているものだったという点である。染料はモノクローナル抗体に簡単に付着させられるので、特定の染料を特定の細胞に付着させる目的でモノクローナル抗体を使用できるわけだ。ということは、フローサイトメーターを用いて、それらの細胞を数えることも単離することも可能だ。しかも、それだけではない。細胞にタグ付けがされているか／いないかの二択だけでなく、ある抗体では低濃度でマークされ、別の抗体では並外れて高濃度にマークされている、といった定量的な方法でも、手際よく細胞を選別したり単離したりできるのだ。それができれば、細胞間のわずかな違いも綿密に調べることができ、それを選別して研究することもできる。

ミルスタインとケーラーは、抗体がB細胞によって産生される仕組みについて基礎科学的知識の追究に力を注いだが、金銭的利益は追求しなかった。しかし、特許権を取得しなかったことで、彼らも、英国の科学界全体も、巨額の利益を逃したといえるだろう。一九七九年に英国の首相に選出されたマーガレット・サッチャーは、科学者たちだけでなく、資金提供機関である医学研究審議会（MRC）に対しても、特許権の取得を怠ったことを公然と非難した。[72] だが、ミルスタインも他の多くの科学者も、そうした批判は公平ではないと感じていた。実のところ、医学研究審議会は特許取得の手続きを進めようと動いていた。

しかし、大学から企業へのテクノロジー移転を促進する目的で一九四八年に設立された国立研究開発公社（NRDC）が、「すぐに実用化できる応用法を特定できない」という理由で、抗体の特許を出願していなかった。[73]

その頃、ミルスタインとケーラーは研究室の危機に直面していて、特許どころではなかった。研究成果を報告する論文の掲載が受理された直後に、彼らが考案した抗体産生プロセスがうまく機能しなくなったのだ。結局、水溶液の調製を誤っていたことが原因だとわかった。[74]だが、そうこうしている間に、英国とは特許に対する姿勢がだいぶ異なる米国で、フィラデルフィアにある研究所の所長であるウイルス学者ヒラリー・コプロフスキーが、彼の研究室で開発した抗体の特許を申請していた。しかも、皮肉なことに、彼の研究チームは、ミルスタインから送られた細胞を使って抗体を作製していた。[75]コプロフスキーは特許を取得したおかげで、米国の先駆的バイオテクノロジー企業であるセントコア（Centocor）社の共同設立者になり、大成功を収めた。[76]

ミルスタインは、残りの研究人生を通して、彼の研究室の手法とアイデアを隠すことなく広め、人類に莫大《ばくだい》な恩恵を与え、最終的には、英国にもかなりの金銭的見返りをもたらした。[77]マウスに産生させた抗体を医療に用いることには問題がある。ヒトの体にとって「異物」とみなされ、免疫反応を引き起こしてしまうのだ。この問題を回避するために、ケンブリッジでミルスタインと一緒に研究していたグレゴリー・ウィンターは、ヒトの抗体に似せた抗体をマウスに作らせる方法を見出した（マウスの抗体遺伝子の一部をヒトの抗体遺伝子の相当部で置き換えた）。ウィンターは、この「ヒト化抗体」の商業的可能性をすぐに見抜き、特許を取得し、研究室から独立した別会社を設立し、いくつかの重要な薬を開発し、やがて、かなりの大金を英国にもたらした。[78] ミルスタインもケーラーも、基礎研究が重要な巨大営利企業を生む力になりうることを強調し、その完璧な事例として自分たちの研究を語ることが多かった。

ミルスタインは一九九五年に引退したが、引退したといっても、土曜日に働くのをやめただけだった。[79] その後、心疾患と何年も闘ったすえに、二〇〇二年三月、七四歳で亡くなったが、亡くなるほんの数日前には、B細胞が抗体を産生する仕組みについて新たな詳細を明らかにした論文を投稿していた。[80] ケーラーも心不全で亡くなったが、残念なことに、一九九五年三月に四八歳の若さで亡くなっている。[81] ミルスタインとは対照的に、ケーラーは五〇歳で早期に引退する道を模索していた。[82]

ある有名な科学者は、ケーラーのキャリアについて、モノクローナル抗体の共同開発者になっていなかったら、ごく平凡だっただろうとコメントしている。「おそらく彼は、大多数の無名の科学研究者のなかに埋もれて地味な研究をしていたことでしょう」と。[83] だが、この言葉は私には奇妙に聞こえた。アレクサンダー・フレミングがペニシリンを発見していなかったら、私たちは彼の名前を知っていただろうか？　ハーパー・リーが小説『アラバマ物語』を書いていなかったら？　ケーラーはモノクローナル抗体を共同開発したのだ。それは「華々しい」という言葉では到底足りないほどの偉業である。

モノクローナル抗体のおかげで、ヒト細胞に簡単に特異的にタグ付けできるようになったため、フローサイトメトリーによる細胞研究は比較的容易になり、精度も格段に高まった。となれば次の論点は、この新しいツールを何に適用すべきかだ。レンとリーは、多くの研究室と同様に、残りのキャリアのかなりの部分をAIDS（後天性免疫不全症候群）の原因となるHIV（ヒト免疫不全ウイルス）との闘いに捧げた。「AIDS流行初期のサンフランシスコ周辺地域での暮らしは、紛争地帯で暮らしているかのようで……研究室に向かう通勤中も自分がしていることで何か助けになれることはないだろうかと思わずにはいれませんでした」と言ってリーは振り返った。[84]

HIVはウイルスなので、自分で自分を複製して増殖することはできない。ウイルスが拡散するためには、体内の細胞に侵入し、その細胞がもつ遺伝子複製機構――通常はその細胞が分裂するときに使われる機構――を乗っ取る必要がある。種類の異なるウイルスは、種類の異なる細胞に侵入する。それがウイルスの種類ごとに特異的な症状が出る理由の一つだ。HIVは、免疫細胞の一種である「T細胞」に侵入する。侵入の際には、一部のT細胞の表面にある「CD4」と呼ばれるヒトタンパク質を標的として追尾して侵入する。[85]ウイルスが入ったり出たりするうちにT細胞は破壊されるため、病状が進行するにつれ、CD4タンパク質を細胞表面に提示しているT細胞の数は減少する。実際には、さまざまな事象が複雑な流れで次々に起こる――まだ完全には理解されていない――せいで、T細胞数の減少は、ウイルスによって直接破壊される数よりもさらに大きく減少する。[86] この減少は二つの意味で重要である。まず、T細胞数の不足こそが、AIDS患者の多くが他の感染症に苦しむことになる最たる理由になっている。そして、T細胞数が減少しているかどうかは、ある人物がAIDSに罹患《りかん》しているかどうかを診断する助けになりうる。一九九〇年代初頭から、フローサイトメトリーで測定されるT細胞数の低下――CD4数の低下――はAIDSの決定的特徴として広く受け入れられている。AIDSの診断ニーズの逼迫《ひっぱく》した高まりが、フローサイトメーターの開発を一層加速させ、間もなく、低価格化と小型化も進み、低所得国も含めて幅広く利用されるようになった。

レンとリーは、HIVに対して有効であることが最終的に証明され、現在は抗レトロウイルス療法（ART）として知られているカクテル薬の開発には直接的には関与していなかった。しかし、彼らが先駆的に開発したツールは、そこに至る各工程で重要な役割を果たした。免疫系に何が起きているのかについて基礎的な理解をもたらし、感染患者一人ひとりの健康状態を臨床的にモニタリングし、最終的には、治療が効いているかどうかを評価するのにも役立った。言うまでもなく、AIDSは今なお世界的な健康問題である。たとえば、一五歳から二四歳の女性六二〇〇人が毎週、新たにHIVに感染している。[87] ワクチンや他の種類の予防薬が誕生するとしても、その発見に至る道のりには、レンとリーの装置がほぼ確実に関与しているだろう。

フローサイトメトリーは、他のありとあらゆる疾患についても理解の助けになってくれている。たとえば、腫瘍から採取した生検について、細胞を一個ずつ調べることができる。そこから、一人の人物の腫瘍は一つの疾患ではなく、少しずつ異なる個々の腫瘍細胞が寄り集まった一〇〇万もの異なる疾患の集合体であるという考え方も生まれている。薬に対しても、細胞ごとに特有の耐性度と感受性度を示すことになる。がん患者に複数の薬を併用投与することが多いのはそのためだ。患者個人の腫瘍をそこまで詳細に解析できれば、解析結果に基づいて個別化された治療が可能になる。

フローサイトメトリーは、疾患への取り組みだけでなく、人体に対する私たちの全般的な考え方も転換させた。平均的な人体には約三七兆個の細胞が含まれ、フローサイトメトリーは「そのすべての細胞が何をしているのか」を理解するための探求を近代化した。たとえば、私たちの免疫系は多くの種類の細胞――T細胞、B細胞など――で構成されているが、その名前も大雑把な分類にすぎないことが、とくにこの数年で明らかになった。個々の細胞はどれもが唯一無二で、同じ分類の細胞でも各タンパク質成分の量はちょっとばかり多かったり少なかったりする。私自身の研究チームが研究している種類の免疫細胞は「ナチュラルキラー細胞」と呼ばれている。一滴の血液中に約一〇〇〇個含まれ、がん化した細胞やウイルスに感染した細胞を検知して死滅させることにとくに長けている。しかし、同じナチュラルキラー細胞でも、すべてがよく似ているわけではない。ある解析では、一人の人間の体内には、この免疫細胞の何千もの変異株が存在すると推定されている。[88]二〇二〇年に私自身の研究室で行った解析では、血液中のナチュラルキラー細胞の変異株は大きく八つに分類できることが示された。[89]これらの細胞の体内での役割がどのように異なるのかは、完全にはわかっていないが、特定の種類のウイルスに対する攻撃に特化していたり、がん細胞などの検出に秀でていたりするものと考えられる。[90]他の種類の免疫細胞にも、だいたい同じくらいの多様性がみられる。結局のところ、人体を構成する細胞も、人類を構成する人間と同じくらい多様性に富んでいる。そのように複雑な細胞集団がどのように協働して機能しているのか――免疫細胞の場合は、疾患に対してどのように防御しているのか――を理解することは、生命に関わる研究の最前線である。その複雑さに切り込んでいくには、細胞や液滴をシャッフルする装置をコンピュータに連結して結果を解析しなければならない。そのためには、後述のように、ヒト細胞の多様性をアルゴリズムの言語に翻訳しなければならない。

想像してみよう。タンパク質XとタンパンパクY質の二種類のみを含む細胞があるとする。個々の細胞には特定の量のタンパク質Xとタンパク質Yが含まれる。ということは、含有されるタンパク質Xの量をX軸にとり、タンパク質Yの量をY軸にとれば、個々の細胞をグラフ上の点として表すことができる。たとえば、多量のタンパク質Xと少量のタンパク質Yを含む細胞の場合（フローサイトメーターを使用すれば、一方の抗体には高濃度で染まり、他方の抗体には低濃度で染まっていることがわかる）、この細胞個体はX値が大きく、Y値が小さい位置にある点としてXY座標上に表される。つまり、各タンパク質の濃度が、その細胞の座標となる。各細胞を座標上の点として記していくと、二つのタンパク質の濃度が類似している――同じ種類の細胞である可能性が高い――細胞同士は座標上の近い位置にクラスター状に記される。そうやって何千、何万、何百万もの細胞を座標上に記していけば、やがていくつかのクラスターが散見されるようになり、そのクラスターの数から細胞の種類の数がわかる。また、クラスター内の点の数から、その種類の細胞の数がわかる。この解析が素晴らしいのは、たとえば血液サンプルや腫瘍生検に、どんな細胞が含まれているか予測する方法がなくても、何種類の細胞が含まれているかを明らかにできるところだ。これはつまり、予想外の結果が出ることもあるということだ。データポイントのクラスターが予想外の特性をもって現れることもあり、それは新しい種類の細胞の発見を意味する。

当然ながら、細胞に含まれるタンパク質の種類はたった二種類ではない。どの細胞にも、約一万種類のタンパク質が含まれている。レンとリーの装置の現代版では、そのうちの約三〇種類について測定できる。装置の原理は同じだが、最近の高性能フローサイトメーターには複数のレーザーと検出器が搭載されているほか、異なる染料から発せられた蛍光色が重なっている場合もコンピュータで解析できる。座標軸が三〇本もあるグラフの上に細胞を表す点を描き出すことなど私たちにはできないが、コンピュータアルゴリズムなら、変数が三〇個でも、わずか二個のときと同じように解析できる。つまり、各細胞に含まれる三〇種類のタンパク質の量に基づいて細胞を体系化し、異なる種類の細胞を同定して綿密に調べることができるのだ。

このテクノロジーの最新の進展は、「マスサイトメトリー」と呼ばれる進化版で、レンとリーのもとで研鑽を積んだスタンフォード大学のゲイリー・ノーランによって開発された[91]。マスサイトメトリーでは、抗体のラベル付けに蛍光染料ではなく多種多様な金属原子が用いられる。その利点は、より多くのラベルを同一サンプルに使用できることだ。なぜなら、染料の場合は色で選別するのに比べて、金属はその質量と電荷によってより正確に識別できるからだ。おかげで、個々の細胞について一〇〇種類もの特徴の測定ができるようになった。だが、このような解析には、まだまだ進展の余地がある。

ここ一〇年のうちに開発されたなかでもとくに重要な手法である「シングルセル（単一細胞）RNAシークエンシング（配列決定）」を用いれば、各細胞がもつ二万個のヒト遺伝子それぞれについて、どの遺伝子がどの程度使用されているかを測定できる。この仕組みを理解するには、細胞が遺伝子をどのように使用しているかについて考える必要がある。大まかに言えば、各遺伝子には、一種類のタンパク質分子を作るための指示がコードされている。ある遺伝子の「スイッチがオン」になると、その遺伝子のDNA配列が、メッセンジャーRNAと呼ばれる別の分子に転写され、その後、メッセンジャーRNAは細胞の核から外に出て、対応するタンパク質の産生を開始させる。ということは、細胞に含まれるメッセンジャーRNA分子をシークエンシングすれば、どの遺伝子が活性状態にあるのか——すなわち、どの遺伝子のタンパク質産生スイッチがオンになっているのか——がわかる。

これを実現する方法は、装置のバージョンによってさまざまに異なり、今後も新しい装置が定期的に次々に発売される見通しだが、そのどれもが、遺伝物質のシークエンシングが簡単かつ安価になった事実を活用している。この領域の初期の研究では、その最初のステップとして、研究対象になる種類の細胞を単離するためにレンとリーの装置を使用していた。[92]現在では、個々の細胞は、微小チップ内のオイルチャネルを通って流れていく水滴内に単離される。これはもう、そのこと自体が気が遠くなるほど素晴らしい工学の功績であり、ナノ流体工学と呼ばれる別の研究専門分野が総力をあげて生み出した結果でもある。その後、単離された個々の細胞は水滴内で破壊され、細胞に内包されていたメッセンジャーRNAが水滴内に流出する。これを小さなビーズに付着させれば、事実上、同一細胞由来のすべてのRNA分子が回収されたことになる。こうして回収されたメッセンジャーRNAをシークエンシングする。ここで最も重要なのは、細胞がもつ二万個の遺伝子それぞれが使用されていたレベル――これを細胞の「トランスクリプトーム」という――を解析すれば、細胞の「マップ（地図）」を作成できるということだ。よく似た細胞同士は近くに集まってマッピングされ、使用している遺伝子セットがまったく異なる細胞同士は遠く離れた位置にマッピングされる。この処理を実行するアルゴリズムは、ソーシャルネットワーク解析など、他の科学分野から拝借する。そこから、何年とまでは言わないが何日も費やして、成果物を掘り起こす。つまり、出来上がったマップの意味を解読するのだ。何種類の細胞が存在するのか。細胞間の違いを決定づけている特徴は何か。そして、これらの細胞は体内で何をしているのか。たとえば、レンとリーの装置を用いれば、血液サンプル中のすべてのB細胞を単離でき、次に単一細胞RNAシークエンシングを用いれば、血液サンプル中に存在したB細胞のわずかな違いをすべてチャートに表すことができる。

そのようなデータの解釈には数多くの困難がある。たとえば、遺伝子活性プロファイルの異なる細胞でも、たとえば細胞分裂したばかりなど、異なる状態や状況に置かれた同じ種類の細胞の可能性もある。これを解明するには、コンピュータ科学や細胞生物学など、あらゆるバックグラウンドをもつ科学者の専門知識が必要だ。この手の研究は、いろんな意味で難しい――科学そのものの難しさもあれば、大規模なチームの社会学的な難しさもある――が、その分、大きな見返りが期待できる。

喉から肺へ空気を運ぶ、長さ一一センチメートルの気管の内壁の解析を開始した二九人の科学者からなるコンソーシアムは、まさにその典型だった。この研究プロジェクトに参加したモシェ・ビトンは、このようなプロジェクトは決して誰か一人でできるものではないことを、細心の注意を払って強調している。[93] このプロジェクトの共同代表者だった、イスラエル生まれで米国を拠点とする科学者アヴィヴ・レゲフも、この点を強調している。このようなプロジェクトの実現には、それだけ多くの人々の協力が必要だったのだ。[94] 手始めに、このチームはマウスの気管を研究した。気管に存在する細胞はすでに六種類が知られていて、それらすべてがこの解析でも確認された。各種類のわずかな違いも明らかになり、興味深くはあったが、画期的な発見ではなかった。それよりもはるかに重要だったのは、過去に確認されているどの種類にも当てはまらない細胞が少数ながら存在したことだ。[95] 最初にこれらの細胞に出くわしたとき、彼らは合計三〇〇個の細胞を解析していて、そのうちの三個が、予想されたどの種類の細胞とも異なっていた。[96] これがもし二個だったら、データのノイズとして片づけられていたかもしれないが、三個となると、詳しく調べないわけにはいかなかった。[97] 研究室でのくだけた会話のなかで、その細胞は「ホットな細胞」と呼ばれるようになった。[98] 彼らは実験を何度か繰り返した。そして間もなく、気管に存在する新しい種類の細胞を本当に偶然発見していたことが明らかになった。

後でわかったことだが、別の研究チームも独自に同じ発見をしていた。彼らがお互いの研究を知ったのは、偶然、一方のチームの研究者が他方の研究者のセミナーに出席したときだった。「二つの研究グループが別々に同じ結果を発見していたなんて、まさに科学の完璧なまでの美しさを感じる瞬間だった」とビトンは回想した。[99] 両グループは、この新種の細胞がマウスの気管だけでなくヒトの気管にも存在することを確認し、話し合ったうえで、それぞれのグループから論文を同時に発表することに同意した。[100] かつては拡大鏡より少しましな程度の原始的な顕微鏡で、レーウェンフックが精子を発見したように、新しい細胞を直接的かつ直感的に明らかにできたが、現在では、そのような画期的な発見をコンピュータ画面上の解析がもたらしてくれている。それはそれで、素晴らしいことだ。

この新しい細胞がそれまで気づかれずにいたのは、単純に、あまりにも存在がまれで、気道を構成する細胞の約一パーセントしかないからだ。しかし、だからといって重要でないわけではない。この細胞が独自に使用している遺伝子はどれだろうかと先の二チームが詳細に調べたところ、驚くべき事実に行き当たった。この細胞でとくに活性化していた遺伝子の一つが*CFTR*であることがわかったのだ。この発見によって、この研究にまったく別のレベルの意味合いが加わった。なぜなら、この遺伝子に変異が生じると嚢胞性線維症が引き起こされるからだ。

機能不全の*CFTR*遺伝子を継承することによって厳密にどのように嚢胞性線維症が引き起こされるのかは、一九八九年にその関連性が発見されて以降、謎のままである。[101] 嚢胞性線維症は、たいてい小児期に発症する複雑な疾患で、肺感染症と呼吸困難の症状がみられることが多い。対症療法はあるが、根本的な治療法はない。だが、新たに発見された細胞が何をしているのか、そして、この細胞の*CFTR*遺伝子を欠損させると何が起きるのかを解明することが、嚢胞性線維症では何がどううまくいっていないのかを理解するための鍵になる可能性があるように思われる。そのような研究は現在進行中であるが、この発見や、同様の手法を用いた他の研究から、手応えはすでに感じられている。[102] 人体の細胞に関する私たちの理解は、生物学とコンピュータ科学の新しい組み合わせによって転換されることになるだろう。

そして、私たちの考え方を一変させる革新的な発見が、間もなく、数多く生み出されようとしている。ヒト細胞アトラス・プロジェクトの始まりである。

二〇一四年、レゲフは自分の研究講演を始める前に、「ヒト細胞アトラス」という大胆な新しいプロジェクトへの参加を呼びかけた。[103] 二〇一六年一〇月には、彼女の考えに賛同した数名の科学者とともにロンドンで学会を開催し、その場に集まった九三名の科学者から、人体のすべての細胞を定義する必要があるという考えへの同意を取りつけた。簡潔に説明すると、人体についてのグーグルマップのようなものを作成する――「国」や「主要都市」はわかっているが、今後は「道路」や「建物」を地図に描き込んでいく必要がある――ということだ。その一年後には、具体的な計画の草案として、まずは、世界中の多様な人々の多様な組織・器官系に由来する一億個の細胞をプロファイリングすることが決まっていた。[104] それ以降、七〇ヵ国を超える国から何千人もの科学者がこのプロジェクトに参加している。人体の細胞について研究しているコミュニティは、そのコミュニティ自体、かなり多様性に富んでいて、もちろんそうあるべきなのだが、そのことをレゲフはとくに誇りに思っていた。[105]

この取り組みの範囲と規模は、実のところ、「地図」の域をはるかに超えている。体内での細胞の所在と、その細胞内で使用されている遺伝子が同定されれば、異なる細胞同士がいつどこで相互作用するのか、どの細胞が他のどの細胞から派生しているのか、といったことも解析によって明らかにできる。異なる個人から採取したサンプルを比較すれば、たとえば、人体が健康な状態から疾患へ、あるいは若年から高齢へ移行する過程について、より深い理解が得られる。そのすべてが、人体細胞の精密な調査から始まる。それがフローサイトメトリーの発明によって爆発的に推進され、レンとリーが「ウィザー」の論文を発表した頃にはまったく想像もできなかったレベルで現在も継続されているわけだ。

このヒト細胞アトラス・プロジェクトは、多くの面で、ヒトゲノム・プロジェクトから直接派生したものでもある。二〇〇三年四月、ヒトゲノム配列の完成版が公表され、遺伝学的研究が激増した。その結果、あらゆる種類の遺伝子変異が特定の病気に対する感受性の増大と関連づけられた。しかし重要なのは、遺伝性疾患はその遺伝子が通常使用されている特定の「細胞」で顕在化するということだ。ヒト細胞アトラス・プロジェクトは、抽象的な遺伝子配列と人体という物質の間のギャップを埋める。私たちは、それがどれほど重要であるかを示す一例をすでに見てきた——前述の、希少な新しい細胞で嚢胞性線維症遺伝子*CFTR*が使用されている事実の発見である。もう一つの例として、妊娠中に何が起きるかを見ていこう。

免疫系が妊娠と密接に関連していることは、もう何年も前から知られている。たとえば、流産を三回以上繰り返すカップルでは、偶然に起こりうる頻度よりもわずかに高い頻度で、ある免疫系遺伝子の組み合わせが見受けられる。[106]それがなぜなのかは解明されていないが、その解明は妊娠における問題を解決するうえで医学的に重要だと思われる。この問題に取り組むために、最近、ある科学者コンソーシアムが妊娠六〜一四週で中絶した女性の胎盤と子宮内膜から採取した約七万個の細胞を解析した。[107]

二章で述べたとおり、胎盤は母体と発生中の胎児の間で栄養と気体をやり取りするための器官である。かつては、遺伝子の半分が父親由来であるせいで、胎盤と胎児が不適合移植のように異物として攻撃されることがないように、母体の免疫系は胎盤が接触する子宮内膜ではスイッチがオフになっているはずだと考えられていた。[108] しかし、この考え方は誤りであるか、少なくとも、あまりに単純すぎることがのちにわかる。子宮内では、おそらく胎児由来の細胞に対する有害な作用を防ぐために、母体の免疫細胞の活性はいくぶん弱まるが、それでも免疫系のスイッチはオフにはなっていない。そのかわりに、ナチュラルキラー細胞――がん細胞を死滅させるのが得意な免疫細胞としてすでに紹介した――が子宮内ではまったく別の、もっと建設的な働きをしている。胎盤の構築を手伝っているのだ。実際に、子宮から採取されたナチュラルキラー細胞では、特別な遺伝子プロファイルのスイッチがオンになり、血液中にみられる通常のナチュラルキラー細胞とはずいぶん異なる状態になっていることがわかった。さらに、七万個の細胞の解析によって、他のあらゆる種類の免疫細胞も胎盤の構築に重要であることが浮き彫りになった――といっても、これは最先端の知見なので、いったいどんな働きをしているのかは、まだ明らかにされていない。ある科学者が言うには、私たちは「妊娠時の免疫学的コード」をようやく解読できるようになったばかりなのだ。[109]

このプロジェクトを率いる三人の女性のうちの一人が、マレーシアでインド出身の両親のもとに生まれたムズリファァ（ムズ）・ハニファァで、現在は英国を拠点にしている。この道を歩みはじめたきっかけを私が尋ねると、「父は、私が生まれた瞬間から将来は医者になってほしいと願っていたんです」と彼女は答えた。[110] 現在、医師であり科学者でもある彼女は、日常的に二つの視点で——診察室のドアから入ってくる患者と画面に表示される細胞のコンピュータ解析を通して——人体を見ている。石と、石の連なりが形作るアーチの両方を見ているのだ。今現在、この二つの視点から見えた知見を調和させるのは簡単なことではないが、私たちの理解が深まれば、それもできるようになるだろう。将来的には、患者の肺の音を聴く聴診器や単純な血球数検査など、医師が日常的に使用しているツールは、人体細胞をプロファイリングする装置によって取って代わられると、ハニファは考えている。[111] アルゴリズムで結果を解析し、問題を明確にし、最良の治療法を予測するようになる。他の医師たちも彼女と同じ考えだ——そのような未来にしていかなければならないと考えている。[112] 私たちはすでに、個人の遺伝学的情報を健康の指針として用いるアイデアに慣れ親しんでいるが、実は、もっと静かな——ほとんど世間に知られていない——革命が水面下で進んでいる。その革命を牽引しているのが、人体細胞の深層解析だ。医療の未来に与える影響の大きさは、これまでの比ではない可能性もある。

四　章

色鮮やかに脳を染める

——多色標識法と光遺伝学

認知力――論理的思考、想像、信念……実に難しい……どこで、どのように生じているのか？　もし自由に選べるとしたら、あなたはマウスを選びますか？　光学を選びますか？　レーザーで刺激しながら脳を観察することに時間を費やしますか？

――トム・ストッパード『難しい問題（*The Hard Problem*）』（未邦訳）より

一八七三年、イタリア人生物学者カミッロ・ゴルジは、化学薬品――硝酸銀と重クロム酸カリウム――を組み合わせて用いることで、細胞の外縁部を目立たせて顕微鏡下で可視化できることを発見した。その一五年後、スペイン人科学者サンティアゴ・ラモン・イ・カハールは、この化学薬品を用いて脳の切片を染色し、画期的な発見をした。当時は、脳が何で構成されているのか明らかにされていなかった。ゴルジはずっと、脳は途切れなくつながった網状の線維でできていると主張していた。だが、カハールは、それが真実ではないことに気づいた。脳が別個に区切られた細胞――ニューロン（神経細胞）――で構成されているのが見えたのだ。二個のニューロンが接続している箇所には、細胞の外縁と外縁の間に微細な隙間――シナプス――が存在することにも気づいた。シナプスは現在では、化学的シグナルや電気的シグナルが細胞から細胞へ伝達される接合部であることが知られている。ゴルジは、カハールの主張を否定しようと試みた。間もなく、彼らの意見対立は個人的な対立になっていった。最終的に、カハールは議論から身を引いた――そして、彼が正しかったことが示された――が、ゴルジは辛辣《しんらつ》な態度を崩さず、学会のホールでもロビーでもカハールに対する不満を言い続けた。[1] 彼らが会ったのは一度だけで、一九〇六年にノーベル賞を一緒に受賞したときだったが、その式典でも、ゴルジは受賞スピーチで「ニューロン説」を非難し、賛同を得ていない説だと述べた――実際には賛同を得ていたのだが。[2] ゴルジとカハールの功績はどちらもきわめて重要だったため、彼らの確執は伝説のように語られるようになった。脳はシナプスを横断して互いにコミュニケーションを取り合う別個の細胞で構成されているという発見は、脳という器官に対する私たちの理解の基礎であり、脳外科手術や神経薬治療の可能性の扉を開いた。

それから一世紀が経った今では、シナプスをきわめて詳細に調べることができる。シナプスに蓄積しているタンパク質分子をそれぞれに単離し、原子一個ずつのレベルで調べることもできる。おかげで、たとえば薬物ＬＳＤは、脳のあらゆる活動で重要な役割を担うセロトニンという化学的な神経伝達物質を検出する特定の受容体タンパク質に、どのように結合するのか、といったことを細部まで精査できる。[3] あるいは、抗精神病薬が、もう一つの重要な神経伝達物質であるドーパミンの受容体にどのように結合するのかも、分子レベルでジグソーパズルのようにぴったりと合う配置を探ることができる。[4] ここまで詳細に調べられれば――まだ実践的に実現されていなくても、少なくとも原理的には――脳内のこれらの標的に対してより強固に結合する新薬をデザインする助けになり、うまくいけば、副作用が起きる可能性を低下させることもできるだろう。しかし、このような分子レベルの視野では、脳が実際に働く様子を明らかにすることはできない。あまりにもクローズアップしすぎているのだ。モナ・リザについて深く知りたいと思いながら、レオナルドが用いた絵具を化学的に分析するようなものだ。

　機能的磁気共鳴画像法（fMRI）を用いれば、より広い視野が得られる。[5] 生きている被験者の脳の活動画像を作成できるのだ。被験者を数百万ドルする大きなドーナッツ型の装置の穴のなかに頭が入るように横たわらせ、脳内の酸素を豊富に含む血流――活性度の指標――を強力な磁場で検出する。これは、赤血球――血中で酸素を輸送し、必要に応じて放出する――の構成要素であるヘモグロビンの磁気特性が酸素結合状態と非結合状態でわずかに異なることを利用している。[6] この装置でスキャンすれば、たとえば、脳のどの部分が脳卒中や外傷の影響を受けているかを検出できる。これは、特定の刺激や体験に応じて脳内の一部が「光る」様子を映し出すお馴染《なじ》みの脳内画像の生成に使用されている、主要テクノロジーの一つでもある。このハイテク装置は、すでに数多くの実験に使用されており、現代の重要決戦ともいうべき「コカ・コーラ対ペプシ」論争に答えを出すための実験にも使用されてきた。

　化学的には、この二つの飲み物はとてもよく似ているが、どちらか一方を他方より強く嗜好《しこう》する人は多い。その理由を解明するために、この二つを飲む人々の脳活動をスキャンする実験が行われた。驚くべきことに、飲んでいるときの脳の活動部位は、どちらのブランドを飲んでいるかではなく、どちらのブランドを飲んでいるのかを本人が知っているかどうかで変化した。[7] どちらを飲んでいるのか事前に知らされている場合には、記憶と認知制御に関連する脳部位の活動が高まっていたのだ。因果関係を証明するのは難しいが、被験者たちは、コカ・コーラだと知りながら飲んでいるときのほうが、コカ・コーラを美味《おい》しく感じていた。同様に別の研究でも、高価なワインだと知りながら飲むほうが、ワインを美味しく感じることが明らかにされている。[8] 快適さの体験と関連する脳部位は、その人が思っているワインの値段が高いほど、より活性化していた。私たちの飲み物に対する嗜好が、口のなかで感じる味わいだけで決まるわけではないのは明らかだ。

　実のところ、私たちは自分を取り巻く世界を観察し目撃しているかのように感じているが、私たちが経験することはすべて、脳内で創られている。たとえば光は、周期的に振動する電場と磁場の波であり、物理的な存在であると同時にエネルギーの形態の一つでもある。実際には、色はない。私たちの脳が、光の振動の周波数を色感として解釈しているのだ。私たちが見ている外界の事物は、明らかに、私たちとは切り離されて存在している。ドラマチックな夕焼けも、美しい虹の光景も、私たちが思い描く他人の姿も、すべて脳内で創り出されたものだ。美は、見る人の脳内にある。同様に、ペプシも、コカ・コーラも、多種多様なワインも、すべて分子の混合物にすぎない。その味わいも、私たちの嗜好も、脳内で創り出される。[9] 一九九九年に公開されたSF映画『マトリックス』でモーフィアスがネオに説明したとおり、「現実はあなたの脳によって解釈された電気信号にすぎない」のだ。

fMRIを用いた研究は、脳のどの部位が私たちの行動や感情と関連しているのかについて興味深いことを次々に明らかにしている。[10] しかしやはり、脳が実際に働く様子を見ることはできない。なぜなら、fMRIでも他の医療用画像診断技術でも、個々のニューロンの活動は見えないからだ。実のところ、脳の活動マップは、脳を一辺の長さが約一ミリメートルの立方体である「ボクセル」の集合体として扱った複雑な統計解析の結果であり、各ボクセルには約一〇〇万個のニューロンが含まれる。fMRI画像に現れるのは、ある脳領域に活動の増大が見られるかどうかであって、どれか特定のニューロンが発火しているかどうかや、それがどんな結果を生んだかまではわからない。つまり、原子レベルでは視野が狭すぎるが、fMRIスキャンでは視野があまりに広すぎる。モナ・リザについて深く知りたいと思いながら、この絵を見に来た人の数を解析するようなものだ。モナ・リザの絵の前にはルーブル美術館の他の絵画よりも多くの人が集まるという事実は、モナ・リザの絵の重要性を表しているといえるが、モナ・リザの絵そのものについては何も明らかにしていない。

脳について理解するための鍵は、脳の回路――ニューロン同士のつながり――を理解することにあると、大半の科学者が認めている。だが、脳回路の研究があらゆる理由で並外れて難しいことは、すでにわかっている。なかでも最大の問題は、ニューロン同士をつなぐ細い突起の追跡がとんでもなく難しく、しかも、想像を絶する数の突起が存在することだ。ヒトの脳は八六〇億個のニューロンで構成されていて、その一個一個に、細胞本体から伸びる細くて長いひも状の突起が多数――シグナルを受信する何本もの樹状突起と、シグナルを発信する軸索が一本――存在する。[11] 一つのニューロンから別のニューロンへメッセージが運ばれるときには、電気シグナルがその長い軸索を伝わっていき、シグナルが軸索の末端まで伝わると神経伝達物質のシナプスへの放出が引き起こされ、この神経伝達物質を受信側のニューロンの細胞表面から突出している受容体タンパク質が検出する。総計すると、八六〇億個のニューロンが約一〇〇兆個のシナプスで接続されていて、各シナプスではメッセージが一方の細胞から他方の細胞へ受け渡されている。あらゆる種類のメッセージが、私たちにはほとんど理解できない化学的言語で、シナプスを横断して送信される。神経伝達物質の種類は優に一〇〇種類を超え、それを検出する受容体の種類はそれよりさらに多い。また、シナプスのなかには一方の細胞から他方の細胞へ電気シグナルを伝達することができるものもあり、そうなると複雑さは増す一方だ。

また、ニューロン自体にも膨大な多様性がある。たとえば、一八三七年にチェコ人科学者によって発見され、発見者にちなんで名付けられたプルキンエニューロンには、一本の軸索と枝分かれがひときわ密になっている樹状突起が何本もあるが、感覚の伝達に関連することの多い双極ニューロンには、一本の軸索と一本の樹状突起しかない。しかし、そのような教科書レベルの記述は、ニューロンの実際の多様性を正しく伝えていない。本当のところ、私たちはいったい何種類のニューロンが存在するのかさえ知らないのだ。[12] そしておそらく驚かれると思うのだが、ヒトの脳にはニューロンだけでなく、他にもはるかに多くのものが含まれる。そもそも、脳細胞の種類のなかで最も多くみられるのはニューロンではない――グリア細胞だ。ヒトの脳内には、約一〇〇〇億個のグリア細胞が存在する。かつてはほとんど何もしていないと考えられていたが、今は、あらゆる活動に関わっていることが知られていて、神経連絡の形成と適応にも関与している。[13] グリア細胞もまた、あらゆる側面で多様性に富み、その重要性はまだ認識されはじめたばかりだ。[14]

要するに、あなたの頭のなかにある脳は、私たちが知るこの宇宙で最も複雑な物体なのだ。あらゆる芸術と文化、お金と爆弾の創造、人類がこの地球にしてきたことすべて、無数の生物種の絶滅――言うまでもなく、私たちの個人的な感情、記憶、夢、人間関係も、そしておそらく何より不思議なことに、自己を意識するのも、選択を経験するのも、すべて頭のなかの小さな物体の為《な》せる業なのだ。医学的には、これらの細胞と、細胞同士が連絡を形成する方法が、アルツハイマー病、パーキンソン病、てんかん、統合失調症、自閉症、うつ病、その他の疾患について理解するための鍵になるだろう。ヒトの脳を理解する――この問題の規模と重要性は、生物学全体、あるいは科学全体においても他に並ぶものがないほどだ。

カハールがシナプスを発見したのは、彼が数百個につきわずか一個の割合で細胞の縁が浮き彫りになるように、ゴルジ染色を用いて細胞を個別にラベルしたときだった。そうすることで、彼は個々のニューロンの形を際立たせることができたのだ。しかし、脳回路全体を把握するためには、数個ではなく、すべてのニューロンを見る必要がある。だが、脳内のすべての細胞をカハールが使った化学薬品で染色したのでは、脳全体が同じ濃褐色に染まり、個々の細胞も、各細胞から伸びる突起も、識別することはできない。私たちに必要なのは、すべてのニューロンを目立たせ、かつ、各細胞を個別に際立たせる方法である。そこに登場したのが、Ｂｒａｉｎｂｏｗ（ブレインボー）法——脳の内側をまったく新しいレベルで見せてくれるテクノロジーだ。

ジェフ・リクトマンはＢｒａｉｎｂｏｗ法の発明に向けて、全生涯とまでは言わないが、何十年間も研究を続けてきた。父親が医師だったので、自宅にはいつも顕微鏡があり、それで遊ぶことができた[15]。彼が言うには、そのことが彼にとって大きく有利に働いた——研究室のテクノロジーを使って遊ぶことに不安や恐れを抱いたことは一度もないそうだ。一章で紹介した先駆者たちは物理学や数学の素養があり、工学や光の経路について熟考していたが、リクトマンは幸せなことに、ただひたすら顕微鏡を組み立ててはいじり回していた。そんな顕微鏡いじりのおかげで、彼はキャリアの早い段階で、顕微鏡デザインの特許をいくつか取得していた。さらに重要なことに、リクトマンは医師としての教育を受けており、生物学に関するはっきりとした目標をつねに心に抱いていた。脳について理解したいと願っていたのだ。一九八〇年の彼の博士論文には、脳内のすべてを見るための手法を見つけることがいかに重要であるかが書かれており、のちにハーバード大学で研究チームを率いるようになってからは、ニューロンを見るためにいくつもの方法を試みている。しかし、なかなかうまくいかず、ようやく手応えが得られたのは、二〇〇五年のことだった。[16]

Brainbow法のアイデアの大枠は、脳内のすべてのニューロンを細胞ごとに別の色でラベル付けすることによって際立たせようというものだ。テレビやコンピュータの画面が赤、緑、青の三色の混合で虹色に含まれる全色を画面上に生み出しているのと同じように、Brainbow法では、個々のニューロンに赤、緑、青の蛍光タンパク質を異なる分量でラベル付けして色分けする。割り振られる分量はランダムなので、すべてのニューロンが隣接するニューロンと異なる色になる。こうすることで、少なくとも原理的には、すべての細胞を個別に識別できるわけだ。[17] この手法の実現には、ちょっとした遺伝学的トリックが用いられている。

リクトマンの研究チームは、異なる色――緑、青、赤――に光る蛍光タンパク質をコードする遺伝子をマウス胚のゲノムに加えた（緑色と青色のタンパク質は、一章で紹介した下村が一九六二年にクラゲから最初に単離した蛍光タンパク質の変異体で、赤色のタンパク質は、一九九九年にモスクワで発見されたサンゴ由来のもの）。[18] このとき、蛍光タンパク質の遺伝子には、蛍光タンパク質が確実にニューロンでのみ産生されるように、短い伸長DNAが付け加えられていた。だが、このトリックで最も重要なのは、挿入される遺伝子がカセット［訳注：遺伝子カセットとは、一つ以上の任意の遺伝子と組み換え部位を含む可動性のDNA断片である。遺伝子工学的には、カセットをひとまとまりとしてDNA配列に挿入するために用いられる。自然界では、たとえば抗生物質耐性遺伝子を含むカセットが細胞間でやりとりされている］の多重コピーとして追加されることと、各カセットには赤、緑、青の三色それぞれに対応する三つの遺伝子が含まれていることだった。各カセット内には、色をコードする遺伝子のすぐ横に、遺伝子を除去または不活性化できる酵素の標的になる短いDNA配列が配置されていた。そして、マウスの脳が発達するうちに、各カセットからランダムに一色の遺伝子が選ばれて無傷のまま残り、他の二色の遺伝子は除去されるかスイッチがオフになるようなシステムとしてデザインされていた。つまり、無傷で残された遺伝子のみが実際に蛍光タンパク質を産生することになる。各細胞にはこのカセットの多重コピーが追加されていて、どのコピーにもランダムに選ばれた一色の遺伝子が無傷で残されているので、細胞全体で見ると細胞ごとに異なる蛍光タンパク質セットをもつことになる。たとえば、赤色タンパク質を産生する遺伝子を二コピーと、青色タンパク質を産生する遺伝子を一コピーもつニューロンは、細胞全体では赤紫色に見える。細胞がもつ遺伝子の組み合わせが異なれば、細胞全体の色も異なって見えるわけだ。[19] このシステムで一〇〇色ほどの色が容易に得られるので、統計学的には、隣り合う二つのニューロンが完全に同じ色になる確率は小さい。このプロジェクトの共同リーダーであるジョシュア・サネスは、このシステムを遺伝子のスロットマシンのようなものだと言っている。「チェリー、オレンジ、レモンが並ぶときもあれば、レモン、レモン、レモンが並ぶときもある」[20]。

二〇〇五年のある日、リクトマンと、彼の研究室に所属し、ここに記載された研究のほとんどを実際に行っていた若きフランス人研究者ジャン・リヴェは、この遺伝子組み換えマウスの大脳皮質の切片を、彼らが開発した最新鋭の顕微鏡のレンズ下に置いた[21]。顕微鏡と接続されたコンピュータ画面には、各色が順に現れる。まずは赤色タンパク質。レーザービームでサンプルがスキャンされると、赤色の斑点がコンピュータ画面上に浮かび上がる。赤く輝くように見える細胞もあれば、ほんのり赤く色づく程度の細胞もあり、たまたま赤色タンパク質をまったく産生しなかったか産生量があまりにも少ない細胞の部分は真っ暗だった、と言ってリクトマンはその時の興奮を振り返った。次に、画面上にカーテンが引かれたかのように、青色タンパク質が現れた。今回も、青く輝く細胞もあれば、淡く光る細胞もあり、少しも色がついていない細胞もあった。青と赤が重なっている箇所は、さまざまな色合いの紫になっていた。そして最後に、緑色の層が現れると、目の前に色彩豊かに色付けられた脳切片が映し出された。「何とも信じられない光景だった」。それまでに見たなかで最も驚きに満ちた画像だったと、リクトマンは言う[22]。このＢｒａｉｎｂｏｗ法は、二〇〇七年に正式に発表されると、世界中で報道された。ハッブル望遠鏡の画像と同じくらい人々の心を捉えたが、そこに写っているのは、脳内の宇宙だった。

しかしこれは、Ｂｒａｉｎｂｏｗ法の最初のバージョンにすぎず、このプロセスはそれ以来、改善され続けている。[23] Ｂｒａｉｎｂｏｗ法で撮影された写真でニューロンを同定する際には、ノイズを多く含む顕微鏡写真からさまざまな色を拾い上げることができるコンピュータ解析に頼ることになるが、この解析が有用なのは一〇〇種類ほどの色合いまでだ。その数を増やして、より多くの細胞を同定できるようにする方法の一つに、遺伝子を改変して蛍光タンパク質が細胞内の特定の場所だけに現れるようにする方法がある。たとえば、一セットの蛍光タンパク質を細胞表面に配置しつつ、もう一セットは細胞の内部を標的にする、といったことができる。さらにもう一セットを、エネルギーを産生するミトコンドリアなど、細胞内の特定の構造体のマーキングに用いる、なんてこともできる。となれば、遺伝子を芸術のツールとして用いることもできる。マイクロソフトペイントの簡易版のような脳細胞用お絵描きソフトも作れるわけだ。

脳が連続したネットワークでできているのか、別個の細胞で構成されているのかは、科学者にとってもはや大きな疑問ではない——カハール対ゴルジの論争は終わった——が、現在の科学者も似たような疑問に直面している。たとえば、自転車に乗れる人と乗れない人の脳を比較した場合に何が違うのか？ リクトマンはこの疑問を「〈自転車に乗る〉に相当する部分はどのような見た目なのか？ どれほどの重さになるのか？ どこにあるのか？」と表現し、「このような疑問は、本腰を入れて神経系の配線図の深い謎にまみれなければ答えを得られない」と言っている。[24] 実際に、脳の配線図――どのニューロンがどのニューロンに接続しているかを示す地図――はきわめて重要だと考えられていて、脳の配線全体を意味する「コネクトーム（connectome）」という新しい言葉まで作られている。[25] 二〇〇五年の時点では、「connectome」というキーワードでグーグル検索しても、表示される結果は一〇件ほどで、その多くは「あいまい検索（類似検索）」によって他の単語でヒットしたものだった。[26] 現在、同じように検索すると、一〇〇万件を超える検索結果が表示される。プリンストン大学のコンピュータ科学者セバスチャン・スンは、「あなたのコネクトームこそが、あなただ」と言う。[27] そして、「ヒトのコネクトームの全体図の作成は、史上最大級のテクノロジー課題である」と考えている。[28]

〈自転車に乗る〉に相当する脳の活動が脳内にどのように現れるのかを明らかにするには、コネクトームだけでは十分でない可能性もある。たとえば、各シナプスでのシグナルの強さや変動といった繊細なことが実はすごく重要かもしれない。同じ人物の脳の配線図でも、日によってある程度、変化する可能性もある。だがリクトマンは、脳がしていることの多くはそれほど繊細ではないと考えている。脳は、とくに幼年期から小児期早期にかけて、劇的に変化する。シナプスは最初に過剰に生成されてから、成長するにしたがって剪定《せんてい》されていく。一歳の幼児の脳には、成人の脳の約二倍のシナプスがある。[29] 見境なく配線された状態の脳で人生を歩み出し、その後、実際に必要な配線へと単純化されていく。つまり、膨大な数のシナプスを除去することによって、脳を私たちの経験に合うように調整しているのだ。これは、私たちの経験の少なくとも一部が、脳の配線図を繊細にではなく大胆に形作っていることを示しており、〈自転車に乗る〉に相当する配線が脳のコネクトームのどこかに存在するという考えにも合致する。

〈自転車に乗る〉に相当する配線が単純な形では脳内に存在しないとしても、コネクトームの取得は、ほぼ確実に、素晴らしい最初の一歩になる。リクトマンはこれを、ヒトゲノムの完全配列の取得が遺伝学の発展に不可欠だったことになぞらえている。ヒトゲノム・プロジェクトの発足時には、私たちはヒトの遺伝子が何個あるのかも知らなかった。今やヒトゲノム配列は、遺伝子多様性が健康や疾患にどのように影響するのか（最終章で後述する）など、あらゆる種類の重要な疑問に取り組むための基礎になっている。『脳というアイデア（*The Idea of the Brain*）』（未邦訳）の著者マシュー・コブも、リクトマンの考えに同意している。コネクトームが私たちに何を教えてくれることになるのか正確にはわからないが、素晴らしい最初の一歩になる——そして「今後、私たちにはそのレベルの詳細さが必要になる」と述べている。[30]

コネクトームが取得できれば、体内の他の場所にも適用できる原理やアイデアが明らかになる可能性もある。脳は多くの面で特別だが、体のどんなシステムにも細胞のネットワークが関連していて、細胞同士が協調的に振る舞えるように「配線」されている。たとえば、私たちは免疫システムのさまざまな側面——どの細胞が細菌の貪食に長けているかや、どの細胞がウイルス感染の検出に優れているかなど——について理解しているが、システム全体がどのように機能しているのかについては、知識に大きな空白がある。問題は、免疫システムには血液や組織を介して体中を動き回る数十億個の細胞が関与していて、細胞同士の短期的な接続が無数に発生していることだ。それが、免疫システムの「配線図」の把握をとても困難にしている。それに比べれば、リクトマンの言うとおり、脳には少なくとも、私たちが把握しようと思えばできるような配線図がある。[31]

このように前途有望であるにもかかわらず、Brainbow法がもたらす科学の力は目に見えた栄光にはまだ届いていない。「私たちは、望んでいるほどには多くを知らない」のだとリクトマンは言う。[32] 薄い脳切片のなかにも、枝分かれした樹状突起と軸索が何千本も存在し、すべてが重なり合ったりもつれ合ったりしているため、それを追跡するのは不可能であることがわかっている。遠目から眺めると素晴らしかった画像も、接近して見ると色の線が他の線に滲《にじ》んでいた。犯人は顕微鏡だ。高密度なネットワーク内のこれほど多くのきわめて細かな詳細を解像するには、分解能が不十分だったのだ。リクトマンの研究チームは事態を改善するため、一章に登場した超高分解能の顕微鏡を用いるよう努めてきたが、それでも十分ではなかった。[33]

脳を理解するため、もしくは単に脳のコネクトームを明らかにするための探求の旅において、Brainbow法は目的地ではなく、通過点にすぎないのだ。将来、私たちはそこに立ち戻ることがあるかもしれない。たとえば、色彩や色相は、単にランダムなのではなく、ニューロンの活動や履歴など、何か重大なことを示しているのだとわかったとしたら？[34] その一方で、他の手法を用いれば、もっと効果的に細胞内を染色してシナプスを際立たせられることが証明されている。

一章で説明したとおり、従来の光学顕微鏡では、光の波長が制約となり、拡大して観察する際の倍率には上限がある。しかし、私たちは新しい種類の顕微鏡を発明することによって、その制約を乗り越えてきた。電子顕微鏡では、光の代わりに、量子物理学的計算によれば光の約一〇〇〇分の一の波長をもつとされる電子ビームを用いる。[35] その詳細を理解するのは専門家でも難しいが、要するに、電子顕微鏡なら、光学顕微鏡よりもはるかに大きく、細胞の構造を拡大して見ることができるということだ。しかし、ニューロンを追跡するとなると、重大な問題がある。電子顕微鏡では、対象物の二次元的な表面の画像しか観察できない。光なら、サンプルの透明度に応じて、ある程度は透過できるが、電子はサンプルを透過できない。三次元で捻《ねじ》れたり曲がったりしているニューロンの樹状突起を追跡する目的で電子顕微鏡を使うには、何か工夫が必要になる。

科学においては、ときに、ごく単純なアイデアが役に立つ。ハイデルベルクにあるマックス・プランク研究所のヴィンフリード・デンクは、物理学を修め、新しい実験技術のデザインに情熱を注ぐ人物で、[36] 電子顕微鏡のサンプルチャンバー内に自動切断装置を取り付けるアイデアを思いついた。観察対象とする脳の小片を、切断しやすくなるようにプラスチック樹脂で包埋する。電子顕微鏡でサンプルの表面を撮影したら、サンプルの位置がまったくずれないように固定した状態で、きわめて鋭利な刃物で表面の層を薄く削り落とし、新しく表面に現れた層を撮影する。このプロセスを繰り返すことで得られる一連の画像を集積すれば、サンプル全体の三次元像が明らかになる。[37] 主軸となる技術自体は新しいものではない――電子顕微鏡は一九三一年に発明された――が、脳の小片の内部まで見通すように詳細に捉えるために電子顕微鏡を自動化して用いるというのは、まったく新しい手法だった。[38] この方法なら、曲がりくねった樹状突起や軸索も追跡できる。

この技術で使用される刃物については、「きわめて鋭利」という表現では控えめすぎるほどだ。紙は、厚さ約一〇〇ミクロン、つまり一ミリメートルの一〇分の一ほどで、簡単に指を切ることができる。典型的な包丁の刃の鋭さはその約三倍で、かみそりはそれよりさらに鋭く、刃の厚みは一ミクロン未満だ。[39] しかし、この技術で使用される刃物は、宝石品質のダイヤモンドでできている。拡大して見ると刃がぎざぎざしているかみそりとは異なり、ダイヤモンドカッターの刃は完璧なまでに均一である。刃の厚みは約〇・〇〇二ミクロンで、炭素原子一二個分ほどだ。これなら、一個の赤血球細胞を三〇〇枚にスライスできる。しかも、かみそりとは異なり、切れ味も簡単には鈍らない。ダイヤモンドなら間違いなく、火花を散らすこともない。人体を薄切りにして、その秘密を明らかにすることができる。

デンクの考案した装置では、刃物の鋭さがとりわけ重要である。なぜなら、脳の小片をどれだけ薄くカットできるかで、ニューロンの画像の解像度が決まるからだ。デンクはこの手法を使用し、コンピュータの専門家であるセバスチャン・スンと共同で、マウスの目の奥から採取した網膜の小片を研究した。網膜は、光をほとんど捕捉せず、脳に直接的に「画像」を送ることもない。網膜ではなく、網膜内のニューロンのネットワークが、情報を分解し、編成し、フィルターにかけてから、脳にシグナルを渡している。スンとデンクと彼らの研究チームは、小さな立方体に切り出された網膜を解析した。一辺の長さが一〇分の一ミリメートルほどの立方体に、約九五〇個のニューロンが含まれ、五〇万個ほどのシナプスで接続されている。[40]すべての画像を取得するのに一ヵ月かかり、その解析に四年かかった。実際にやってみると、どんなコンピュータアルゴリズムを使っても、樹状突起と軸索を画像から画像へと追跡するのはとても難しく、樹状突起が枝分かれしているところの追跡はとくに困難だった。なので結局は、約二〇〇〇人の学部生を動員し、ニューロンを手動で追跡したのだった。

たったこれだけの解析にこんなにも時間がかかると知ったスンのチームは、この労力をクラウドソースから調達するために、オンラインゲームの開発に乗り出した。[41]そのゲーム――通称「アイワイヤー（EyeWire）」のプレイヤーは、ニューロンを追跡し、解析した画像の枚数、解析に要した時間、他のプレイヤーの解析結果と一致した量に応じてポイントを獲得する。二六万五〇〇〇人を超えるプレイヤーがオンライン登録し、最も熱心なプレイヤーは一週間に五〇時間もこのゲームに費やした。こうして、骨の折れる作業をゲームに変換したことで、膨大な数のニューロンの三次元ビューが作成され、誰でも閲覧できるようにアップロードされた。[42]網膜が情報をどのように加工しているのかを理解するには、まだ長い道のりが残されているが、それでも、デンクとスンの研究は、電子顕微鏡とダイヤモンドカッターとコンピュータゲームという思いも寄らない組み合わせによって、複雑なニューロンネットワークのマッピングが可能であること示した。

一方、リクトマンの研究チームも、Ｂｒａｉｎｂｏｗ法を手がけたあと、デンクたちとは異なるアプローチで電子顕微鏡を利用しようとしていた。デンクの手法では表面を薄く削り落としながら脳の小片を撮影したが、リクトマンの研究室では、脳を小片のまま撮影するのではなく、先に脳を薄切りした薄片を保存しておいて、それを撮影した。そのようなことができる装置を作製し、その装置を使ってマウス脳の小片に含まれるすべてのシナプスを観察するまでに、六年かかった。[43]

リクトマンのチームが作製した装置は、円盤状のリールに巻き取られたフィルムに光を当てて投影する映写機にどこか似ていた。マウス脳の小片をやはり固相樹脂で包埋し、それを自動チーズスライサーのような要領でダイヤモンドカッターの刃に対して上下に動かす。スライスされた脳の薄片は、ベルトコンベアのように流れていくテープの上に落ち、電子顕微鏡へ運ばれていく。この方法なら二四時間に約一〇〇〇枚の脳の薄片をカットできるが、通常の電子顕微鏡操作のスピードはこれよりはるかに遅く、一辺の長さが一ミリメートルの立方体の脳から全画像を取得するのに約一七年かかる。[44]

このプロセスをスピードアップするために、リクトマンのチームは、一本ではなく六一本の電子ビームでサンプルをスキャンできる新しい電子顕微鏡の試作機を使用した。その後で、コンピュータを用いて全画像を積み重ね、ニューロンから伸びる突起を追跡し、デジタルで色付けした。この方法で最終的に解析された脳の小片は、一辺が一ミリメートルの小片の一〇〇万分の一ほどの大きさだった。一本のニューロンの全長を含むにはあまりにも小さすぎる。[45]「膨大な労力を費やして画像化を完了しても、ほとんど何も得られませんでした」とリクトマンは冗談めかして言う。[46] それでも、マウス脳のこの小さな欠片にも多数のニューロンから伸びる突起が含まれていた――約一七〇〇個のシナプスで接続された一四〇七本の軸索と一九三本の樹状突起が精密に写し出されていたのだ。

完成した画像を見たリクトマンのチームは、同じ軸索と樹状突起が異なる場所で何度も接続されていることに驚いた。だが、おそらくそれ以上に重要なのは、シナプスはたまたま近くにある二本の突起の間に形成されるわけではないことだった。サンプルの端から端まで伸びる一本の軸索は、近隣の他のニューロンとは、ほんの少数としか接続していなかった。これはつまり、位置とは独立した、まだ明らかにされていない何か他の因子が、ニューロンの接続を引き起こしているに違いないということだ。

脳を画像化する新しい手法は今も開発されているが、そうした研究が続けば、間違いなく、脳についてより多くの特徴が発見されることになるだろう。だが、リクトマンの言うとおり、「今のところまだ、私たちは（脳を）完全な解像度で見ることのできるツールを獲得できていない。脳の表面をほんの少し引っ掻いただけだ」[47]。この研究は、脳のコネクトームを把握するために必要な作業がどれほど膨大であるかを浮き彫りにしている。リクトマンの推定では、ヒト脳の完全な配線図を作成するには、現在、世界中で保持されているのと同程度の量のデータが必要になる。[48] そのため、「そんなにすぐには実現されないだろう」と彼は言う。[49]

だが、より単純な動物のコネクトームなら、もっと簡単に取得できるし、実際に、数十年前に達成されている。一九八六年、先見性に優れた南アフリカ生まれの生物学者シドニー・ブレナーが率いる研究チームは、小さな回虫のコネクトームを報告した――といっても、当時はまだこの用語は考案されていなかったので、そのような呼び方はされていなかった。その回虫には、脳らしい脳はなかったが、行動を制御する神経系は存在した。その回虫の神経系をマッピングする作業は、まったく自動化されていなかったため、一〇年以上かかった。[50] 体長約一ミリメートルの回虫を薄くカットし、すべての薄片を電子顕微鏡で撮影し、すべてのニューロンを手作業で追跡した。[51] 最終的な解析には、複数の同性サンプルから取得した画像の融合が含まれた。この回虫の両性の神経系の完全な描写が最終的に報告されたのはつい最近で、二〇一九年になってからだ。[52] この最新の解析には、あらゆる種類の微妙な差異が含まれ、単にどのニューロンが接続されているかだけでなく、接続の強さに関連すると考えられている各シナプスの物理的な大きさまで描画されていた。

回虫は局所的な周囲の温度を感知して暑すぎる場所や寒すぎる場所から移動するが、数十年にわたる回虫の神経科学のおかげで、私たちは今や、そのような回避行動のためにはどのニューロンが重要なのかを知っている。[53] 同様に、回虫の頭に軽く触れて圧を加えると後退する動きが観察されるが、そのような接触応答にどのニューロンが関連するかも知っている。[54] しかし、回虫の神経系には性差がみられるが、それが何を意味するのかはまだ明らかにされていない。もっと全体的な話では、回虫のコネクトームにどれほどの個体差があるのかも、まだ調べられていない。回虫のコネクトームのどこかに、その個体の個性が刻まれているのだろうか？ 同様に、回虫の生まれてからの経験が神経系にどの程度まで影響するのかも不明である。それどころか、回虫のコネクトームが本当のところ、どの程度の正確さで描画されているのかさえ、私たちにはわからない。[55] ある科学者は次のようにコメントしている。「グラフィック画像として描画された（回虫の）新しいコネクトームは、人工的な神経ネットワークや単純な電子機器の配線図とはあまり似ていません。どちらかというと、戸棚の裏に張られたクモの巣のほうが似ています」[56]。

コネクトームが取得できても、そこからが正念場であることは間違いない。体にはあまりにも多くの部位があるため、ざっと眺めるだけでも多くの学びを得られる。たとえば、ヒトの心臓が四つの房室にわかれているのを見れば、血液が二つの循環ループに送り出されている――まず肺へ循環し、次に全身へ循環する――事実に気づく手がかりになる。微小スケールでも、遺伝子物質の二重らせん構造が単なる装飾ではなかったのは有名な話だ。構造の発見は、細胞分裂時にＤＮＡ二本鎖のそれぞれが遺伝子複製のためのテンプレートとして機能することを理解する助けとなった。だが、脳の場合はまったく事情が異なる。

ヒト脳の完全な配線図が手に入ったとしても、そしてその配線図に〈自転車に乗る〉に相当する部分が含まれていたとしても、ただ眺めただけでは、それがどのように機能するのかを理解することはできない。

行動、記憶、感情の神経学的起源を理解するには、脳をマッピングするだけでなく、脳を探針で探れなければならない。ニューロンの活動を調節もしくは操作し、その結果を検討できるようなツールが必要だ。そこに登場したのが、二〇一〇年にサイエンス誌の「この一〇年のブレイクスルー」の一つに選ばれた「オプトジェネティクス（光遺伝学）」というテクノロジーである。[57]

ほとんどの人は、脳について理解するという科学のミッションを、重大な気高い努力だとみなしている。池の藻類について理解すること——おそらく、無数に存在する自然界の深遠な詳細の探究の一つにすぎない——よりも優先度が高いと考える人も多いだろう。だが、脳を研究するためのツールとして今の光遺伝学があるのは、藻類の科学のおかげである。何がどう転んで革命を起こすかわからないところも、科学の魅力であり、科学者であることの醍醐味だ。

ある小規模な科学者コミュニティは、池に生息する単細胞緑色藻類について、光源に向かって移動する習性がどのように実現されているのかを理解しようと、何十年も研究を重ねていた。[58]つまり、藻類の「見る」仕組みを研究していたのだ。その答えが出たのは、二〇〇三年、ドイツのフランクフルトを拠点とする研究チームが、光を電気に変換して遊走活動を引き起こすタンパク質分子を藻類細胞内で発見したときだった。[59] 彼らが発見したタンパク質は、藻類細胞の表面にあり、光が当たると形状が変化し、小さな穴を形成する。そうやって穴が開くと、そこを通って荷電原子が出入りするようになり、いくつもの反応が立て続けに引き起こされ、最終的に鞭状の構造体が細胞の外に突出して鞭打《むち》つように動き、平泳ぎのようなスタイルで細胞が移動する。実は、細胞の活動スイッチをオンにする合図として光を利用するこのタンパク質こそが、光遺伝学の基礎となっている。ニューロン——あるいは他のどの種類の細胞でもよい——の遺伝子を操作してこのタンパク質を産生させれば、光照射によって細胞の活動スイッチをオンにすることができるのだ。

藻類におけるこの発見が光遺伝学の発展を導いたと言っているわけではない——光遺伝学という概念はしばらく前にすでに考案されていた——が、藻類タンパク質によってそのアイデアを実現する道が開かれたわけだ。実際には一九九九年に、DNAの二重らせん構造の共同発見者であるフランシス・クリックが、光遺伝学の可能性を示唆している。ある講演で、脳についてより深く理解するためには技術の探求が必要だと語り、「奇想天外だと思われるだろうが、遺伝子操作によって特定の種類の細胞に光感受性をもたせることは、ありえない話ではない」と述べている。[60] その五年後に、エドワード・ボイデンとカール・ダイセロスという二人の若き研究者が、あの藻類タンパク質を利用してこのビジョンを実現させた。

ボイデンとダイセロスは、二人ともスタンフォード大学のリチャード・ツィエンの研究室で働いていて、ニューロンをコントロールできる可能性のあるテクノロジーについて、夜遅くまでブレインストーミング法でアイデアを出し合うのが好きだった。ボイデンは物理学、ダイセロスは医学を修業していたため、両者の視点の違いが原動力となり、あらゆる可能性を検討していった。電磁ビーズの利用を思いついたときは、計算上は可能だと算出したが、実践するのは難しいと判断した。そのうちに、より良い選択肢として思いついたのが、光に駆動されるチャネルだった——藻類が使用している種類のタンパク質だ。二〇〇二年には、ニューヨークの研究チームがショウジョウバエから単離した三つの遺伝子を使用して、ラットのニューロンを光で活性化することに成功しており[61]、この事実がボイデンとダイセロスの背中を押した。先駆的な取り組みだったが、そのシステムは複雑で——細胞に光応答性をもたせるためにたくさんの構成要素を必要としていた——ニューロンが反応するまでいくらか時間もかかった[62]。その点、藻類タンパク質ならワンステップで勝手に光を電気シグナルに変換してくれる。

二〇〇四年三月、ダイセロスは藻類の研究に携わっている科学者の一人、ジョージ・ナゲルに電子メールを送り、光によってスイッチの切り替えが可能なタンパク質をコードしている遺伝子を分けてほしいと頼んだ。それから間もなく、ダイセロスはスタンフォードで自分の研究室を率いるようになり、彼の研究室の最初の博士課程学生となった張鋒《チャンフェン》とともに、ウイルスの助けを借りながら、藻類の遺伝子をニューロンに組み入れるための最適条件を探り当てた。[63] これも偶然の為せる業だった。張は、ダイセロスのオフィスの以前の所有者に会うつもりで訪ねてきて、ダイセロスに出会ったのだ。[64] そして、この研究室に入るように説得された。

二〇〇四年八月の午前一時ごろ、決定的な実験を行ったのはボイデンだった。最初に試したニューロンが、青色光に応答して電気シグナルを発した。一晩中、実験を繰り返したあとで、彼はダイセロスにメールでこの快挙を知らせた。そのメールには「これはすごい！！！！」と何度も書かれていた。[65] だが、最初にビジョンを示したクリックにこの知らせが届くことはなかった。一週間前に、享年八八歳でこの世を去っていた。

最終的にこの研究がもたらすことになる影響の大きさに反して、当初、一流の科学誌はどこも論文の掲載を却下した。たとえばサイエンス誌は、手法を実証しただけで、何かを発見したわけではない、という理由だった。結局、彼らの論文は二〇〇五年八月に別の学術誌に掲載された。[66] それから数ヵ月以内に、他の研究室が次々に同様の観察結果を報告した。多くの研究室が同時に、さまざまな戦略で、同じ目標を追いかけていたのだ。[67] そして二〇〇六年、「オプトジェネティクス（光遺伝学）」という新しい用語が造られた──オプティクス（光学）とジェネティクス（遺伝学）を組み合わせた、新しい展開を予想させる刺激的な用語である。[68] だが、サイエンス誌の主張も完全に間違っていたわけではない。光遺伝学を用いて脳に関する新しい情報を得るためには、まだ、手ごわい課題が残されていた。

ダイセロスはそれから数年間、朝は四時か五時に起床し、夜は一時か二時に就寝して、光遺伝学を生きた動物で機能させる方法の探求に明け暮れた。[69] 彼の妻ミシェル・モンクも、スタンフォード大学の神経科学者で、脳がん、とくに小児脳がんの新しい治療法を模索する研究チームのリーダーだった。彼女はかつてはフィギュアスケート競技の選手で、一三歳のときにダウン症候群の子どもたちのためにフィギュアスケートのプログラムを開設した。[70] モンクとダイセロスには合わせて四人の子どもがいるため、すべてをやりくりするとなると、簡単にはいかないこともあった。[71]

ダイセロスが解決すべき大きな問題は二つあった。まず、光によって切り替え可能な藻類のタンパク質を脳のニューロンに組み込まなければならない。次に、ニューロンのスイッチをオンにするために脳内まで光を届ける方法を見つけ出さなければならない。一つ目の問題の解決には、またしても、ちょっとした遺伝学的トリックが用いられた。短い遺伝学的命令を藻類の基本的な遺伝子に追加し、それをウイルスのなかにパッケージングし、そのウイルスを十分に発達した生きているマウスに注射した。こうすることで、藻類タンパク質を特定の種類の脳ニューロンで産生させたのだ。二つ目の問題の解決には、光ファイバーが用いられた。光ファイバーの片端にレーザーを取り付け、もう一方の端を動物の脳内に外科的に挿入したのだ。マウスは自由に動ける状態だったが、頭には細い光ファイバーが取り付けられていた。[72]

最初の実験の標的は、睡眠から目覚めたときに活動することが知られているマウスの脳領域だった。[73] すべてを装着し、マウスが眠っているあいだに、チームメンバーの一人がレーザーのスイッチをオンにした。マウスの脳内に光を送り込んでから一〇秒後、突然、マウスはビクッと動き、再び眠りに落ちた。この一瞬の痙攣《けいれん》のような動きは、何の意味もなさそうに見えて、実はとても重要な意味をもっていた。光遺伝学によって、生きた動物の脳内のニューロンのスイッチをオンにし、動物の行動を変化させることができることを意味していたのだ。

動物の脳内のニューロンのスイッチを直接オンにする方法は他にもある。たとえば、電気的に刺激することもできる。しかし、それでは特定のニューロンだけでなく、脳領域に全体的に影響する。薬物によって脳の活性に影響を与えることもできるが、作用するタイミングを調節するのが難しい。ここで重要なのは、精密さが格段に上がった点である。光遺伝学なら、任意の瞬間に、一つの脳領域の、特定の種類のニューロンのスイッチをオンにできる。

ニューヨーク・タイムズ紙の記者から研究室に取材依頼が入ったときに、ダイセロスは張に、パッと見て強く印象に残るような実験を組むように指示した。そこで張は、脳の運動皮質を刺激する実験を準備した。結果は狙いどおり、劇的な効果を発揮した。プラスチック製の長方形の箱の角で鼻をクンクン鳴らしていたマウスが、レーザー光を脳内に送った途端、大きな円を描くように走り回りはじめた。レーザー光のスイッチを切ると、マウスは走るのをやめ、再び鼻を鳴らしはじめた。つまり、生きたマウスの動きをリモートでコントロールできたということだ。

のちに記者は、「ペットを使ったSF風の手品を見せられたかのようだ」と書いている。[74]だが、この実験によって「光遺伝学を用いれば、確実に、断固とした行動を取らせることができるとわかった」のだと、張は言う。[75]ダイセロスも「この瞬間、私たちはついに、自分たちが作り出したものが……広く応用可能であることを知りました」と語っている。[76]

ダイセロスは、神経科学者には珍しく、精神科医でもある。当然ながら、彼のミッションは動物をおもちゃのように扱うことではない。彼の目的は、うつ病、アルツハイマー病、統合失調症、自閉症などの疾患に取り組むことだ。

私たちが陥りやすい精神衛生上の問題は、不安に関連することが多い。もちろん、ある程度の不安であれば、誰もが経験する正常な反応であり、緊急事態や困難な状況にうまく反応するための助けになる。だが、不安も過剰になれば、病的な状態になりうる。そのような精神疾患の推定有病率は研究によってさまざまだが、だいたい三人に一人は、一生のうちに一度はパニック発作、恐怖症、強迫性障害などの不安症を発症するようだ。[77]現代の生活スタイルの影響によって不安症は徐々に増えているとも言われているが、確たる証拠はない。これを確認するためには、同じ手法を用いた大規模な研究をかなりの期間にわたって慎重に繰り返す必要があるが、そのような研究は行われていない。[78]言うまでもないが、不安症については、あまり理解されていない。男性よりも女性に多くみられるが、その理由は不明である——可能性のある理由として、たとえば、男性よりも女性のほうが他人の世話をすることが多い分、負担が大きくなりやすいことが挙げられている。[79] 不安症が引き起こされるときに脳内で実際に何が起きているのかを解明することは、あらゆる意味で——汚名を返上するためにも、問題を特定して治療するためにも、何をどうすれば健康に生活できるのかを知るためにも——きわめて重要である。

不安症の人々は、「扁桃体《へんとう》」と呼ばれる脳部位の活性が高まっている傾向にある。扁桃体は、海馬の近くにある、二つのアーモンド形をしたニューロンクラスターである。この脳部位は感情応答に関連し、脅威に対処していると考えられてきた。扁桃体のない動物は、正常な不安応答を示さない。不安症についてより深く理解するために、ダイセロスの研究チームのポストドクターだったケイ・タイは、光遺伝学を用いて、マウスの扁桃体のニューロン活性を操作したら何が起きるのかを検証した。

もちろん、人間が経験する感情を動物がどの程度まで同じように感じているのか、あるいは、私たちの行動をどの程度まで比較できるものなのかを知ることは不可能だ。それでも科学者は、マウスも物陰に隠れようとしたり開けた空間を避けようとしたりするという意味で、ある程度は「不安を感じる」気持ちが自然に備わっているとみなしている。マウスがどの程度の不安を「感じて」いるのかを評価する標準的な方法には、「高架式十字迷路」と呼ばれる試験がある。自由に走り回れる十字型のトラックを実験ベンチの高さよりだいぶ高いところに設置し、その上にマウスを放置する。十字路の一方の経路には高い壁があり、比較的保護された状態にあるが、他方の経路の壁は低く、空中に晒《さら》された状態になる。マウスは、開けた経路を避けて、高い壁で保護された経路ばかりを走って往復する傾向にある。ところが、タイがマウスの扁桃体内の特定のニューロンセットを刺激すると、そのマウスは突然、嬉々として開けた環境を探索しはじめた。[80] 走るスピードなどは何も変わらず、ただ、危機感――もしくは、できるだけ保護された環境に身を置きたいとマウスに思わせていた何か――だけが変化した。つまりタイは、マウスをより冒険的、もしくは、より自由な気分に切り替えさせる「不安に抵抗するスイッチ」を発見したのだ。

ダイセロスのチームが次に成し遂げた進展は、今では多くの光遺伝学実験に取り入れられている重要な特徴となっている。科学者たちは、ニューロンの細胞本体の位置に基づいて標的を選ぶのではなく、ニューロンの到達地点に基づいて標的を選べるようになった。これは、光によって切り換え可能なタンパク質は脳内の一つの領域に送達し、光自体は脳内の他の領域に送達することで達成された。こうすると、両領域にまたがるニューロンのみが活性化される。この手法を用いて、ダイセロスのチームは、不安症を特徴づける各症状――実際にはリスクがない状況での呼吸促迫、危機回避、憂慮など――にはさまざまな脳領域に接続するニューロンが関連していることを明らかにした。[81] また、不安症に関わるニューロンが動機づけに関連する脳部位とリンクしていることも、別の研究チームによって示された。[82] つまり、個別の脳モジュールが不安症のさまざまな側面で関連づけられているということだ。

こうした研究はすべてヒトではなくマウスで行われたものであり、かつ、不自然な状況で実施されている、という重大な警告は無視できない。しかも、こうした実験が不安症の原因や特徴について、何を私たちに教えてくれているのかは明言しがたい。だが、マウスの行動をこのように即座に操作できたという事実は、不安症に苦しむ人々にとって多少なりとも安心材料になるのではないだろうか。光遺伝学がすぐにでも人々の役に立つというわけではないが、こうした発見は、どの脳ニューロンが研究標的に適していそうかを私たちに教えてくれる。さらに重要なのは、こうした研究が、新たな治療法のアイデア――変えることができるという可能性――を提示しているということだ。

こうした取り組みのなかで、とくに明るい兆しがすでに見えているのが、依存症治療の領域である。二〇〇一年、当時、カリフォルニア大学サンフランシスコ校にいたアントネッロ・ボンチが率いる研究チームは、コカインを単回投与されたマウスに脳活動の変化がみられることを見出した。[83] 通常は学習の強化に関連する回路が、数日にわたって影響を受けた。広範にわたる影響の一つは、わずか一回のコカイン投与で依存に対する脆弱《ぜいじゃく》性が高まったことだ。その後、二〇一三年、ボンチは多くの同僚たちとの共同研究で、少なくともラットでは、光遺伝学を用いて脳活動を変化させ、コカイン依存症を止めることができることを示した。[84]

まず、レバーを押せば自由にコカインが得られる条件下にラットを八週間置いた。次に、コカインを得ようとレバーを押すたびに、弱い電気ショックを足に受けるような設定に変更した。この変更だけでも、一部のラットはコカインの継続的な摂取をやめた。だが、残りのラットは、電気ショックという明らかな負の結果が伴うようになってもなお、コカインの自己投与を続けた。これらのラットでは、あらゆる種類の行動と関連する脳領域である前頭前皮質の活動レベルがとくに低いことを、研究チームは明らかにした。そして驚くべきことに、光遺伝学でこの領域を刺激すると、ラットたちは依存行動から救われたのだ。

言うまでもなく、ヒト脳とラット脳は大きく異なる。たとえば、ヒト脳のほうがはるかに大きく、言語に関する領域がとくによく発達しているが、ラット脳は臭いの処理により適応している。とはいえ、両者には共通点も驚くほど多く存在する。脳の大まかな構成は類似しており、基本経路の多くも共通しているようだ。ある行動を反復したいと思わせる喜びの感情――いわゆる「報酬経路」――のような原始的な経路は、ヒトにとっても他の動物にとっても生存に不可欠であり、少なくともその構造の一部は種を越えて保存されている。依存症では、この経路が乗っ取られる。ということは、ラットを依存症から救う助けになるものはヒトの助けにもなりうるという考えも、あり得なくはないということだ。

光遺伝学は、ヒトには直接使用できない。一番の理由は、被験者の脳を遺伝学的に組み換える必要があるからだ。そのかわり、経頭蓋磁気刺激(TMS)法によってヒト脳の活動に影響を与えることはできる。急速に変化する磁場を発生させる小さな装置を頭に取り付け、局所的な脳の電気活動を誘発する。この装置は、薬物治療や心理療法が効かなかった場合に、うつ病の治療に使用されることもある。二〇一六年、コカイン依存症の患者グループがTMSによる治療を受けた——光遺伝学による治療実験で標的とされたラットの脳領域に類似する脳部位を標的とする治療だった。[85]その効果は明らかだった。脳の標的部位を刺激すると、患者たちのコカインに対する欲求が抑制されたのだ。

目を見張る効果だったが、この技術が医療現場で役立つかどうかについては、まだコンセンサスが得られていない。この研究では、患者は誰が治療を受けているのかを知らされていたため、プラセボ効果だった可能性もある。この治療法を標準化するには、さらに研究を重ねる必要もある。[86]だが、それでも、光遺伝学による発見が重要であることは明らかだ。[87]この方法で脳を調べていけば、精神衛生上の問題をより適切に分類する助けになるのは、ほぼ間違いない。最終的には、正しい脳回路を特異的に標的とする新しい治療法を導き、現在の大まかな薬剤全般に取って代わる可能性もある。

明らかな問題を治療するための新薬をもたらす光遺伝学や他のテクノロジーは、ほとんどの人を幸せにするだろう。しかし、脳についてより詳細に理解していけば、物議を醸す大きな問題に行き当たる可能性もある。知能は、現代科学でタブー視されている話題でもある。知能は、測定するのはもちろんのこと、定義するのも、不可能ではないとしても困難である。想定される知能検査は、せいぜい、特定の種類のテストで誰がどの程度の成績だったかを報告するだけのものだ。それでも、自分の認知力を高めることに興味がある人が大勢いることを示す証拠はたくさんある。二〇〇八年にネイチャー誌が実施した調査では、回答者の五人に一人が、集中力を高めるため、あるいは改善するために薬物を使用したことがあると回答した[88]。何が有効で、何が無効で、そもそも何が目的なのか、はっきりとした情報はほとんどないにもかかわらず、人々はすでに、認知力を高めるために自己投薬している。

脳内の〈自転車に乗る〉に相当する部分がどんな見た目なのかは、近いうちに解明されるかどうかも断言するのは難しい。だが、テクノロジーが発展し続けることに疑いの余地はないし、私たちの知識が深まるにつれ、脳を操作する新しい手法はより強力に、より精密になっていくだろう。

脳の詳細な構造をマッピングするための世界的な取り組みは水面下で進行しているし、マウスではもう、リモートコントロールによって動きを指示することができる。これらすべての目的は、うつ病や不安症のような問題を解決することだ。しかし、終わりが見えないまま長引く展開は避けがたい。今のところ、私たちの脆弱性も、虚栄心も、愛したり憎んだりする能力も脳内のどこかに隠されたままだ。まだ発見されていない扉、解読されていない暗号、破られていない入り口がある。だがそれも時間の問題だ。

会話、本、歌、映画――無数の物事があなたに影響を与える。だが、良くも悪くも、脳のハッキングは――バーチャルリアリティ（仮想現実）のヘッドセット、消費者の心を巧みに操作する広告、タッチ画面上で繰り返されるゲームなどの形で――より直接的に作用するようになっていく。今後、その流れは今までとは比較にならないほど加速されていく。今から二〇年後、五〇年後、一〇〇〇年後には、ヒトの脳についての私たちの理解は、まったく異なる次元に達しているだろう。私たちは、飛び上がるほどの恐怖の瞬間を目前に控えている。何か大きな出来事が起きようとしている。私たちは暗闇のなかを手探りで進んでいる。緊張感は高まる一方だ。その時が近づいていると知りながら、それがいつなのか——何が近づいているのかさえ、わからずにいる。

五　章

内なる他者との共生

——マイクロバイオーム

私はいつも歯を清潔に保っていますが、拡大鏡で観察すると、歯と歯の間に小さな白い物質が増殖していて……大いに驚いたことに、前述の白い物質には生きている小さな動物が多数含まれていることがわかったのです。

――アントーニ・レーウェンフック、王立協会への手紙（一六八三年九月一七日）より

一九七〇年代には、人体には約三〇〇種類の細菌が生息していると考えられていた。当時の科学者たちは、その前提に立って、健康な人の体内にみられる細菌の中核をなす細菌セットの同定に着手した。そのような細菌のうちのどれかが失われると、失われたこと自体が疾患であるか、もしくは疾患の基礎原因になっていると考えてのことだった。現在、私たちは、この考え方があまりにも単純化されすぎていたことを知っている。実のところ、人体には想像を絶するほどの多様性をみせる微生物の生態系が宿っている。あなたの体内には、ヒト細胞と同じくらいの数の細菌個体が存在し、それらは約一万種類の細菌で構成

され、なかには地球上の人体以外の場所では存在が確認されていない種類もある。これらの細菌がもつ遺伝子の総計は、あなた自身のヒトゲノムに含まれる遺伝子の数の約一〇〇〇倍になる。これに加えて、体内や体表には無数のウイルスと真菌類も存在するが、そのようなウイルスや真菌類について私たちが知っていることは、細菌に関する知識よりもはるかに少ない。人体に棲《す》みついている微生物全体を一つの器官——ヒトのマイクロバイオーム——として捉えると、その重量はヒトの脳の重さに匹敵する。ある人物のマイクロバイオームの構成内容と疾患を関連づけるのは容易ではない。なぜなら、私たちの体内で生命体が織りなす広大な宇宙は、恐ろしく多様性に富んでいるからだ。しかも——人体の他のどの器官とも異なり——個人間でも相当に異なるし、同一人物でも、貧困や妊娠や引っ越しなどの影響で、一生を通じて変化していく。

この一〇年ほどで、マイクロバイオームに関する私たちの理解は急激に深まった。それは、二つのテクノロジーの組み合わせによって、微生物を遺伝学的に同定できるようになったおかげである。一つ目は、大量の遺伝子物質の配列決定を高速で処理できる実験装置を使用できるようになったこと。[1] 二つ目は、多種多様な微生物の遺伝子配列を選別し、データのパターンを探索し、その結果を、その人物の食事や健康状態といった他の因子と相互に関連づけることを可能にするコンピュータのハードウェアとソフトウェアが開発されたことだ。ヒトのマイクロバイオームを理解するための取り組みは、ビッグデータ科学の一大事業になっている。

ヒトと微生物の共生関係はまだ完全には理解されていないが、私たちの健康が彼らとの同盟に大きく依存しているのは間違いない。そして、長期にわたる関係であればこそ、そのつながりは複雑である。たとえば、体の部位が異なれば、定着している微生物も異なる。歯の表面にいる微生物は、皮膚表面や腸内にいる微生物とは異なる。同じ人物の腸内であっても、腸の長さに沿って、細菌の種類は見事なまでの多様性をみせる。異なる動物が棲む島々のように、腸壁の折り畳みや局所的な酸性度、粘液、酸素濃度の変化によって、隔離された環境が生み出される。

なかでも最も盛んに研究されてきたのが、私たちの腸内細菌であり、主に糞便《ふんべん》の分析によって調べられてきた[2]。一六八〇年代にオランダ人科学者レーウェンフックが原始的な顕微鏡を用いて最初に細菌を発見したとき、彼が観察したのは自分の糞便だった。これは衝撃的な観察結果だったに違いない。私たちの糞便の二五～五〇パーセントが生きた細菌か細菌の死骸で構成されているというのは、直感に反する事実である。一九〇九年、米国の細菌学者アーサー・ケンダルは、ある人物の腸内にみられる微生物の種類はその人の食事によって変わりうると提唱した[3]。彼はこのアイデアを検証するために、サルにさまざまな種類の食物を与えてから、糞便に含まれる細菌の培養を試みた。その後の数十年におよぶ研究から、腸内細菌が私たちのために何をしているのかの要点――少なくとも彼らが提供してくれている機能のある一面――は、今では広く知られるようになった。私たちの腸は細菌たちに棲み処《か》を与え、その見返りとして、細菌たちは食物の消化を助け、栄養を産生してくれている。たとえば、腸内細菌は私たちに不足しがちなビタミンBを産生する。[4] しかし近年、私たちの知識が進展したことにより、他にも、ケンダルの想像の域を優に超えるような啓示的な詳細が明らかにされている。そうした発見から、マイクロバイオームに基づく治療や療法を生み出すために、さまざまな主張がなされている。その多くは大げさに宣伝されすぎているが、なかには地に足の着いた主張もある。栄養と食事に関することから、病気と闘う能力や精神衛生に関することまで、あらゆることに関連した真に革命的なアイデアが、私たちの行く手のはるか前方に見えている。

あなたの体は、あなたの遺伝子の産物と、あなたの食べた物と、あなたの運動頻度によって形作られる——とあなたは思っているかもしれないが、他にも重要な因子があることを示す証拠がたくさん報告されている。その重要な因子とは、腸内細菌だ。この科学的新事実に至る旅は、二〇〇四年にワシントン大学で始まった。生物学者ジェフリー・ゴードンの研究室にいたポストドクターのフレドリック・ベッキードが、予想外の重要なものを観察したのだ。

ベッキードは、スウェーデンで博士課程の学生として研究していたときに、腸内でご機嫌に暮らしている細菌とまったく同じ細菌が体内の他の部位、たとえば尿管などに感染すると疾患を引き起こしうるという事実に魅了された。彼はこの事実から、腸が細菌を感知してコントロールする方法は、体内の他の場所とは何か異なるに違いないと推論を立てた。

彼はゴードンの評判を知っていて、ゴードンが腸内微生物の研究に興味をもっていることも知っていたので、博士課程を修了したらゴードンの研究室で研究させてほしいと電子メールを送った。[5] ベッキードは研究のアイデアに溢れていた――たとえば微生物が神経系に与える影響を調べたいとも思っていた――が、ゴードンと共同で、まずは微生物が動物の代謝に与えうる影響について調べることにした。最初はごく単純なことから調べるようにゴードンから提案されたのを受け、腸内の細菌のうち、どれかが不在になると動物の体脂肪量に影響するかどうかを調べた。

通常、すべてのマウスの腸内には、ヒトの腸内と同じように、大量の細菌が存在する。だが研究室では、マウスを微生物に一切触れさせずに無菌環境で飼育することができる。密閉されたプラスチック容器のなかで生まれ育ち、照射滅菌された餌のみを与えられたマウスは、珍しく何のひねりもなく「無菌マウス」という学名で呼ばれている。二〇〇四年、ベッキードは、通常の実験環境で飼育されて体内に微生物を取り込んでいるマウスに比べて、無菌マウスがずいぶん痩せていることを観察した。さらに重要なことに、無菌マウスを意図的に細菌に曝露させると、体重が増加しはじめた。[6] 食べる量が増えたわけではなかった――むしろ、食べた量はわずかに減っていた――のに、太ったのだ。

一見したところ、これらの結果は、微生物が動物の体重に直接的に影響することを示していた。しかし、無菌マウスは自然には存在しないので、通常マウスではめったに起こらないようなことがいくつも体内で進行している可能性があり、体重の変動はその副作用にすぎないのかもしれない。直接的な因果関係を確立するには、別の種類の証拠が必要だった。そして、その証拠をつかんだのは、ゴードンの研究チームにいたもう一人のポストドクター、ルース・レイだった。彼女の実験では、無菌マウスではなく、肥満を引き起こす特定の遺伝子変異をもつマウスが用いられた。具体的には、マウスのエネルギー摂取とエネルギー消費の調和を保つ助けをするホルモンである「レプチン」の産生に関与する遺伝子が正常に機能しないのだ。このホルモンが不足すると、マウスは食物から必要以上のエネルギーを取り込むようになる。この遺伝子変異をもつマウスのマイクロバイオームを調べ、変異のないマウスのマイクロバイオームと比較することによって、レイは、肥満マウスの腸内に特徴的な細菌の混合を見出した。[7] 同じ母親から生まれ、まったく同じ餌を与えられ、まったく同じ環境で飼育された同腹マウスであっても、この遺伝子変異を受け継いだマウスのマイクロバイオームは、他の同腹マウスとは違っていた。

　このようなマイクロバイオームの変化と体重の変化は、どちらもこの遺伝子変異によって独立して引き起こされた可能性もあるが、この二つがつながっている可能性のほうが高いように思われた。つまり、変異がマウスの肥満を引き起こし、そのせいでマイクロバイオームが変化したのか、それとも、変異がマイクロバイオームに影響し、そのせいでマウスの体重が増えたのか。その答えは、ゴードンの研究室で行われた次の実験で明らかにされた。

　ゴードンの研究室で博士課程の学生としてレイや他の研究者とともに研究していたピー

ター・ターンバウは、過体重マウスと痩せたマウスから採取した細菌を無菌マウスに移植した。[8] すると驚いたことに、過体重マウスの微生物を移植されたマウスの体重が増加し、その増え方は痩せたマウスの微生物を移植されたマウスを大幅に上回った。過体重マウスの細菌を移植されてから二週間後には、体脂肪は平均で四七パーセント増加していた。痩せたマウスの微生物を移植されたマウスでも体脂肪は増えていたが、増え方はかなり少なかった。これらの結果は、腸内微生物がマウスの体の大きさに直接的に影響しうることを示していた。このような影響は、多かれ少なかれ、食べる量に関係なくみられた。それどころか、肥満マウスの微生物を移植されたマウスは、食べる量がわずかに減った。当時のことを振り返ったゴードンは「本当にもう、驚きの瞬間でした」と語った。[9]

ゴードンの研究チームは、微生物を詳細に解析し、肥満マウスで高い割合を占める細菌には、難消化性の糖類を分解する酵素が含まれることを明らかにした。これはつまり、肥満マウスの微生物は、食物からより多くのエネルギーを獲得できる能力を宿主動物に備えさせるということだ。驚くべきことに、これと同じ種類の細菌——糖類を分解する酵素を豊富に有する細菌——は、その後、肥満の人々でも通常より豊富にみられることがわかった。[10] のちに自分の研究室を率いるようになったレイは、肥満の人々から採取された微生物を無菌マウスに移植した場合にも、痩せた人々から採取した微生物を移植したマウスに比べて、体重の増加がはるかに大きいことを示した。[11] これらを考え合わせると、革新的なアイデアが導かれる。腸内微生物の構成内容が食物から抽出できるエネルギー量に影響し、それがその人物の体重に影響している可能性があるのだ。この画期的な発見は、医療に向けた新たな可能性を示唆していたが、それを実現させるには、さらに踏み込んだ研究が必要だった。

イスラエルのワイツマン科学研究所に拠点を置くエラン・エリナフは、人体が微生物と交わす分子的言語の解明を自分の生涯をかけたミッションだと考えている。[12] 彼は子ども時代の夢を追いかけて医学博士になるためのトレーニングを受けたが、「臨床医の仕事は毎日が同じで少々退屈だった」[13]。そこで、キャリアを研究中心に切り替え、免疫学の博士号を取得した。二〇〇〇年代半ばには、研究が盛んになりはじめたばかりのマイクロバイオームに興味をもつようになった。二〇一二年からは、自分の研究室を率いるようになり、食事と肥満と微生物の関係の解明に着手した。

エリナフは、膨大な数の科学論文から栄養について学び、多くの食事療法が、血糖値への作用に基づいて食物を採点するシステム——グリセミック指数（GI値）——から生み出されていることを知った。このように食物を特徴づける方法は、一九八一年にトロント大学のデビッド・ジェンキンスが率いた研究に端を発する。ジェンキンスは被験者を、一晩絶食するグループと特定の食物を食べるグループに少人数ずつ振り分け、その後二時間にわたって血糖値を測定した。[14] それから、各種類の食物を、炭水化物の単位量あたりの血糖値上昇に基づき、ベンチマークである砂糖のスコアを一〇〇として、採点した。ハチミツは八七点、スイートコーンは五九点、トマトスープは三八点、という具合だ。これが重要な進展であった理由は、食物の成分ではなく、食物が人体にどのような影響を与えるかで評価しているからだ。現在は、考えうる限りの食べられる物がこの方法で解析されていて――ごく一般的には――体重を減らす方法を模索している人々にはグリセミック指数の高い食品を避けるようにとアドバイスされる。グリセミック指数の高い食品は、エネルギーの短期的上昇（血糖値スパイク）を引き起こし、すぐにより強い食欲を呼び起こす可能性がある。エネルギーをよりゆっくりと放出するグリセミック指数の低い食物を食べるようにすると、満腹感をより長く感じられるようになる。

もちろん、現実はもっと繊細だ。いつだってそうだ。たとえば、一九八一年の最初の解析によれば、ニンジンのグリセミック指数のスコアは、白パンよりもはるかに高かったが、それは、ニンジンに含まれる炭水化物の単位量あたりの血糖値の上昇が、白パンに含まれる炭水化物の単位量あたりの血糖値の上昇よりも大きかっただけで、実際には、一かけらの白パンを食べて摂取できるのと同様の炭水化物をニンジンから摂取するには大量のニンジンを食べる必要がある。このような事情を考慮に入れた別のスコア――グリセミック負荷（GL値）――も考案されていて、これはグリセミック指数にその食物の総炭水化物量をかけて算出される。このグリセミック負荷を用いれば、ニンジンのスコアは白パンよりもはるかに低くなる。だが、グリセミック指数もグリセミック負荷も、たとえば、食物に含まれるビタミンやミネラルを考慮していない。こうした注意事項があるにもかかわらず、このような食物の採点法に基づいて無数のダイエット法が乱立されている。実際、『ダイエットの科学』の著者ティム・スペクターは、「ダイエットという習慣は、伝染病のように大流行している」と書いている。[15] それでも、世界中で人類の体重は一〇年ごとにますます増加している。[16]

世界中の多くの地域では、体重の増加は朗報であることを私たちは忘れてはならない。ブラジルやバングラデシュなど多くの国で、近年、子どもの栄養不良が減少している。[17] それでも、毎年、恐ろしい数の子どもたちが、栄養が足りていれば予防できるはずの原因で亡くなっている。世界中で生産される食物の量が劇的に増加している現状を考え合わせると、なお一層、胸が張り裂けそうだ。その一方で、世界中で肥満児の数が急増しており、その数は今では栄養不良児の数とほぼ同数になっている。[18] そしてご存じのとおり、多くの国で体重減少を謳うダイエット産業が巨大化している。

このような事態を生んでいる理由の一つに、他の手法よりも優れていることが証明されたダイエット法が一つもないことがあげられる。誰かにとって効果的だったからといって、他のすべての人にも有効とは限らない。ケーキ、チョコレート、ワインなど、何をどれだけ食べても飲んでも太らない人に、あなたも出会ったことがあるだろう。このような個人差は、慎重に管理された研究でも確認されている。ある臨床試験では、六〇〇人以上を対象とし、二つのダイエット法——低脂肪ダイエットと低炭水化物ダイエット——を一二ヵ月にわたって比較した。その結果、平均すると、どちらのダイエット法も同様の効果を示したが、個人の反応には大きなばらつきがあった。体重が増加した人もいれば、減少した人もいて、体重の変化が大きかった人もいれば、小さかった人もいた。[19] このような個人差を理解しようとしていたときに、エリナフは重大な発見をしたのだ。

エリナフには、エラン・セガールという相棒がいた。彼もまたワイツマン研究所の研究員だった。エリナフとセガールは、共通の同僚から「大丈夫、彼はとても良い人だし、君と同じようなことに興味をもっているから」と言われて互いを紹介された。[20] セガールは遺伝学を研究していたが、彼自身がマラソンランナーで、結婚相手が栄養士だったこともあって、栄養学にも強く興味を引かれていた。エリナフと同じく、彼も栄養学に関する論文を大量に読み、どのダイエット法にも矛盾する主張や反対意見があることに気づいていて、「あらゆる種類のダイエット法を選別するなら、ビッグデータとコンピュータアルゴリズムを用いるのが一番だろ?」と考えていた。[21] エリナフとセガールは、一緒に一年ほど過ごし、話し合い、お互いのことを知り、互いの専門分野の用語に慣れ親しんだ。[22] 二つの異なる観点——コンピュータ科学者としてのセガールの視点と、生物学者としてのエリナフの視点——から考えられたことが、二人の成功にとってきわめて重要だった。十分な数の人々について、十分な量の情報を集めて解析することができたら、何か大きな発見があるはずだ、という判断も、彼らは二人で一緒に下した。

エリナフとセガールは、より広い目的として、どのような種類の食事が、高血糖値で特徴づけられる二型糖尿病のような疾患の発症リスクを低下させる助けになるのかを解明したいと考えていた（血糖値スパイクを引き起こす食物を避けると、そのようなリスクの低下につながる可能性があることを示すエビデンスがある）。[23] そのためにも、まずすべきことは、人々の血糖値が食事によってどのように影響されるのかを調べる綿密な大規模研究に取りかかることだ。手始めに、彼ら自身と他の数人について測定し、このような研究を自分たちで実施できるものかどうかを確認した。[24] そのうえで、これと同じことを前例のない規模で行う計画に乗り出した。[25] 一九八一年に実施されたような、わずか数人の成人を対象とした研究とは異なり、八〇〇人を超える人々が集められた。参加者への謝礼金は用意されていなかったが、多くの人が、自分自身について知りたいからという理由で同意書に署名した。二時間のうちに数回の測定を行うのではなく、全員の血糖値を七日間にわたって五分ごとに測定した。この精密さで調査すると、総計で、一五〇〇万回以上も血糖値を測定することになる。

糖尿病患者の血糖値をモニタリングするために開発された小さなセンサーを、原則、参加者全員の腹部に取り付けた。この種類のセンサーには、まつ毛ほどのサイズのごく細い針が使用されていて、この針が皮膚の表層のすぐ下にある液体に到達する。この液体――皮膚間質液――は、その血糖値が血液中の血糖値とほぼ同じであり、参加者の健康状態の指標となる分子も豊富に含まれている。将来は、このようなセンサーがあらゆる種類の診断に用いられるようになるかもしれない。

参加者はいつもどおりの生活を送りながら、何をいつ食べたのかを含め、すべての活動をスマホのアプリ経由で記録するように言われていた。通常の生活と唯一異なるのは、毎朝、既定の朝食――パンのみ、パンとバター、グルコース（ブドウ糖）五〇グラム、または、フルクトース（果糖）五〇グラムのいずれか――を摂ることだった。この調査によって、四万六八九八回の通常の食事と五一〇七回の朝食に対する人々の反応についてのデータが収集された。これとは別に、参加者は詳細な医学的質問票に回答し、身長や腰囲などのさまざまな身体測定を受け、さらに、マイクロバイオームの構成を解析するための検便にも全員が協力した。

その結果、血糖値スパイクは確かに各食物のグリセミック指数に応じて生じていることがわかった。だが、重要なのは、それはあくまで平均すればの話だったことだ。個人差は非常に大きかった。どの食物の場合も、血糖値が急激に上昇する人もいれば、ほとんど何の反応も示さない人もいた。これは統計上のランダムな変動として片づけられるものではなかった。なぜなら、同一人物の場合は、ある特定の食物を食べたときの反応が毎回ほぼ同じだったのだ。たとえば、ある中年女性の場合は、トマトを食べるたびに血糖値が急上昇していたのだが、実は彼女は、特殊なダイエット法の一環としてトマトを毎日大量に食べていた。[26] 別の参加者は、バナナを食べたあとにとくに強い血糖値スパイクがみられた。のちにエリナフとセガールは「私たちは衝撃的な現実を目の当たりにしました。何もかもが人それぞれだったのです」と書いている。[27]

誰よりも唖然としていたのは、セガールの妻ケレンだった。彼女は栄養士としてトレーニングを受け、これまで大勢の人に何を食べるべきで、何を食べるべきでないか指導してきた。ところが、彼女の食事指導がいつも役立っていたとは限らないことを、彼女の夫が証明したのだ。人によっては、アイスクリームを食べたあとよりも、米飯を食べたあとのほうが血糖値の上昇が急激であったことに、彼女はとくに衝撃を受けていた。平均的には食べたほうがよいからという理由で、その人にとっては食べないほうがよい食物を食べるように指導していた可能性があることに彼女は気づいたのだ。[28]

次に彼らは、こうして集めたすべての情報を用いて、人々の食後の血糖値が体重、体囲、年齢、睡眠時間、運動量など、何か他のものと相関していないか調べた。機械学習アルゴリズムを使用し、ある人物の食後血糖値を最も正確に予測するために考慮すべき因子の組み合わせを解明しようとした。コンピュータが見つけ出した組み合わせを、さらに徹底して調べた結果、年齢や体格指数（BMI）を含む複雑な組み合わせが関連するとわかったが、なかでも飛び抜けて予測に寄与している重要な因子があった――マイクロバイオームだ。[29]

関連のある重要な因子を発見したエリナフとセガールは、個人の血糖値をうまくコントロールできるように個別化された食事プランをデザインできるかどうか試すことにした。前糖尿病状態――糖尿病ではないが血糖値が大きく変動する傾向にある――のボランティアを二六人集め、前回と同様の解析をすべて実施した。多種多様な身体測定と血液測定を行い、マイクロバイオームを詳細に調べ、一週間にわたって血糖値をモニタリングした。それから、この個人情報をすべて解析し、各参加者に二つの個別化された食事プランを提示し、それぞれの食事プランを一週間ずつ実践してもらった。一方は、血糖値を低い値で比較的安定させる「良い」食事プランで、もう一方は、理論上は血糖値を乱高下させる「悪い」食事プランだった。参加者は、どちらがどちらの食事プランなのかを知らされていないし、内容を見てもはっきりとはわからないようになっていた。たとえば、ある参加者の良い食事プランには、フムス（ハマス）〔訳注：茹《ゆ》でたひよこ豆のペースト〕、ピタ〔訳注：中が空洞の薄くて丸いパン〕、卵、麺類、アイスクリームが含まれ、悪い食事プランには、朝食用シリアル、寿司、スイートコーン、チョコレートが含まれていた。[30] 誰一人として同じ人はいないので、同じ食事法を提示された人はいなかった。同じ食物でも、人によって良い食事プランに含まれていることもあれば、悪い食事プランに含まれていることもあった。[31] 結果は、エリナフとセガールの予測したとおりだった。良い食事プランを実践していた週には血糖値が低く安定し、悪い食事プランを実践していた週には血糖値がかなり大きく変動したのだ。[32]

　私たちにとってとりわけ朗報なのは、人々のマイクロバイオームが良い食事プランの週と悪い食事プランの週とで変化していたこと、しかも、人によって食べたものは違っていたのに、マイクロバイオームの変化には似ているところがあるとわかったことだろう。多数の人で良い食事プランの週に増加が認められた三種類の細菌は、二型糖尿病の患者で減少していることが多い細菌であることもわかった。これは、良い食事は二型糖尿病の予防に関連するマイクロバイオーム構成に有利に働くという考え方に合致していた。[33] この研究結果が発表されてから一日以内に、その意味を考察した記事が一〇〇本以上投稿された。[34]

西洋社会はもう何十年も前から、食事療法によって肥満や、二型糖尿病のような肥満関連疾患に対処しようと努力してきた。しかし、エリナフとセガールの研究は大きな問題を提起している。「健康な」食事の構成は、何を食べるかだけでなく、誰が食べるかによって決まるのだ。その人の遺伝子、生活習慣、そしておそらく他の何よりも、その人のマイクロバイオームに左右される。私たちは「全員に同じサイズの服を着せる」ような発想を捨てなければならない。「栄養学の新たな時代の始まりです。私たち一人ひとりが自分にとって最適な食事法を探す時代になったのです」とセガールは言う。[35]

二〇一七年一二月、エリナフとセガールは、共著書『あなたに合わせた食事法（*The Personalized Diet*）』（未邦訳）を出版し、そのなかで、すべての人がさまざまな食物を食べたあとの血糖値を綿密に調べるようになるシナリオを描いている。糖尿病患者向けに市販されているフィンガープリック血糖モニタリング（指に針を刺すタイプの血糖値測定法）を用いれば、それも実現可能だ。[36] そうすれば、各自で自分に合う健康な食事プランを立案し、血糖値スパイクを引き起こす食物を避けることができるだろう。しかし長期的には、彼らは別の方法を可能にしたいと望んでいる。質問票に回答し、糞便サンプルを郵送すれば、コンピュータアルゴリズムが回答データとマイクロバイオーム構成データを用いてその人に合った健康な食事プランを予測して返信してくれる、というものだ。現に、彼らが実験のために開発したコンピュータアルゴリズムは、まさにその目的で、すでに企業にライセンスが与えられている。[37]

とはいえ、エリナフとセガールの研究は、何を食べるべきか、何を避けるべきかについて、単純でお手軽なアドバイスは何一つもたらしていない。特定の種類の細菌がきわめて重要である、というような結論さえも出していない。そうではなく、健康な状態ではマイクロバイオームに含まれる細菌の種類にどのような傾向がみられるのかを指摘し、おそらく、全体としての多様性こそが健康な状態の特徴であるとしている。さらに重要なのは、この研究が二型糖尿病の発症リスクについても直接的には何も明らかにしていないことだ。厳しい健康状態に対する食事の影響について検証するのはとにかく難しく、それを堅実に試験するとなれば、膨大な人数を対象とした健康モニタリングが必要になり、何年にもわたってすべての参加者に特定の食事法を徹底してもらわなければならない。[38] 新薬を試験するのと同等の厳密さ——二重盲検臨床試験——で実施するなら、参加者には自分が何を食べているのかもわからないようにしなければならず、そんなことは不可能だ。食事療法による介入の治験がほぼすべて短期試験で、しかも実際の疾患リスクを測定する代わりに血液検査を使用せざるを得ない理由も、これである。[39] 実のところ、血糖値の急上昇を引き起こす食物を避けることが二型糖尿病の発症リスクの低下に寄与する可能性を示すエビデンスは存在するが、疑いの余地なく証明されたわけではない。[40] このような難しさがあるため、健康については、そう簡単に、単純明快なメッセージを出せないのだ。

だが、マイクロバイオームと食事と腸内の生理学が密接に絡み合っているという全体像は、はっきりと見えてきた。それぞれが単独でも十分に複雑なのに、それらの相互作用となれば、いったいどれほど複雑なのか。[41] 誰のマイクロバイオームにも無数の多種多様な細菌が含まれ、なかには、まだ同定されていないものもある。[42] 食事には、一日のうちのさまざまな時間にさまざまな量で食べられた数千種類の化学物質が含まれる。そして、その人ごとの基本的な生理学は、その人の遺伝学的特徴、免疫系の状態、感染歴などによって形作られる。科学のためにも、健康な食のあり方について私たちが理解するためにも、今後の進むべき方向を決定づけるのは、ビッグデータとコンピュータアルゴリズムの力を借りなければ把握することも解析することもできない、この複雑さである。エリナフとセガールの研究は、食事と栄養とマイクロバイオームの科学が革命的なフェーズに入ったことを示している。

だとしたら、私たちは今後、政治的、社会的、倫理的な課題を考慮せざるを得なくなる。これまでにあらゆる種類の食事法を試してきた人がすべてをよくよく知るようになれば、私たちの食習慣は、私たちにとって良い食物の種類を知ることによって駆り立てられるだけのものではなくなる。グローバル企業は、脂肪と塩と砂糖を美味しく組み合わせてたまらなく魅力的に見える食べ物と飲み物を生産し販売することで、すくすくと成長している。[43] 政府の政策は、喫煙について成し遂げてきたのと同じように、商業的利益に対抗してバランスを取る助けになりうる。[44] 近年、いくつかの国の政府は、糖分の多い飲み物に課税することによって国民の糖分摂取量を低く抑えようとしている。二〇一一年のハンガリーが最初で、二〇一二年にフランスが後に続いた。英国も二〇一八年四月に税制を導入し、すぐに数社が自社の飲料製品の糖含有量を課税対象の範囲以下になるように見直した。[45] 少なくとも、医療費の大半を税金で賄っている英国では、この政策を後押しする単純な財政上の事情がある。英国では、二型糖尿病患者の直接的なケアにかかる年間の医療費が推定で八八億ポンドに及ぶからだ。しかし、エリナフとセガールが思い描くビジョンが実現化され、個別化された栄養学がヒトの健康に大きく影響することが明白になれば、おのずと次のような課題が浮上するだろう。個人のマイクロバイオームの解析と個別化された食事プランを予防医療のルーティンに含めるのか？ その費用は税金で賄われるべきなのか？ 栄養製品と食事プランと薬をどこで線引きするのか？ 栄養介入と食事プランが進化していけば、正規の医薬品と同等の厳密さで確実に検証したうえで、公平に展開しなければならなくなる。どんな科学も成熟すれば、新たな規則の策定が必要になる。何を食べ、何を飲むのかという、私たちの日常生活の重要な部分に関わるとなればなおさらに、その重要度は高まる。

言うまでもなく、マイクロバイオームが私たちにとって重要なのは、食事と栄養の範囲にとどまらない。実際に、ヒトの健康状態や疾患の病態がマイクロバイオームと無関係であることはめったにない。ヒトのマイクロバイオームの変化と関連づけられている疾患は、自閉症、ぜんそく、多発性硬化症、がん、炎症性腸疾患など多岐にわたる。[46] しかし重要なのは、これが（今のところ）相関関係にすぎないことだ。ある人物のマイクロバイオームの変化が疾患や症状悪化の直接の原因になっているのかどうかを検証するのは、きわめて難しい。[47]

これまでにも多くの研究室が、ヒト由来の微生物を無菌マウスに移植した場合の影響を研究することによって、因果関係を検証しようと努めてきた。たとえば、ある実験では、双子のうちの一人は多発性硬化症を発症しているがもう一人は発症していないという三四組の一卵性双生児の糞便から抽出された微生物が用いられた。抽出後に洗浄した微生物を、すでに多発性硬化症の患者とよく似た症状の疾患を発症しやすい状態のマウスに移植した。すると明らかに、多発性硬化症を発症しているほうの細菌を移植されたマウスは、移植を受けなかった場合の発症率よりもはるかに高い確率で発症した。[48] 同じように、炎症性腸疾患の患者の微生物を、炎症性腸疾患を発症しやすい状態のマウスに移植すると、今度は、移植された細菌によってマウスの症状悪化が引き起こされた。[49] これらの結果と、他の似たような研究の結果から、マイクロバイオームは疾患の発症率や症状の重症度に直接的に影響しうることが示されている。だが、マイクロバイオームという一つの因子が、こんなにも多くの異なる種類の疾患にどのように影響しうるのかは、まだ明らかにされていない。

とはいえ、人体のある側面——免疫系——は、すべての種類の疾患において、私たちがどのような状態に見舞われるかに影響することが知られている。マイクロバイオームはいったいどうやって、こんなにもいろんな形で私たちに影響を与えられるのか？　一つの方法として、免疫系に作用するからだと考えることができる。細菌への曝露が免疫系の状態に全般的に関連するという説は、きわめて重要である可能性があり、それを最初に提唱した人物のうちの一人が、ロンドンのセントジョージ病院の疫学者デビッド・ストラチャンだった。今では「衛生仮説」として知られている。

一万七〇〇〇人を超える小児を対象とした調査の回答を入念に調べたストラチャンは、花粉症の発症の有無と家族の人数、とくに年上の兄姉の人数との間に相関がみられることに気づいた。[50] 家族の人数が多いほど、花粉アレルギーを発症する可能性が低かったのだ。彼は、所帯が大きいほど感染症に頻繁に見舞われやすく、そのような幼児期の感染症への曝露増加が、何らかの形で花粉症の予防に役立っているのではないか、と仮説を立てた。そしてそこから、幼少期に経験した「汚い」環境が、何らかの形でアレルギーの予防に役立っているという大胆なアイデアを一般論として導いた。この衛生仮説は、今も私たちが考えるうえでの道しるべになっているが、この仮説に対する私たちの見解は、おそらくストラチャンには予見できなかったであろう事態――腸内微生物の重要性が明らかになったこと――のせいで、すっかり変わった。かつては、免疫細胞は腸内細菌と物理的に直接接触することは決してなく、接触したとしても（攻撃せずに）ただ無視するものと考えられていた。だが、そうではないことを今の私たちは知っている。

微生物は、存在量には大きくばらつきがあるものの、ヒトの腸の全長――食道、胃、小腸、大腸、直腸――に存在する。多くの種類の細菌は胃酸によって殺されるか大量増殖を抑え込まれるため、胃のなかで生きている細菌は比較的少ない。胃の次は、長さ六メートルの管が折り畳まれた構造をしている小腸で、栄養の大部分がここで吸収され、細菌もいくらか生息している。だが、圧倒的な数で最多の細菌数を誇るのは、食物の消化の旅の終盤にあたる、長さ一メートル半の大腸だ。

大腸の内壁は、上皮細胞と呼ばれる細胞で覆われていて、その表面を厚い粘液の層が覆っている。この厚い粘液に深く入り込む細菌もいるが、大部分の細菌は、比較的粘性の低い粘液層の上層か粘液層の表面に生息している。一方、免疫細胞は上皮細胞の下の組織内にいる。細菌が棲む腸管内には入らず、腸管を取り囲む組織のなかにいるのだ。その場に留《とど》まり、上皮細胞の層を破って体内に侵入しようとする細菌から、いつでも私たちを守れるように身構えている。この配置を見れば、細菌が腸から離脱しようとしない限り、免疫細胞が腸内細菌と直接接触することはないように思える。だが実は、免疫細胞には突起があり、その突起を伸ばして腸の内壁を覆う上皮細胞の層を貫通し、粘液のなかや表面に生息する細菌と直接接触していることを、私たちはもう知っている。

では、なぜ免疫細胞は腸内細菌に対して、体内の他の場所で細菌に遭遇したときのような反応を示さないのか？　免疫細胞の種類が体内の他の場所でみられるものとまったく異なるから、ではない。細菌の種類が異なるわけでもない。そうではなく、腸内環境の何かが、免疫細胞に異なる振る舞いをさせているのだ。免疫細胞は腸内で細菌を検知すると、攻撃を自制するだけでなく、なんと、腸の健康維持に役立つ化学物質やタンパク質を分泌する。[51]

私たちは、免疫細胞に対するこれまでの見方を改めなければならない。ともすると私たちは、免疫系のミッションは病気を引き起こす細菌、ウイルス、真菌類、その他の侵入者を破壊することだと考えがちである。しかし、実際にそのような役割も果たしているが、それがすべてではない。すでに見てきたように、たとえば、妊娠中の子宮内では、免疫系が胎盤の構築を支援している。それと同じように、腸内でも他の仕事——大腸の内壁を覆う上皮細胞の維持や腸内に存在することを許される細菌の種類の管理など——を引き受けているのだ。

そのお返しに、腸内細菌は免疫系の発達と存続に力を貸している。たとえば、短鎖脂肪酸と呼ばれる分子を産生することで、免疫細胞の役に立っている。短鎖脂肪酸は、細菌が植物繊維を分解してエネルギーを獲得するための化学反応の副産物として産生される。[52]詳しく言えば、腸内細菌は、酢酸、プロピオン酸、ブタン酸（酪酸）という三種類の短鎖脂肪酸を高濃度で産生する。このうちの酪酸が、制御性T細胞、略してTreg（恐竜のT・Rexのように「ティーレグ」と読む）と呼ばれる免疫細胞の活性を促進する。[53]制御性T細胞は、他の免疫細胞の活性をオフにする機能に特化された細胞で、免疫系が体を傷つけることがないようにするためには、この機能がきわめて重要である。残る二種類の短鎖脂肪酸も、免疫細胞や、腸の内壁を覆う上皮細胞に影響するが、そのあたりのプロセスについては、まだあまり理解されていない。大まかに言えば、全体として、この高濃度の三種類の脂肪酸分子が免疫系を鎮め、「抗炎症性」の環境を生み出しているわけだ。
アレルギーは、実際には有害ではないのに誤って有害だとみなされた物に対する望ましくない免疫応答によって引き起こされる。私たちはそれを、免疫系の過剰反応として考えているので、免疫応答を抑制できるもの、あるいは、免疫応答を抑制する能力を体に身につけさせることができるものがあれば、理論上、アレルギーの予防に役立つことになる。腸内のマイクロバイオームの構成に関わる何かが、まさにそのやり方で免疫系の発達を助けているのは明らかだ。この考えを支持するように、食物繊維を多く含む餌を与えられたマウスでは、腸内で高濃度の短鎖脂肪酸が産生され、しかも、マウス版のぜんそくの発症率の低さと相関していた。[54]
今までにわかっていることと合致するもっともらしいプロセスの一つが、食物繊維を多く含む食事によって、食物繊維を食べて育つ腸内細菌の数が増加し、それによって高濃度の短鎖脂肪酸が産生されるというものだ。短鎖脂肪酸分子は、腸内で働くだけでなく、血流に乗って全身を巡り、他の器官内の免疫細胞にも働きかけることができるわけだが、その大部分が骨髄内の免疫細胞に作用することを示すエビデンスがいくつかある。骨髄は免疫細胞が発達する重要な場所なので、これも手がかりになる可能性がある。おそらく、骨髄内で短鎖脂肪酸に曝露することによって、骨髄を出て体内の組織や器官へと旅立つ前に、免疫細胞の反応性を正しいレベルに設定する助けになっているのだろう。この過程がなければ、おそらく、アレルギーの根底にある不要な免疫応答が引き起こされる可能性は高まる。これを裏づけるように、幼児を対象とした小規模な研究では、アレルギーのある幼児の糞便に含まれる短鎖脂肪酸の濃度が通常より低かった。[55] だがあくまで、このプロセスはすべて、もっともらしいだけで、証明されているわけではない。小児の観察研究の結果も相関関係にすぎない。

マイクロバイオームが免疫系の発達とアレルギーの発症しやすさに大きく関わっているとしても、その影響の大きさが、アレルギーの発症しやすさに影響する他のすべての要因——遺伝子、喫煙、年齢、アレルギー原因物質（アレルゲン）への曝露、その他多数——に比べてどれほど大きいのかは、まだわかっていない。ここが、今ある知識の最前線だ。私たちが手にしているのは断片的な情報ばかりで、マイクロバイオームに基づくアレルギー治療薬を開発するには、まだ情報が不十分だ。

それでも、マイクロバイオームに基づく治療法で、有効性が証明されているものが一種類ある。アレルギー薬ではないが、感染症を止めることができる——糞便移植だ。

糞便移植は、その名のとおり、単純で奇妙だ。その手順は、どこで実施されるかによって異なるが、大まかに言えば、次のような手順で行われる。新鮮な糞便のサンプルを採取し、研究室に引き渡す。研究室では、まず、ハイテクでも何でもない、ただの家庭用ブレンダーでサンプルをかき混ぜる。次に、こし器を通して塊を除去し、全体を均一で滑らかにしたら、プラスチック製の太いシリンジで吸い上げる。移植を実施するには、肝炎、H

IV、その他の感染症に罹《かか》っていないことを確認するためにドナーの血液検査が必要なほか、感染症と寄生虫について糞便自体の検査も行う。すべての確認が済んだら、いよいよ移植だ。

患者を眠らせるか、半分眠った状態にするために、静脈に鎮静薬を点滴する。患者は何時間も前から流動食のみで過ごし、前日の夜に下剤を服用する。直径約一センチメートルの可動性の長いチューブ——大腸内視鏡——を直腸から挿入していくと、チューブ先端のカメラから画像が送られてくるので、大腸の最上部にチューブ先端の位置を合わせることができる。場所が定まったら、チューブのもう一方の端に取り付けてある糞便を充填したシリンジを押し、中身をゆっくりと注入する。糞便のドナーは配偶者や家族の場合もあれば、見知らぬ他人の場合もある。

この手技には他にもさまざまな方法があり、糞便——もしくは糞便から単離された細菌——をカプセルに入れて直腸から投与することもあれば、そのカプセルを口から飲み込むこともある。あるいは、鼻から挿入したチューブを通して患者の胃に移植物を直接流し込む方法もある。この場合は、移植された細菌の大部分が死滅するのを防ぐために、胃酸の産生を止める薬も服用する。言うまでもなく、どの方法を用いても、この治療法に不安や恥ずかしさを感じる人はいる。おそらくそれが、医療の専門家に任せたほうがはるかに安全であるにもかかわらず、糞便移植を自宅で自己投与する人がいる理由の一つだ。自分で実施するための説明書はオンラインで簡単に入手できるが、後で述べるような理由から、推奨はされていない。

驚くべきことに、この比較的ロー・テクノロジーな手技が、生命を脅かす状況で効果を発揮した例が、少なくとも一件ある。クロストリディオイデス・ディフィシル（C・ディフィシルとしてよく知られている）という細菌による再発性の腸感染症から患者の命を救ったのだ。C・ディフィシルは、一九三五年に最初に単離され、単離と培養が難しかった（difficult）ことにちなんで名付けられた。[56] 通常、C・ディフィシル感染症は抗菌薬で治療可能だが、一部の菌株は抗菌薬に対して耐性を獲得している。C・ディフィシルの耐性菌は「スーパーバグ（超多剤耐性菌）」で、深刻な感染症を引き起こす頻度が高まっている。[57] 筋痙攣、発熱、重度の下痢などの症状がよくみられ、ほとんどの患者は回復するが、C・ディフィシル感染症をうまく抑えられない場合、死に至ることもある。

実は、C・ディフィシルは一部の人々の腸内に自然に存在する。ということは、この種類の細菌は必ずしも危険とは限らないのだ。C・ディフィシル感染症は、高齢の患者、がんや炎症性腸疾患など特定の病気を有する患者、免疫系が弱っている患者に多くみられ、化学療法やステロイド療法の副作用として発症する場合もある。矛盾しているようだが、広域抗菌薬によってC・ディフィシルによる感染症リスクが高まることもある。しかし、だからといって抗菌薬を避ける理由にはならない。抗菌薬は危険な細菌感染症を治療して人々の命を救ううえで欠かせない存在だ。しかし、抗菌薬の望ましくない副作用として、正常な腸内細菌など、処方の標的である細菌とは別の細菌が攻撃されることもある。そのせいで微生物の多様性が失われると、C・ディフィシル細菌にとっては、経口摂取されたばかりにせよ、すでに存在していたにせよ、繁殖の好機になりうる。

ここだけの話――証明された堅実な医学アドバイスとして受け取るべきではないが――この分野の研究をしている科学者から聞いた話では、彼女は長期にわたって抗菌薬を服用しなければならないときには、いつも以上に食物繊維を多く含む食事を心がけ、腸内微生物を安定化させるようにしているそうだ。[58] つまり彼女は、高濃度の食物繊維が正常な腸内細菌の増殖を促進させ、少なくとも原理的には、抗菌薬による望ましくない副作用に抵抗してバランスを保つ助けになると考えていた。[59] それが本当に助けになるかどうかは誰にもわからない。だが、C・ディフィシル感染症の治療に役立つことが広く認められている唯一の介入が、「健康な」マイクロバイオームを患者の腸内に直接移植する糞便移植なのは確かだ。この移植が有効である理由は二つあると考えられている。[60] 一つは、移植された細菌が栄養や他の資源をめぐってC・ディフィシル細菌と競合するから。もう一つは、腸内免疫系に作用して、結果的にC・ディフィシルを抑圧する助けになるから。

ここまで理解が進んだのはごく最近だが、糞便を移植するというアイデア自体は古くからあった。はるか昔、四世紀の中国で、医学の素養のあった葛洪《かっこう》は、健康な人物から採取した糞便を用いて重度の下痢を治療した。[61] もっと最近では、一九五八年――微生物について多くのことが知られるようになるよりだいぶ前――に、四人の患者がC・ディフィシル感染症と思しき症状の治療のために糞便移植を受けている。[62] デンバー退役軍人医療センターの外科部長だったベン・アイゼンマンは、「あの頃は、アイデアがあれば試す時代だった」からという理由で、糞便移植を実行した。[63] 彼のアイデアが広く普及しなかったのは、当時はまだ抗菌薬が有効だったからだ。[64] 今は、薬剤耐性C・ディフィシルが増加したことで、糞便移植を実施する根拠は当時よりはっきりとしている。二〇一三年にオランダで行われた小規模治験では、糞便移植の有効性があまりにも明確だったため、比較のためだけに対照群の感染症患者に糞便移植を受けさせないのは倫理に反するという理由で、治験が早期に中断された。[65] それ以降、他の多くの治験でも同様に有効性が示されている。[66]

にもかかわらず、糞便移植はいまだに実験的手技の域を出ておらず、二〇一九年には、七三歳の男性が糞便移植を受けて亡くなった。移植された糞便に、検査項目になかった大腸菌の菌株が混入していたことが死因だった。[67] 混入していた細菌は旅行者の下痢の原因として一般的な種類のものだったが、移植を受けた患者は免疫系が弱っていたため、通常より重篤な症状を引き起こした。同じドナーの糞便による有害作用が認められたもう一人の患者は、発熱と咳を発症したが、入院して抗菌薬を投与され、回復した。糞便移植によって伝染した感染症の事例は、記録に残されていないだけで、ほぼ間違いなく他にもあるだろう。

米国の医療センターで再発性C・ディフィシル感染症の治療のために一年間に一万例の糞便移植が実施されるとすれば、その利益はリスクを上回る。だが、これが他の疾患の治療のためとなると、利益が上回るかどうかはそこまで断言できない。糞便移植が他の感染症や、自己免疫疾患、精神疾患、その他の治療に役立つかどうかを検証するために、何百件もの臨床試験が進行中である。[68] だとすれば──そして、他の病状でも少なくとも一部の患者の助けになる可能性がありそうなら──次に私たちが対処すべき課題は、一貫性のある標準化された治療手順を確立することだ。

糞便移植には、医薬品を服用する場合よりもかなり多くの変数が関わっている。名称からもわかるように、投薬よりも、ドナーから患者への臓器移植のほうが近いといえる。誰のマイクロバイオームも唯一無二であり、先に紹介したとおり、現在はさまざまな手法で実施されている。今後は、各手法の相対的な安全性と有効性を検証することが重要になる。診療所や病院にとっては、糞便の提供を自分たちで募るよりも、専用センターから取り寄せるほうが望ましいのかもしれない。すでに、マサチューセッツ州ケンブリッジの非営利団体（NPO）法人オープン・バイオームやオランダ・ドナー糞便バンクのような糞便バンクが世界各地にいくつか存在している。[69] 彼らは輸血のために血液バンクがしてきたのと同じことを、糞便移植のために実現したいと願っている。

最終的には、次世代型ともいうべき種類のマイクロバイオーム医療が、より良い選択肢となる可能性もある。しかし、そこには根の深い科学的課題がある。ヒトのマイクロバイオームはあまりにも多様性に富んでいるので、どんな状態が「健康」なのかを、私たちは本当に知っているわけではない。中核をなす多様な細菌のセットがどうやら重要そうではあるし、当然ながら、C・ディフィシルのように明らかに危険なものは含まれないほうがいいだろう。[70] しかし、それ以上のことはほとんど何もわかっていない。数少ない特定の種類の微生物が必須であるというよりは、おそらく、全体としての生態学や安定性のほうが重要なのだろう。そういったことを明確に理解できれば、健康な微生物のカクテルをデザインして製造することもできる。そうなれば、誰かの糞便を直接使用することによる変動性やリスクを回避できる。[71]

プロバイオティクス――生菌が添加された食品またはサプリメント――も、マイクロバイオームを操作するための有望な代替手段であり、過敏性腸症候群などの進行中の病気の症状を緩和させる効果や、抗菌薬の服用による副作用の回避に役立つ可能性が、いくつかのエビデンスで示されている。[72] しかし、欧米の関連当局はまだどこも、プロバイオティクスを薬として承認していない。ほとんどのプロバイオティクスは、栄養補助食品として販売されている。これはつまり、医薬品と同じ方法では検証されていないということだ。エラン・エリナフも他の研究者も、この状況は間違っている、プロバイオティクスが有用かどうかを確認できるように厳密な臨床試験で検証するべきだ、と主張している。[73] プロバイオティクスには可能性があるとエリナフは言う。だが、現在のところ、プロバイオティクスの食品やサプリメントで個人のマイクロバイオームを操作できることや疾患を治療できることを示した信頼できる証拠はない。[74]

世の中には、家やオフィスで空気中や水中に微生物を循環させるといった、もっと壮大で急進的なアイデアもある。スパのプールに治癒力のある細菌を混合することもできるだろう。ここまでくると、もう、科学なのかSFなのか判断がつきにくい。

この際なので、マイクロバイオームに基づく介入が感染症治療の域を超えられるかどうか——ヒトの脳をハッキングできるかどうか——についても考察してみよう。

顕微鏡レベルの微小な病原菌が人の行動を大きく変化させることは実際にある。よく知られている例が、狂犬病だ。病原はヒトとイヌに感染するウイルスで、わずか五個しか遺伝子をもたない（それに比べて、イヌの遺伝子は約一万九〇〇〇個、ヒトの遺伝子は約二万一〇〇〇個）。このウイルスが産生するタンパク質は神経系と相互作用し、感染した宿主を興奮させて攻撃的に変える。荒れ狂ったイヌは他のイヌやヒトに噛みつく可能性が高くなり、噛みつくことでウイルスを伝染させる。実は、自分たちに有利に働くように宿主の行動を操作する病原体については他にもさまざまな例がある。[75] たとえば、ハエの腸内細菌のなかには、宿主が仲間の細菌をより多く食べるように誘導できるものもいる。[76] 他にも、ハエの欲求に影響を与えて酵母を食べるように仕向けることのできる細菌もいる。[77] こうした観察結果については、理解があまり進んでいないが、ハエの神経系——おそらくは嗅覚——に影響を与えられる腸内細菌が関与している可能性が高い。[78]

腸内細菌がヒトの行動に意図的に影響しているのかどうかは、議論を呼ぶ話題である。一〇〇〇人以上を対象としたある研究で、質の高い生活を送っていると考えられるヒトの腸内に存在する複数の微生物と、うつ病との相関を示す複数の微生物が同定された。[79] だが、繰り返しになるが、相関関係は因果関係ではない。この実験を実施した研究者らは、これらの作用が抗うつ薬を服用中の参加者によるものではないことを保証しているが、彼らが検出したパターンを生んだ原因となりうる要因は他にもたくさんある。精神衛生上の問題を抱えている人のなかには、たとえば、睡眠が不足していたり、食生活が不規則だったりする人もいて、それがマイクロバイオームに影響している可能性もある。それでも、腸内細菌が私たちの精神的な幸福に直接影響している可能性はある。現に腸内細菌は、セロトニンやドーパミンによく似た神経伝達物質を産生している。これらの分子が脳に直接到達する可能性もあるが、局所的に、おそらくは腸と脳をつなぐ迷走神経に、作用する可能性もある。[80]

腸内微生物がヒトの精神を特異的にコントロールできるように進化したとは考えにくいので、腸内マイクロバイオームが私たちの精神状態や行動に影響するとすれば、間接的に影響するとしか考えられない、と巧妙に主張する説もある。腸内マイクロバイオームのことを、各種類の細菌が資源や生育スペースをめぐって他の全種類の細菌と競い合う生態系として考えるなら、そこにはあまりにも多くの種類の細菌が存在しているので、どれか一種類の細菌が自分たちを利するためだけにヒトの行動に影響を与えられるような方法があるとは考え難い。たとえば、ある一種類の腸内細菌が、自分たちが主食としている食物を私たち宿主が好んで食べるように仕向けていたとしても、同じ食物を食べる他の細菌も必然的に利益を得ることになり、それでは競争上の優位性を保てない。[81]

腸内マイクロバイオームが私たちの精神状態に間接的に作用しているとしたら、仲介者として考えられる候補は免疫系である。なぜなら、体内のすべてのことに免疫系が深く絡んでいるからだ。実際に私たちは、免疫系の活動によって憂うつな気分が引き起こされることがあるのを知っている。風邪気味のときや発熱したときに誰もが体験することだ。まだわかっていないこともたくさんあるが、一つ明らかなのは、うつ病、不安症、その他の精神衛生上の問題を治療する方法に「誰にでも当てはまる」方法などほぼ確実に存在しないということだ。おそらく将来的には、マイクロバイオームに基づく介入が役立つこともあるだろう。すでに、精神衛生の向上を謳った生菌配合サプリメントを表す新しい用語——サイコバイオティクス——も登場している。[82]

マイクロバイオームは皮膚、肺、口腔内にも存在する。いずれも腸内のマイクロバイオームに比べると、わかっていることはきわめて少なく、それぞれに独自の宇宙を内包している。また、本章では細菌ばかりを取り上げてきたが、真菌類やウイルス——もちろん常在菌に感染する「ファージ」と呼ばれる種類のウイルスも——など他の種類の微生物まで見渡せば、またしても、私たちが知っていることはあまりに少ない。他の惑星にも生命体は存在するかもしれないが、私たちの体内にも、間違いなく、未知の生命体がいる。彼らの重要性は、議論の余地はあるにせよ、地球外生命体よりもはるかに高い。彼らについて私たちが蓄積している知識は、やがて私たちの人生に莫大な影響を与えることになるだろう。明日、明後日の話ではないが、二二世紀中には間違いなく。

六　章

包括的な遺伝コード

——ホリスティックな医療へ

科学の新たな方向性は、新たな概念よりも新たなツールによって打ち立てられることのほうがはるかに多い。概念に牽引される革命では、古いものが新しい見方で説明されるが、ツールによって牽引される革命では、説明を必要とする新しいものが発見される。

――フリーマン・J・ダイソン『科学の未来を語る』より

一九六〇年代半ば、カリフォルニア工科大学の若き教授だったウィリアム・ドレイアーは、彼の研究室に迎えた最初の大学院生に二つのアドバイスを与えた。一つは、つねに最先端の生物学を実践すること。もう一つは、科学領域を本気で変えたければ、新しいテクノロジーを発明することだった。[1]

学生だったリロイ（リー）・フッドは、この教えを心に刻んだ。彼はすでに新しいアイデアを追求することに深い満足を覚えはじめていて、野心も膨らんでいた。[2]ドレイアーは彼のことを最初は「ちょっと不器用で……かなり負けず嫌いなやつだな」と感じていた。[3]しかし、すべての学生がそうであるように、フッドも成長し、最終的には、彼の研究は指導教授の研究よりもよく知られるようになった。実のところ、この先の五〇年間にヒト生物学分野で起きた多くのことが、フッドの長いキャリアに反映されている。彼には、物事がどこに向かって進んでいるのかを他の人よりも少し早く察知する才能があった。年齢と経験が人から若々しい活力を奪うこともあるが、フッドはそんなこととは無縁のようだ。

ベトナム戦争下の政策の求めに応じて米国立衛生研究所（NIH）で三年を過ごしたあと、一九七〇年、フッドはカリフォルニア工科大学の教授陣に仲間入りした。ハーバード大学かスタンフォード大学に籍を置くことも考えたが、ドレイアーのアドバイスを実現するにはカリフォルニア工科大学が最適だと判断してのことだった。[4] 彼は生物学の最前線に身を置き、そこでどんな新しい種類の装置が大きな反響を呼びそうかを考え、実際にその装置を作製したいと思っていた。そして、生物を作り上げている分子——タンパク質や遺伝子——の化学的解析に時間がかかり、たいてい手作業で行われていることに気づいた。このプロセスを自動化できれば変革が起きる、と彼は考えた。

まずは、すでに多くのことがわかっているタンパク質から着手した。すべてのタンパク質は、アミノ酸と呼ばれる構成単位が独自の配列で鎖状に結合して成り立っている。アミノ酸は二〇種類あるが、それらアミノ酸から人体内でいったいどれだけの種類のタンパク質が作られているのかを、私たちはまだ知らない。確実に二万種類以上はあるだろうが、わずかに違うだけのタンパク質変異体も含めれば、数十億種類に及ぶ可能性もある。[5] どんなタンパク質についても、理解するにはまずそのアミノ酸配列の確定から着手することが多い。配列がわかれば、そのタンパク質が体内で担っている役割についての手がかりが得られる。すでに機能がわかっている別の種類のタンパク質と配列が似ている場合はとくにそうだ。また、タンパク質のアミノ酸配列を同定できれば、そのタンパク質を発現している遺伝子を単離するための重要なステップにもなる。

一九八一年、フッドは同僚たち――なかでも注目すべき研究室メンバーはマイク・ハンカピラー――と共同で、タンパク質のアミノ酸配列を解析するための装置を作製したことを公表した。[6]反応チャンバー内で、タンパク質を構成しているアミノ酸を端から一個ずつ切り離し、それを化学的に同定する仕組みだった。彼らの装置は、既存のどの手法よりも信頼性がはるかに高いことが実証され、間もなく、フッドの研究室は膨大な数の重要サンプル――ホルモン、神経系受容体、血液因子、免疫細胞の分泌物、他多数――の解析依頼を受けるようになった。[7]一九八三年には、プリオンと呼ばれる種類のタンパク質も解析した。[8]ヒトおよび動物にみられるいくつかの神経変性疾患は、プリオンタンパク質の奇形が原因で生じている可能性があり、「狂牛病」として知られるようになった疾患もその一つだったが、なかなか証明されず、当時としては過激な見解だった。タンパク質というのは、遺伝物質を含有する何か――たとえばウイルス――の一部としてしか認識されておらず、タンパク質自体が感染症の原因になり得るとは考えられていなかったのだ。[9]共同研究者であるスタンリー・プルシナーの代理としてプリオンタンパク質のアミノ酸配列を同定したことが、この新たな知見に向けた重要な一歩になり、最終的に彼は一九九七年にノーベル賞を受賞した。[10] 彼らの研究のおかげで、現在では、プリオンタンパク質がヒトの体内に豊富に存在し、奇形プリオンタンパク質が脳内に凝集すると疾患の原因になることがわかっている。しかも、感染力がある。奇形プリオンタンパク質は正常なプリオンタンパク質の形状を歪ませるきっかけを作って新たな感染性粒子を生み出し、その連鎖反応によって疾患を伝播《でんぱ》させるのだ。[11]

この先進的な科学の重要性は明らかだったが、フッドがこのタンパク質解析装置を――他の装置のビジョンと一緒に――企業に売り込んでも、一九社のうち一社も興味を示さなかった。だが、おそらくこれも驚くべきことではないだろう。新しいツールや薬を先駆的に開発した多くの科学者が、最初のうちは他の人に興味をもってもらえず苦労したと語っている(おそらく、この問題の典型的な例がスティーヴン・サッソンの経験だろう。サッソンは二〇〇九年にバラク・オバマ大統領から米国勲章を授与されていて、そのときに、一緒に勲章を授与されたプルシナーと出会った。一九七五年、サッソンは世界初のポータブル・オールインワン・デジタルカメラを作製し、撮影した写真をテレビ画面に映す方法も発見したが、これをコダック社の上司たちの前で実演したところ、彼らはこの発明品を却下した。彼らには、写真をテレビ画面に映して見たがる人の気持ちが理解できなかったのだ。[12] プルシナーとサッソンはよほど意気投合したようで、プルシナーは自分の自叙伝の冒頭に、サッソンの身に起きたことを書いている)。[13] フッドは、あの当時、企業をその気にさせられなかった理由の一つは、自分のアイデアを売り込む相手を間違えたことにあると考えている。中間管理職ではなく、企業のCEOや創業者に売り込むべきだったのだ。[14]それでも最終的に、サンフランシスコに拠点を置くベンチャーキャピタル企業から創業資金の提供を受け、カリフォルニア工科大学でアプライドバイオシステムズ社という独自の会社を設立した。[15]一九八二年にタンパク質解析装置の販売を開始すると、瞬く間に世界有数のバイオテクノロジー機器企業になった。[16]

フッドの研究室は、どんな栄光にも満足することなく、その後すぐに次の新たな装置——タンパク質合成装置——を生み出した。タンパク質の構成単位であるアミノ酸を、一個ずつ切り落とすのではなく、一個ずつ化学的に結合させて、デザインどおりにタンパク質分子を合成できる装置だ。この装置を使ってフッドの研究チームが最初に合成したものの一つが、通常はHIVによって作られるタンパク質のサンプルだった。このタンパク質の純粋なサンプルが入手可能になったおかげで、このタンパク質の分子構造を解明できるようになり、それがのちに、製薬会社のメルク社がその分子の働きを阻止する化学物質——プロテアーゼ阻害薬——を創る助けになった。[17]この化学物質が抗HIV薬として有用であることもわかった。実際に、一九九六年には、メルク社製と、他にもアボット社製のプロテアーゼ阻害薬が薬として使用されるようになり、AIDS（エイズ）がもはや不治の病ではなく管理可能な病気とみなされるようになる転換点となった。[18]

フッドがドレイアーのアドバイスに従ったのは、明らかに正しかった。新しいテクノロジーによってもたらされる最終的な影響の大きさは、最初の時点で想定された域をはるかに超えていく。まだまだこれからだ。私たちがここまでに考察してきた内容も、フッドの研究室の次の発明に比べれば、色褪《あ》せて見える。

四一歳のときに、フッドはカリフォルニア工科大学の生物学部長になったが、すぐには引き受けず、時間の無駄としか思えないほど多すぎる定例教授会に出席しなくてもよいという条件が認められるのを待ってから、ようやく引き受けた。[19] 彼は研究活動に集中したかったのだ。彼の研究室は六五人の研究者を抱え、大半の大学研究グループの約五倍の規模の大所帯に成長していた。ある研究室メンバーは、「外部の人から見れば、私たちは地上を焼き払うために編成された大きな部隊のように見えるようですが、実際には、好き勝手な方向に無秩序に動き回るアメーバのほうが近いですね」と言っている。[20] 一九八二年、フッドは、それぞれに異なる分野の専門知識を有するメンバーを集めて小さなチームを作り、あるミッションを与えた。遺伝子の配列を解読する装置を作製するというミッションだ。工学者のマイク・ハンカピラーは、フッドの研究室で長年研究してきた。彼の弟のティム・ハンカピラーは、当時、フッドの研究室の大学院生で、コンピュータに精通していた。このチームのために特別に採用された化学者のロイド・スミスは、レーザーに詳しかった。そこに、関連分野の生物学を知るフッド本人が加わった。[21]

遺伝子は、アデニン（A）、チミン（T）、グアニン（G）、シトシン（C）という四つの構成単位［訳注：それぞれに異なる塩基をもつ四種類のヌクレオチド］が化学的に結合したDNA鎖でできている。本質的には、遺伝子はひと続きのDNA――A、T、G、Cが任意の順序でひも状に連なったもの――であり、それが、たとえば、ある種類のタンパク質分子を細胞に作らせるといったような生物学的な指令になっている。つまり、遺伝子の配列決定とは、DNAの構成単位の並び順を決定するプロセスのことだ。このプロセスは、ある遺伝子が何をしているのかを理解し、遺伝子にはどのような個人差があるのかを理解し、さらには遺伝学の分野全体を理解するために、きわめて重要である。

この数年前には、英国人生化学者のフレデリック・サンガーが遺伝子配列を手作業で決定するプロセスを考案していた。[22] 彼の手法では、標的遺伝子を――全長ではなくランダムに生成した個々に異なる長さの断片になるように――何度も複製する。ポリメラーゼ連鎖反応（PCR）と呼ばれる化学的プロセスを用いると、各DNA断片の正しい配列に従って構成単位が一つずつ追加され、複製DNAが伸長されていく。サンガーは、この反応の試験管に、通常とは異なるバージョンの四種類の構成単位――放射性同位元素で標識され、かつ、PCR反応を停止させるような小さな修飾を化学構造に付加されたA、T、G、C――を少量ずつ添加した。PCR反応中に通常の構成単位ではなく標識された構成単位がたまたま取り込まれると、そこで反応が停止し、複製DNAはそれ以上伸長されなくなるため、末端に一つだけ標識された構成単位を含有するDNA断片が出来上がる。この状態で、標識された構成単位より先に追加されていた構成単位の数を数えれば、標識された構成単位が標的遺伝子の全長のうちの何番目に位置しているのかが確認できる。たとえば、構成単位一〇個分の長さのDNA断片の末端に付加されているのが標識されたAであれば、標的遺伝子の全配列のうちの一〇番目の文字がAであるとわかる。別のDNA断片では、一一番目の構成単位がTであるとわかり、また別のDNA断片では……。こうして十分な数のDNA断片から情報を集めれば、最終的に全配列が確認できる。実際には、大きな板状のアクリルアミドゲルの片端からPCR反応後の反応液を流し込み、ゲルの両端に電圧をかけて電気泳動と呼ばれる手法を用いる。すると、反応液中のDNA断片が電場の力でゲルのなかを移動し、最終的に移動した距離からDNA断片の長さがわかる。つまり、このゲルから現像した写真の表面に現れる筋状の黒い染みが、全配列における各構成単位の位置を表していることになる。実に独創的な手法であり、サンガーはこの功績でノーベル賞を受賞した[23]。しかし、この手法は時間がかかり、面倒で、完全に信頼できるものでもない。このプロセスを自動化すれば変革が起きることを、フッドは知っていた。

フッドがチームを招集してから三週間も経たないうちに、彼らは、DNAの構成単位を放射性同位元素ではなく蛍光色素で標識すれば、レーザー光を用いて光らせることができることに気づいた[24]。これが誰のアイデアだったのかを特定するのは難しい。偉大なアイデアの多くがそうであるように、このアイデアも会話のなかで生まれたからだ。このチームの化学担当だったスミスは、のちに、「どうやって思いついたのか正確にはわからないが、どこからともなく、四色の色素を使うアイデアが湧いてきた」のだと語った[25]。いずれにしても、思いつくのは簡単だ。アイデアは一瞬だったが、実現には三年かかった。DNAに色素を付加するための最適な化学反応を考え、目的に合う最適な色素の種類を検証し、蛍光色素の色を読み取る装置を設計し、生データを遺伝子配列に変換するためのアルゴリズムを開発しなければならず、他にもすべきことがたくさんあった。一九八六年にようやく、フッドのチームは世界初のDNA配列自動解析装置（シークエンサー）を発表した。[26] 記者会見の席でフッドは、この装置は、がんから嚢胞性線維症に至るまで、数多くの疾患について、私たちの理解に莫大な影響を与えることになると述べた。[27] 大げさに聞こえたかもしれないが、実際に、彼は間違っていなかった。

記者会見のあと、チームメンバーのなかには腹を立てる者もいた。フッドが他のメンバーの名前を一切出さなかったので、彼一人の手柄であるかのように思われてもおかしくなかったからだ。[28] もう一つ問題だったのは、フッドの研究室にある装置は、実際には試作機にすぎなかったことだ。信頼性の高い製品を製造するには、アプライドバイオシステムズ社はあらゆる種類の技術的問題を解決し、ハードウェアだけでなく、化学反応過程も改善しなければならなかった。フッド自身も、自分が本当に作りたいのは「フェラーリ」だが、彼の研究室のシークエンサーは「フォード・モデルA」だと言っていた。[29] 結局のところ、DNAシークエンサーを作り上げるには、あらゆるスキルと経験をもつ多くの人の協力が必要であり、その開発は、その後、何十年も継続された。

フッドの記者会見の少し前、一九八五年五月二四日、カリフォルニア州サンタクルーズに十数人の科学者が集まり、ヒト一人の全ゲノムを構成している約三〇億個のDNA構成単位すべての配列を解読する計画について議論していた。[30] フッドも、ノーベル賞受賞者のウォルター・ギルバートや未来のノーベル賞受賞者であるジョン・サルストンとともに、その場にいた。[31] DNAシークエンサーについて語るフッドの言葉に全員で耳を傾けるうちに、最初は懐疑的だったその場の空気が、この計画は実行可能だという自信に満ちた空気に変わった。[32] 実行可能となれば、次に問題になるのは、実行する価値があるかどうかだ。「まさに白熱の議論だった」とフッドは回想している。[33] フッド自身も、これは「ヒトの生理学と発生のすべてに関わる暗号コード」なのだから実行すべきだと主張し、一歩も譲らなかった。[34] そうはいっても、ゲノムの個人差を把握する難しさについては誰もが認めていたが、それでも、まずは、ヒトゲノムがどれほど多様であるかを知るためにも、基準となる参照配列が必要だった（最終的には、参照ヒトゲノムは複数のボランティアから導き出され、現在では、個人のゲノムと参照ゲノムを比較すると、一般的に、総計三〇億個の構成単位のうち四〇〇万〜五〇〇万ヵ所に違いがみられることがわかっている）。[35] また、ヒトゲノムはいつの日か必ず解読されるに違いないし、一度やれば済む話なのに、なぜ今やらないのか？　という意見もあった。[36]

その年の後半に開催された、より公式な科学シンポジウムの場で、ギルバートは改めてこのアイデアを支持した。その際に彼が示した費用の見積もりに、聴衆は騒然とした。三〇億ドルの費用が見込まれていたのだ。米国の生物学に対する予算の全額がたった一つのプロジェクトに注ぎ込まれるのではないかと心配する声もあがった。他の科学領域は巨大プロジェクト——天文学はハッブル宇宙望遠鏡、物理学は粒子加速器——に慣れていたが、生物学はまだ小規模チームによる研究が主流だった。

また、多くの科学者が、ヒトゲノムの大部分はいわゆる「ジャンク（ごみ）DNA」である、すなわち、タンパク質を作るための指令を含んでいないように見える、と主張していて、ヒトゲノムの全配列を解読するという点を疑問視していた。だが幸いなことに、先見の明のある科学者もいて、彼らは、謎に包まれている部分があるからといって、その部分が無用とは限らないことに気づいていた。実のところ、ヒトゲノムの九八パーセントは典型的な形ではタンパク質をコードしていないが、その代わり、そこには別の形で無数のお宝が隠されていることが今ではわかっている。たとえば、体内のさまざまな細胞や組織で必要に応じてゲノムの他の部分のオン／オフを切り替えるスイッチになっていることもある。二〇二〇年には、ジャンクDNA、もしくは「ダーク（暗黒）」DNAだと思われていたゲノム領域に数百もの低分子タンパク質がコードされていることが明らかにされた。[37]それらのタンパク質については、まだほとんど理解が進んでいないものの、ヒトの健康や疾患において重要な役割を担っているのはほぼ間違いない。

フッドの推定では、当初は生物学者の約八〇パーセントがヒトゲノムの解読に反対していた。[38]彼が言うには、NIHでさえ、このプロジェクトに反対していたそうだ。[39]それにもかかわらず、議会は興味を示した。ジェームズ・ワトソンなどの著名人からなる諮問委員会で議論が重ねられたすえに、一九九〇年一〇月、ヒトゲノム・プロジェクトは正式に発足した。すべての生物学者がこの知らせを喜んで迎えたわけではなかった。ニューヨーク・タイムズ紙の記事には、「太った猫にクリーム（現金）を全部もっていかれて、私はここで飢え死にしそうだ」という若手科学者の言葉が書かれていた。[40]

その頃、フッドはトラブルに見舞われていた。通常より大規模な研究室を運営し、研究を推進するために世界中を飛び回って研究費を集める彼のスタイルに、カリフォルニア工科大学の教授陣から異を唱える声があがっていたのだ。「彼らは私の研究室が大所帯であることを嫌っていましたが、必要とされるさまざまなことを全部するには、大所帯でなければやっていけませんでした」とフッドは振り返った。[41] だが、一九九〇年、彼の研究チームの一人が論文掲載された結果の一部を捏造《ねつぞう》していたことが発覚した際に、そのような事情は何の助けにもならなかった。フッドの研究室は、一つの研究を除いて、すべて停止された。最終的に、フッド自身は不正に関わっていないことがわかり、のちのノーベル賞受賞者であるジェームズ・アリソンを含む数名の科学者が彼を支援するために集まり、何よりもまず、問題を一掃するために速やかに動いてくれた。[42] とはいえ、フッドはこの騒動による影響を被り、他の研究機関からは、彼も今なら異動を考えるのではないかと目されていた。

そんななか、シアトルのワシントン大学の学部長が、あるフットボールの試合観戦中にマイクロソフト社の創業者ビル・ゲイツにフッドのことを話した。[43] それから、その学部長は、フッドにシアトルで全三回の講座を開講してほしいと依頼し、その講座の出席者としてゲイツを招待した。学部長の作戦はうまくいった。フッドとゲイツは夕食の席で三時間にわたって科学について議論し、それから間もなく、ゲイツはフッドがワシントン大学で教授職に就くにあたっての資金援助を申し出た。[44] こうしてフッドは、一九九二年にワシントン大学に移り、この異動後に再び時代の寵児《ちょうじ》となる。

フッドも、他の研究者たちも、生物学が大きな転換期を迎えていることに気づいていた。生物の構成要素――遺伝子やタンパク質など――の同定に成功した、もしくは成功しつつあったことにより、新たな課題が浮上していた。このような多種多様な「部品」が、いったいどのように組み合わさって、細胞や器官、あるいは一人の人間という「全体」を作り上げているのか？　この問いは、物事の本質をかなり単刀直入に突いているように思えるが、フッドの見解では、この問いに答えるには、生物学の研究のあり方そのものを根本的に変える必要があった。生物が何でできているのかを調べるために生物をバラバラに分解するような研究であれば、個人や小規模チームでも実施できる。しかし、多種多様な部品同士の相互作用――動態、ネットワーク、フィードバックループ――のあり方を理解するには、分野をまたぐ新しいレベルの学際的協力が必要になる、とフッドは主張した。生物学者、コンピュータ科学者、数学者が協力し合って一緒に研究する必要があるのだ。

フッドはこの件について自分の見解を述べる際に、インドの寓話をよく引き合いに出していた。ゾウに遭遇したことのない六人の盲目の男がゾウに初めて遭遇する話だ。一人目は手を伸ばしてゾウの脇腹を触り、「壁のようだ」と言った。二人目はゾウの牙を触り、「いやいや、そんなはずはない。これは槍《やり》だよ」と言った。三人目はゾウの鼻を触り、「蛇だ」と言った。四人目はゾウの脚を触り、「樹木に違いない」と言った。五人目はゾウの耳を触り、「扇だ」と言った。最後に、六人目はゾウの尻尾に触り、「ロープだよ」と言った。六人の盲目の男たちは議論し、やがて喧嘩《けんか》を始めた。

細胞とは何か、疾患とは何か、その真の姿を解明するためにフッドが掲げるホリスティックな（全体論的）アプローチとは、個々の部品ではなく、システム全体を理解しようとするもので、「システム生物学」と呼ばれるようになった。このアイデアは、当時も今もいくぶん曖昧で、しかも当初からまったくの新しい考えというわけではなかった。フッド自身もすんなり認めているとおり、コンピュータ上で生物学的プロセスを研究するというアイデアは、コンピュータの歴史と同じくらい古くからあった。[45] フッドはただ、そのアイデアを支持したのだ。コミュニティの議題のトップに押し上げ、人々の念頭に深く刻んだ。二〇〇〇年には、彼はシアトルを拠点にシステム生物学研究所を共同で起ち上げた。もちろん、その起ち上げには、たくさんの駆け引きや騒動を要した。フッドは、自分が共同創業者となった企業からの収益、受賞賞金、特許料など、私財を数百万ドル投じた。[46] 間もなく、システム生物学は至るところでもてはやされるようになった。たとえば二〇〇七年には、英国の複数の大学によって出される報告書で、システム生物学への三二五万ポンドの投資が推奨されていた。[47]

フッドにとっては、どれもこれも——DNAシークエンサーの開発から、ヒトゲノム・プロジェクト、システム生物学の台頭まで——すべては疾患への新しい取り組み方につながっている。彼はこれを「P4医療」と呼ぶ。予測（Predictive）、予防（Preventive）、個別化（Personalized）、参加型（Participatory）の頭文字だ。「医療の未来は、過去に私たちが経験してきたものとはまったく違ったものになる」と、フッドは二〇一八年九月の科学学会で述べている。[48] 彼の主張によれば、検査能力やコンピュータ性能の急上昇によって、私たち全員が、個別化された生物学的データや医療データからなる高密度の「クラウド」をオンラインで利用できるようになり、どこからでもアクセス可能になり、私たちの体の健康状態を精密に検査して明らかにできるようになる。

このアイデアの予備研究では、フッドはNIHから研究費を取得できなかったが、何とも彼らしいことに、慈善目的の寄付を募ることによって自前で十分な資金を調達し、研究を推し進めた。一〇八人の全ゲノム配列を解読し、彼らの血液、唾液、尿、糞便のサンプルを三ヵ月ごとに分析した（このプロジェクトは、前章に登場したエリナフとセガールの研究にどこか似ているが、フッドのチームのほうがより幅広い健康問題について調べている）。フッドは各個人のために作成するデータクラウドのことを、人々の健康について前例のないほど深く洞察するダイビングのようなものだと表現し、ハッブル宇宙望遠鏡が宇宙にとってそうであったように、私たちの体についての天啓となると述べている。[49] 誰もが、自分の健康状態の改善方法について推奨を受けられる。フッド自身も参加していて、ビタミンDを吸収する力が低下しているので摂取量を増やすべきだと知った。このアドバイスがなければ、骨粗鬆症《しょう》かアルツハイマー病になっていた可能性が高いと彼は考えている。[50]

この高額な予備研究で同定される問題の大部分は標準的な健康診断でも検出できるものだ、と主張する声もある。これに対してフッドは、統合されるデータが多ければ多いほど、結果の有用性は高度に洗練されていくと反論している。個人のデータクラウドをより注意深く読めるようになっていけば、個人が健康でいるためにすべきことについて、思いがけない事実がわかるようになる、と彼は主張する。二〇世紀の医療は、病気になってから病気と闘う努力をしていたが、二一世紀の医療は、病気になる前に病気を見つけることに焦点を当てることになるのだと言う。[51] 少なくとも、ある一面において、彼は正しい。データの取得はどんどん簡単になってきている。かつては一年がかりで一億ドルかけてヒトゲノムを解読していた。それが今では数百ドルもかからず、わずか一日で解読できる。

二〇一五年、フッドは個人の遺伝子、糞便、血液、唾液を分析して健康状態についてのレポートを返信する事業を行うアライバル社の共同創業者になった。しかし、数多くの検査を実施するための費用――数千ドル――は、人々が快く支払う額よりも高く、この会社は四年後に破産した。[52] だが、このアイデアの大枠は別の場所で形になった。もう一人のゲノムの先駆者クレイグ・ベンターが共同創業者となったヒューマン・ロンジェビティ社もまた、遺伝子の配列決定と他の一連の検査を用いて、健康上の問題の早期検出を目指している。[53] トゥエンティスリー・アンド・ミー（23andMe）社のような遺伝子検査会社は、自分の健康や祖先について知りたがっている何百万人もの人々とすでに契約を結んでいる。誤解のないように言っておくが、他にもフッドと似たアイデアを思いついた人は大勢いた。しかし、並みいる科学者のなかで、フッドがリーダー的な存在の一人だったのは確かだ。今や、人体の遺伝学的な設計図が手に入り、無数の企業がその使い道を追い求めている。私たちがここまで到達できたのは、彼らがリードしてくれたおかげである。誰の人生も、数ページをすっ飛ばすような勢いで進んでいくものだが、フッドの人生も展開がとにかく速かった。その結果、生物学、なかでも遺伝子について、膨大な量の情報が集積され、今もさらに蓄積されつつある。私たちはそれらすべての情報が何を意味するのかを理解し、私たちは何者なのか、私たちは今後どのように生きていくのかを探究するために、その方法を見つけ出さなければならない。

まったく同一の遺伝子をもつ二人――一卵性双生児――であっても、まったく同じ人間ではない。誰もがみな、遺伝子セットだけでは説明できない存在なのだ。それでも、私たちの何かしらは、遺伝学的に継承される。それが何であるかを定義するのは難しくても、誰にでもある程度は、もって生まれた性質というものがある。だからこそ遺伝学は、人類が太古の昔から議論してきたこと――生まれか育ちか――に決着をつける旅の入り口として、長らく待ち望まれていた。このお決まりの議論は、私たちの個性、人格、同一性について理解するための中核をなす。遺伝学によって、少なくとも、何が遺伝し、何が遺伝しないのかが明らかにされるはずだと期待されていた。しかし、フッドや他の多くの科学者の研究のおかげで明らかにされた現実は、期待された答えとは違っていた。遺伝について深く調べるほどに、物事は複雑さを増していく。

個人の性格や特徴を遺伝子コードのなかに見出すのは、とくに難しいことがわかった。たとえば、知能もそうだ。四章で取り上げたとおり、知能とは何なのか、どのように測定すればいいのかを知るには、大きな問題がある。IQテストのスコアや学業成績など、狭義で定義できたとしても、そのような測定値に大きく影響する遺伝子変異（特異的な疾患は別として）を発見しなければならない。どちらかというと、数百種類もの遺伝子変異がそれぞれにちょっとずつ影響しているように思える。[54] これはつまり、「知能」のような特性は、単純な形ではコードされていないということだ。たくさんの可変性をもつコードシステムだからこそ、こんなにも莫大な多様性と繊細さが生み出されたのだ。

そしてこれが、ヒトへの遺伝子介入を考えようとしても恐ろしいほど複雑になってしまう原因になっている。二章ですでに見てきたように、体外受精（IVF）、胚の遺伝子検査、CRISPR関連の遺伝子編集ツールなど、今では、疾患の原因になる遺伝子という重荷が子どもたちに受け継がれないようにするために使用できるテクノロジーが存在する。CRISPRの先駆者であるジェニファー・ダウドナは、「私たちは遺伝子疾患の終焉《しゅうえん》の始まりに近づいているのかもしれません」と言っていた。[55] しかし、遺伝学の複雑さは、技術的な問題はさておき、いくつかの遺伝子変異のセットを選択的に単一の胚に含ませることができた場合に、他の介入の場合と同じように、ほぼ間違いなく、他の特性にも意図せぬ影響が出ることを意味している。結果的に引き起こされる連鎖的な影響の範囲はほとんど無限に広がっていき、推測するのは不可能だ。これはつまり、胚を選別したり改変したりして「知能」などの特性をもたせることなど、とてもできそうにないということでもある。なぜなら、たとえ定義できたとしても、そのような特性は単純な形では遺伝子に書き込まれていないからだ。

一方で、遺伝学の影響――フッドが開拓を後押ししたビッグデータ解析と組み合わせて――が最も色濃く感じられるのは、もしかしたら、がん治療の分野かもしれない。二〇一三年、映画スターのアンジェリーナ・ジョリーは、両乳房を切除するに至った経緯と理由について記事を書き、ニューヨーク・タイムズ紙に掲載した。ジョリーは母親、祖母、叔母を乳がんで亡くしている。遺伝子検査の結果、彼女自身も*BRCA1*として知られる特定の遺伝子に変異があり、八七パーセントの確率で乳がんを発症することがわかった。「これで私は子どもたちに、私が乳がんで亡くなることを心配する必要はないと伝えることができます」「私は強い気持ちで決断し、女性らしさを少しも失うことなく、自信が得られたように感じています」と彼女は書いている。[56] この記事はメディアの報道を加熱させ、大勢の人に遺伝子検査の存在と意義を気づかせる大きな転機となった。その後、二〇一五年、ジョリーはさらに、卵巣がんのリスク軽減のために卵巣と卵管の切除術を受けた。切除術の少し前に受けた血液検査で炎症マーカーがみられ、がんの早期前兆の可能性があると言われたのだ。このときも、彼女は自分の体験を記事にしてニューヨーク・タイムズ紙に掲載し、「このような決断を下すのは簡単ではありません。しかし、健康上の問題を管理し、真正面から取り組むことは可能です」と書いている。[57]

がんの発症は、体内に侵入したウイルスや細菌によって感染症が発症するときのように何か一つのことや突発的な出来事がきっかけになることは、めったにない。むしろ、がんの特徴である制御不能な増殖細胞の集団は、生まれと育ちの両方が複雑に絡み合って、いつの間にか生じるものだ。私たちはみな、たとえば、喫煙が肺がんの原因になることに気づいている。[58] それでも、生涯を通じて喫煙していないながら肺がんを発症しない人もたくさんいる。これはつまり、他にも多くの交絡因子が存在することを意味している。同様に、あらゆる種類の食品ががんと関連づけられて、幾度となくニュースの見出しを賑わせてきたが、それでも、大部分の研究は依然として解釈がきわめて難しく、行政機関も保健機関もはっきりと断定できるようなアドバイスを提供できずにいる。ガイドラインは重要だ――それに、禁煙の推奨は確かに良いアドバイスである――が、がんに関する最近の発見からわかってきたことは、これまで見てきたとおり、すべきことと、してはいけないことの単純な羅列ではない。

個人のがんリスク（表現型の高い発現率）に大きく影響する遺伝子が最初に同定されたのは、一九八六年のことだ。*RB1* と呼ばれる遺伝子の変異と、まれな小児眼腫瘍との関連が明らかにされた。[59] 一九八七年以降、この遺伝子の解析が患者に提供されるようになり、すぐに明らかな影響があった。リスクのある小児に対してスクリーニング検査が行われ、検査結果が陰性であっても、麻酔下での精密検査が行われるようになった。[60] 一九九〇年代を通して、他にも特定のがんへの罹りやすさと関連する遺伝子が数多く同定され、*BRCA1* と *BRCA2*（それぞれ breast cancer（乳がん）1 と breast cancer 2 の略で、たいてい「ブラッカ・ワン」「ブラッカ・ツー」と呼ばれる）という二つの遺伝子と乳がんとの関連も確認された。この二つの遺伝子のうちの一つに問題のある変異を受け継いだ女性は、約七〇パーセントの確率で八〇歳になる前に乳がんを発症するが、リスクの正確な程度は、家族歴や他の因子によっても左右される。[61] アンジェリーナ・ジョリーの家族内のがん有病率が彼女のリスクを高めた理由もこれである。

乳がん患者で *BRCA1* または *BRCA2* の変異が確認された場合、その影響はさまざまな形で彼女たちの人生に及ぶ。がんの塊を除去する手術を受ける代わりに、ジョリーのように、乳腺切除術を選択して片方または両方の乳房を除去する場合もある。また、ジョリーがしたように、さらなる手術を受けて、通常より高い卵巣がんのリスクを軽減させる選択肢もある。その場合、患者たちは特別な種類の薬物治療の提案を受けていることが多い。状況によっては、*BRCA1* または *BRCA2* の変異の保因者は、問題が子どもたちに遺伝しないように、体外受精（IVF）後に胚のスクリーニング検査を受けることも選択できる。もちろん、患者と同じリスクを受け継いでいる可能性がある患者の家族も、無関係ではいられない。

アンジェリーナ・ジョリーの場合も、例外ではなかった。疾患の原因となる*BRCA1*またはBRCA2の変異がみられる割合は約四〇〇人に一人だ。しかも、*BRCA1*または*BRCA2*の変異が原因で発症する乳がんは、乳がんの全症例のうちのほんの一部、約五パーセントでしかない。[62] 他の遺伝子変異も乳がんに関連しているが、それらは症例がより珍しく、*BRCA1*または*BRCA2*に比べると、個人のリスクへの影響が小さい。全般的に、受け継がれたがんリスクの程度は、がんの種類に大いに依存する。乳がんはこの点に関して、きわめて典型的であり、症例の約一〇パーセントに、受け継がれた遺伝子と家族歴が関連している。これはつまり、がんを発症する患者の大部分は、がんの罹りやすさを出生時に予測できないということだ。そしてそれは、乳がん患者の大多数については、がんに対するリスクの高さが子どもには受け継がれないということだ。それでも、たとえばウイルス感染によって引き起こされるがんは例外だが、ほとんどのがんの始まりは遺伝学的である。親から受け継いだ結果ではなく、自分の人生を歩んでいるあいだにその人の細胞が遺伝子変異を獲得した結果として、発症する。これは、次のような流れで起きる。

細胞が分裂するたびに、新たに形成される娘細胞は、親細胞とはほんのわずかに異なるDNAを獲得する。これは、親細胞のDNAがコピーされるときに、酵素の関与によって時々誤った構成単位が挿入されるからだ。多くの場合、そのような誤りは検知され——たとえば二本のDNA鎖が正しく嚙み合わず、二重らせん構造が適切に形成されないため——他の酵素によって修正される。しかし、このような「DNA修復」と呼ばれるチェック機構も完璧ではないため、誤りによる変化が残って持続することもある。たとえば、配列中のどこかで、AがGに置き換わってしまったりするわけだ。大まかに言えば、細胞分裂のたびに、三〇億個の構成単位からなるDNA鎖では約一〇文字が変異する。ほとんどの場合、このような変異は何の影響も及ぼさない。しかし時には、たとえば、遺伝子が適切に機能しなくなるような変異が生じる可能性もある。[63] 変異によっては、ある遺伝子を過剰発現させて大量のタンパク質を産生したり、異常な活性をもつ変異型タンパク質を産生したりすることもある。時間が経つにつれ、変異が蓄積し、それが細胞分裂中の細胞の正常な制御を失わせ、細胞を過剰に増殖させ、そして、がん化することもある。がんの種類によっては他の種類のがんより発生頻度が高いものもある。たとえば、肺がんは脳がんよりも発生頻度が高い。この理由として、肺のように組織や器官の細胞のターンオーバーがごく頻繁に行われる場合は、がん性変異がより蓄積しやすいから、という説が提唱されている。[64] 変異の発生率は、たとえば、タバコの喫煙、紫外線、特定の化学物質によって高まる。これは、喫煙、紫外線、特定の化学物質ががん発症率を高めるといわれている理由の一つでもある。

こうした理由から、患者のがん細胞の遺伝子解析は治療に直接役立つことが多い。一つ例をあげると、肺がん患者のがん細胞に *EGFR*（上皮増殖因子受容体）遺伝子の変異が見つかった場合、要求に応答して活性化するのではなく、持続的に活性な状態の EGFR タンパク質変異体が産生されていることを意味するため、[65] *EGFR* 阻害薬と呼ばれる薬物を用いた治療に反応する可能性が高い。[66] 二〇二〇年には、七四四拠点の研究センターに所属する研究者らが参画するコンソーシアムが、二六〇〇例を超えるがんサンプルの遺伝子配列を報告した。[67] 高性能なクラウドコンピューティング、テラバイトに及ぶデータ、数多くのアルゴリズムによって、前例のないほど綿密で詳細な解析が実施された。それまでのがん研究とは異なり、かつて「ジャンク（ごみ）」と呼ばれた部分も含めた全ゲノムが解析された。その結果、がんと関連する配列が数ヵ所、新たに発見された。平均すると、どの患者のがんにも四、五個の「ドライバー変異」――特別な増殖能を細胞に与えてがん化を直接的に促進するようなゲノムの変化――が含まれていた。他の多くの変異は、がんを直接的には駆動しないが、がんに付随して生じ、その生じ方にいくつかパターンがあるため、診断に使える可能性があった。そのような変異は「パッセンジャー変異」として分類された。[68] おそらく最も重要なのは、この膨大な情報から、がん発生の軌跡――遺伝子変異が生じる順番――が推測され、計算上、いくつかの変異はがんの診断が臨床的に明らかになるよりかなり前に生じていたことだ。つまり、私たちの細胞の内部に、がんの始まりを告げる明らかな証拠となるメッセージが隠されていたのだ。

研究されたすべてのがんのうちの約半数では、がん発生中の早期の変異がわずか九個の遺伝子で同定されていた。[69] 理論上、これらの変異を発生してすぐに検知できれば、実際に発症するより何年も――もしかしたら何十年も――早くにがんのリスクを診断できることになる。現在は不可能だが、このアイデアは真剣に受け止められている。そのような変異を検知できそうな方法の一つが、血液中に浮遊しながら循環しているDNA断片の解析である。

ヒトの血液中に遺伝物質が浮遊していることは、一九四八年ごろから知られていたが、それを解析できるほど十分な感度をもつテクノロジーを私たちが備えるようになったのは、比較的最近のことだ。一聞すると、この解析によって個人の遺伝学的な健康状態をいつでもモニタリングできそうに思える。問題は、この遺伝物質がどこで生じたものなのかが完全には理解されていないことだ。そのため、何をモニタリングしているのかも完全にはわかっていないことになる。がん患者の場合、血液中の循環DNA濃度が高まっていることが多い。おそらく、がん細胞が免疫系によって殺された結果か、がん細胞の自然なターンオーバーの一環として一部の細胞が他の細胞に置き換わるために死滅した結果だろう。このような場合、がん由来の循環DNAは血中浮遊DNA全体のごく一部にすぎないことも多いが、それでも、診断ツールとして利用可能な変異を含んでいる。たとえば、「非小細胞肺がん」として知られる特定の種類の肺がんの場合、*EGFR* 遺伝子の変異の有無を血中循環DNAで検出できる。[70] 将来的には、血中遊離DNAの解析の感度は高まるだろう。最終的に発症前のがんを検出できるようになるかどうかは何とも言えないが、可能性はある。

検討されているアイデアは他にもたくさんある。細胞から分泌されて血液中を循環している遺伝子とタンパク質の微小なパケット――一章で紹介した細胞から放出されるいろいろな小胞――にも、がん発生のメッセージが含まれているかもしれない。[71] そのような事例は動物ではすでに示されている。膵《すい》がんに罹りやすい状態のマウスでは、ＭＲＩスキャンで検出可能になる前に、小胞マーカーによって、問題を明らかにすることができた。[72] これと同じマーカーがヒトの膵がん患者の小胞にも存在し、その血中濃度は「腫瘍負荷」——全身の腫瘍組織量——と相関する。そのため、細胞由来の小胞が体内で何をしているのかについては根本的な疑問が数多く残されてはいるものの、健康に関する診断法としては利用できる可能性があり、ひょっとすると、完全に発症する前にがんや他の病気を検出できるかもしれない。[73]

三章で考察したように血液細胞を一個ずつ詳細に解析できれば、ここでも役立つ可能性がある。一部の免疫細胞は、ＤＮＡに損傷を受けた細胞に対して（がん細胞に対するのと同じように）反応する。ＤＮＡ損傷を受けた細胞では、細胞表面の特徴がわずかに調整され、結果的に、検出されやすくなるようだ。具体的に何がどれくらい早期に診断可能なのかはわからないが、またしても、動物ではそのような診断が可能であることを示すエビデンスが存在する。マウスでは、免疫細胞からの分泌物の濃度をモニタリングすることによって、腫瘍の再発をきわめて早期に検出することができた。[74]

マイクロバイオームも、がんや他の病気を早期に知らせてくれる可能性がある。それは間接的な徴候——がんに関連して他の変化が体に生じた結果——かもしれないが、個人の腸内微生物の構成内容自体が、ある種類のがんの発症しやすさに関連していることを示すエビデンスがある。[75] また、個人の腸内マイクロバイオームは、がん治療法を導く情報源にもなる。[76] たとえば、患者の腸内マイクロバイオームの構成内容に基づいて、ある特定の免疫療法に反応を示す可能性の高い患者を同定することができる。[77] さらに、マウスでは、一菌株の混合細菌をマイクロバイオームに定着させることで、特定の種類のがん免疫療法の予後を改善させることができた。[78]

実のところ、こうした可能性はすべて、ほぼ全種類の疾患の診断や治療にも同じように当てはまる。単一の遺伝子変異が疾患の直接の原因になっていることはごくまれだが、遺伝子の変異は、ほぼすべての病気に対する私たち一人ひとりの罹患しやすさを高めたり低めたりしている。[79] 前章で見てきたとおり、マイクロバイオームの構成内容は、数多くの疾患と関連づけられている。エクソソームと血中循環DNAについては、まだあまり研究されていないが、健康と疾患の状態によってさまざまに変化する可能性が高い。

健康状態のモニタリングと疾患の検出に関しては、たとえば、呼気や手の平の汗を解析する案や、スマートフォンの画面のタッチの仕方からうつ傾向を判定するアプリなど、他にもさらに幅広いアイデアが数多く提案されている。[80] このような手法が医療の現場でどのくらい安定的に通用するのかは、まだこれから適切に管理された治験での検証を要する。人々の体も行動も生まれつき多様なのだから、なおさらだ。おそらく、有用なアプローチがあるとすれば、個人についての経時的なデータを十分に収集し、正常な体の機能のベースラインを確定することによって、ベースラインからの変化を検知できるようにする手法だろう。[81] 大小さまざまな企業が、すでにその探求に乗り出しており、あらゆる種類の予測的医療がブームの兆しを見せている。

その一方で、包括的な全体像も見えはじめた。私たちは誰もが唯一無二の存在であり、遺伝子と育てられ方だけでなく、何を食べたか、いつ食べたか、どれくらい眠ったか、どれくらい運動したか、どれほどのストレスを感じたか、汚染物質、花粉、細菌への曝露、その他の無数の影響から生じた特性の組み合わせで成り立っている。そのような深遠な個性をすべて除けば、疾患のたびに繰り返しみられるパターンが見えてくる。そのようなパターンの数は限られており、疾患に対処するための新たなフレームを与えてくれる。たとえば、私たちはがんについて、すべきことと、してはいけないことを羅列するような単純思考に慣れきっている。喫煙するな、日焼け止めを塗れ、これをもっと食べろ、あれを食べる量を減らせ、という具合に。しかし、がんについても他の疾患についても、別の考え方をする必要性が——発症する確率の観点から考える必要性が——ますます高まっている。事実上、先述のような人体を解析する新しい手法はすべて、アンジェリーナ・ジョリーに行動を起こさせたような種類の情報——個人レベルのリスクに関する情報——を人々に提供することで、人々に決定権を与えることになる。

私たちは自身について、かつてないほど詳細な知識を得ることで、解き放たれ、力を得たように感じるかもしれない。だがしかし、発症確率を評価するのは難しい。二〇一五年にジョリーが取った行動は、私たち全員が直面している状況をよく説明している。かつてないほど膨大な量の個人的な生物学的情報を提示されることで、私たちは数多くの難しい決断を迫られることになるのだ。今後二〇年のうちに、がん、もしくは他の病気を発症するリスクが五分の一であることを意味する何かが同定された場合に、あなたはそれをどう受け止めるのか？　リスクが四分の一なら、何か違ってくるだろうか？　今後二〇年ではなく、五年のうちだとしたら？　薬物療法にも手術にもそれ相応のリスクがあることを知ったうえで、あなたはどの時点で、予防薬の服用や予防的手術を受ける決心をするのか？　こうした情報は、あなたを被害者のような気分にさせるだろうか？　あなたの自己認識に何か影響するだろうか？

私がこの本を書こうと思ったのは、次のような話がきっかけだった。ルビーが衣料品店のレジで支払いをしていると、携帯電話に着信が入った。電話に出ると、相手は前に一度会ったことのある遺伝子カウンセラーの女性だったので、五分後にかけ直してほしいと頼んだ。支払いを済ませたルビーは車に戻り、一人で着信を待った。先ほどのカウンセラーの声の調子から、どんな知らせなのかは何となく察しがついていた。

一〇分ほどして再び着信があり、遺伝子検査の結果が出たと告げられた。予期していた変異がルビーの遺伝子に見つかったとのことだった。ルビーの父親は結合組織疾患で心臓を患い、三六歳で亡くなっていたが、その死因となった欠陥遺伝子を、ルビーは受け継いでいたのだ。そのような知らせを受けるのに相応《ふさわ》しい状況ではなかったが、とはいえ、他のどんな状況ならよかったのか？　ルビーは、専門医を紹介するとカウンセラーから言われたことをぼんやりと思い出す。子どもたちに検査を受けさせるべきかどうかも考えなければならない。何か質問はあるかとカウンセラーから尋ねられたが、何を言えばいいか考えることもできなかった。通話を切った彼女は、夫に電話して泣いた。何よりも彼女を動揺させたのは、子どもたちにもリスクがあるという考えだった。

それからの数週間、彼女はネットで情報を検索し、論文を読み、まれな遺伝子疾患について患者なりに専門知識を身につけようとした。あまり情報は見つからなかったし、彼女は科学者ではなかったので、どの情報が信頼できるのか、そもそも信頼できる情報があるのかどうかも、判断が難しかった。一つわかったのは、この特定の遺伝子の変異と結合組織疾患との関連が発見されたのは、つい最近だということだ。ほんの数年前にはこの疾患は存在せず、少なくとも病名はなかった。

時間が経つにつれ、詳細が少しわかってきた。実のところ、彼女の家族で遺伝子に特定の変異があるのを実際に確認した人は一人もいなかった。ということは、彼女がその変異を家族の誰から受け継いだのか、あるいは他の原因で変異が生じたのかを確かめることはほぼ不可能だ。彼女が心臓に障害をもつリスクは確かに高まっているが、どの程度のリスクなのかは誰にもわからない。彼女はアンジェリーナ・ジョリーについて知っていた。しかし、ジョリーと自分は違うと感じていた。ジョリーは乳がんを発症する可能性がきわめて高いと告げられていたが、ルビーが置かれた状況はそこまで明確ではなかった。

ルビーが駐車場の車のなかで電話を受けてから、他の専門医を受診するまで、六ヵ月かかった。まず、心臓病専門医を受診し、その後次々に他の専門医を渡り歩いた。専門医に予約を入れても、それがきっかけで他の専門医に予約を入れることの繰り返しだった。その結果、ルビーは定期的にX線断層検査を受けることになり、血圧を下げる薬を飲みはじめ、予防のために今後ずっと飲み続けるように言われた。また、急に激しく動くようなことは避けるようにとも言われたが、それが具体的に何を意味するのかが曖昧すぎて、新たな心配の種になった。たとえば、バスケットボールの試合に参加してもいいのか？　その判断は彼女に委ねられ、ネットで検索しても、ありとあらゆる意見が見つかった。他にも、ちょっとしたことが大きく影響した。彼女は長期休暇のたびに国外旅行を楽しんでいたのだが、今では旅行保険に入るのも難しくなってしまった。彼女の健康状態をどこに分類すればいいのか、誰にもわからなかったからだ。

私はこの話をルビー本人から聞いた。結局のところ、彼女が直面した難題は、科学の最先端であり、不確かなことがあまりにも多すぎた。それでもルビーは、自分が受け継いだ遺伝子について、知らないよりは情報を得たほうが間違いなくよかったと考えている。なぜなら、彼女の場合、現にそこにある問題についてリスクを軽減させるためにできることがあったからだ。しかし、彼女は実際には病気ではなかった。ただ、病気になるリスクがあるだけだった。そのことを理解するまでに、ずいぶん時間がかかった。本当は、検査を受ける前と何も変わっていなくて、ただ将来起こりうることに気づいただけだったが、こういったことは一度知ってしまうと、もう知らなかった頃のように暮らすことはできない。

科学と医学の究極の目標は、病気を止めることだ。それも、始まる前に止めることだ。一部の病気については、ワクチン、清潔な水、公衆衛生の改善によって、すでに達成されている。今、人体の仕組みの背後にあるパターンやコードが私たちに開示されたことで、この目標を達成する新しい方法が生まれつつある。私たちはこの新たな好機をつかまないわけにはいかない。実際には、まだ取り組むべき課題や意図せぬ結果があるとしても。

本というのは、書かずにはいられない状況でなければ書けないものだと聞いたことがある。私がこの本を――そして、とくにルビーの身に起きたことを――書かずにはいられなかった理由は、誰もがみな、ある程度は、何らかの疾患に罹りやすいという事実にある。科学が進展し、私たち自身についてより多くのことが明らかになるにつれ、誰もがいつの日か確実にルビーと似た状況に立たされることになる。推定と確率の波に呑まれ、思考も感情も自己認識もいいように弄ばれ、健康や生き方について難しい決断を迫られる。私がこの本を書いたのは、こうした問題にどう対処すべきか答えられるからではない。ただ、その背景を理解することが何かの助けになるかもしれないからだ。

この本で書いてきたこと――人体の全貌を知ること――が私たちの人生にとってどんな意味をもつのかは、まだ、どう転ぶかまったくわからない状況だ。私たちは、誰一人として完璧ではないことを示すデータに圧倒されている――いや、誰もが特別であることを示すデータかもしれない。どちらの意味に受け取るかは、あなたの見方しだいだ。私たちは、単なる遺伝子だけ、細胞だけ、マイクロバイオームだけ、脳だけの存在ではない。これらすべてを超えた存在だ。そこから浮かび上がってくるのは、身体は重要だが、それがすべてではないということだ。自分自身や他人をどう見るのか――どんな物語を生きるのか、どんな信条で生きていくのか――も同じくらい重要である。背景や文脈こそがすべてだ。しかし、どんな本であれ、本から受け取ることを期待できるのは、そのごく一部でしかない。

七章

全体を見る

「さあどうだ」とその声は言った。
「これでもまだ私のことを想像の産物だと思うかい？」

——H・G・ウェルズ『透明人間』（一八九七）より

現在では、日常的に体外受精（IVF）で赤ん坊が生まれ、臓器移植が普及し、英国のがん生存率は近年で約二倍に上昇した。しかし、これらすべての成果は、今後の成果に比べれば大したことではない。ヒト生物学の進展は前例がないほど加速している。未来に目を向ければ、健康を定義し、スクリーニングし、操作できるまったく新しい方法や、細胞、細菌、食事、ヒトの脳に関する完全に新しいアイデアや、赤ちゃんの生まれ方に関するいくつものアイデアが、もうすぐそこまで近づいている。私たちは、ただ漫然と細部を微調整しながら過去数十年の延長線として次の数十年を過ごすわけではない。ヒト生物学は今、事実上、あらゆる側面で大変革期を迎えており、私たちはその最先端に立っている。

自然を生物学的に操作することで生じる世界規模の大変革は、これが初めてではない。

人類が作物を栽培化し、動物を家畜化、ペット化したときにも、結果的に、都市が生まれ、複雑な経済と政治的階層が発達した。いずれも予想外の結果であり、最初から狙ってそうなったわけではなかった。やがて、このような結果が別の問題を引き起こした。たとえば、感染症の拡大や、お金や権力に関わる問題などだ。同様に、現代のヒト生物学における新しい進展が今から一〇〇年後、一〇〇〇年後の人類の生活にどう影響するのかを予測するのは不可能だ。その旅路は始まったばかりで、次にどこに向かうにしても、地図はない。それでも、本書で取り上げたヒト生物学の六つのフロンティアから得られた知見を考え合わせることで、今回の科学的革命が過去のいくつもの革命とはずいぶん異なる形で私たちに影響を与えようとしていることが、はっきりと見えてきたはずだ。

農業革命、産業革命、デジタル革命は、私たちの環境と社会に影響を及ぼしたが、新たなヒト生物学は、私たち一人ひとりに、個別に、身体的にも精神的にも新たな力を与える。そうなれば私たちは、その力をいつ行使するのか、あるいは行使しないのかを自分で決断しなければならなくなる。近い将来、たとえば、自分の糞便と血液の構成内容を解析したアルゴリズムによる栄養アドバイスを受け入れるかどうかを、自分で判断しなければならないのだ。私たちの体の細胞、とくに免疫系の細胞を綿密に検査すれば、特定の疾患を発症しやすいかどうかがわかるようになるだろう。そうなれば、さまざまな予防措置を受け入れるかどうか決断しなければならない。それどころか、何らかの病気のリスクがあると知らされれば、私たちの自己認識も変わるだろう。

間もなく私たちは、自分の認知機能を高める機会にも直面することだろう。しかも、自分だけでなく他の人々もほぼ確実にその機会を得ていると知りながら、直面することになる。当然ながら、これも私たちの自己認識を変化させる。仕事や学業で成功しても、薬物を用いて結果を左右できるとなれば、成功の意味が違ってくるからだ。また、何らかの方法でうつ病を軽減できる薬や感情に侵入して操作できる薬を使用するかどうかも、決断しなければならないだろう。こうした決断は、自分自身のことならそこまで難しくないかもしれないが、私たちは自分の子どもたちの分も、その子が生まれる前から、代わりに選択しなければならなくなる。このような難しい選択のすべてが、人生の最初から最後まで、私たちに大きくのしかかってくるようになる。そして、そのような難しいかじ取りをするために、誰もが科学と無関係ではいられなくなる。

それなのに、今でさえ、科学的な情報となるとハッシュタグをつけてもリツイートしてもなかなか聞く耳をもってもらえず、理解してもらうのはひと苦労だ。たとえば、子どもにワクチン接種を受けさせましょうというアドバイスを親たちが拒絶するのは、誰を信頼すればいいのか確信がもてないからかもしれないし、もしかしたら、科学の権威に対する不信感のせいかもしれない。グラフやデータを使って説明することもできるが、その場合も、科学の役割について、もっと深い理解が必要になる。社会にとっても私たち一人ひとりにとっても、科学的アイデア——なかでもヒト生物学という新しい科学——について幅広く議論することがこんなにも重要だったことは、いまだかつてなかった。

すべてを総合的に眺めると、他にも見えてくることがある。カズオ・イシグロの小説『忘れられた巨人』では、謎の霧——雌竜が吐く霧——が下りてきてブリテンの村々を覆い、人々の記憶を書き換え、自分が誰であり、お互いがどういう関係であるかという理解を変化させていた。現実の生活でこれと少しでも似た何かがあるとすれば、それは科学的知見の拡散かもしれない。イシグロの小説では、かつては敵同士であった人々も、霧によって過去の出来事の記憶があやふやになっているときは和解している。科学もまた、私たちの基本的性質を明らかにし、私たちが何者なのかを明らかにすることで、私たちを一つにまとめる力になりえる。ただし、イシグロの小説に登場する雌竜の霧は消失と忘却を運んできたが、科学的知見はその逆の働きをする。私たち自身に対する新しい見方をもたらして開眼させる。

科学は正確かつ厳密なものとして受け止められることが多い。実際にあらゆる方法を駆使して正確かつ厳密に事が進められているし、そうでなければ自動車もスマートフォンも誕生しなかったはずだ。しかし、人体に関しては、深く研究すればするほど、そこまで厳密には定義できないことがわかる。私たちの体は元来、動的で可塑性があり、「ヒト」ではなく「細胞の宇宙」と複雑に絡み合っている。まるで魔法のようだ。この知見は、無数の歴史的対立や独断的な見解を無に帰す。たとえば、民族の純粋性など無意味だ。世界中の遺伝的多様性には大まかな地理的分布が存在するが、その境界は曖昧であり、誰もが——隠喩ではなく言葉どおりの意味で——他のすべての人と関連している。このようなヒトの多様性について理解し、その真価を認めるためには、科学の力が不可欠だ。私たちが自覚していた以上に人類は多様性に富んでいること、そして、私たちが認識している以上にそのような多様性が重要であることが、どんどん明らかにされている。

私たちは科学の力を借りて輝かしい新時代へと漕《こ》ぎ出す一方で、科学的知見やその応用が世界を分断させる新たな火種にならないように注意深く監視しなければならない。本書のなかで大それたアイデアや将来の可能性について書きながらも、世界中の多くの地域では基本的な公衆衛生が欠けていることを私は絶えず思い出していた。数十億個の細胞たちがどのように協働して私たちの体を作り上げているのかを理解しようとする探究の旅は、間違いなく崇高な営みであり、私たちが発見してきた多くの知見は、今後、ヒトの疾患を癒やす新たな治療法をいくつももたらすことだろう。だが一方で、世界には医療の恩恵を受けられずにいる人々が大勢いる。私たちはこの問題から目を逸《そ》らしてはいけない。科学とは、飽くなき探究であるが、限られた人々だけのものであってはならない。

私は本書の冒頭で、レオナルド・ダ・ヴィンチの名画《モナ・リザ》について理解する方法は無数にあると書いた。だが、パリのルーブル美術館に飾られている実物は驚くほど小さい。わずか七七センチメートル×五三センチメートルの長方形のなかに、すべてが収められている。同様に、私たちも取るに足らないほど小さい。広大な宇宙のなかでは、小さな点にも満たないほどだ。それでも、私たちは誰もが、理解しきれないほどの壮大さを内に秘めている。私たち自身の内部を探究する旅こそが、人類にとって最も壮大で、最も感動的で、そしておそらく最も重要な冒険に違いない。

謝辞

本書を書くにあたって特別にインタビューに応じてくださった、エリック・ベツィグ、モシェ・ビトン、ポール・ブレーム、アリ・ブリバンルー、マーティン・チャルフィー、マシュー・コブ、シーナ・クリュックシャンク、エラン・エリナフ、ポーラ・ガーフィールド、ジェローム・ドゥ・グルット、ムズリファ・ハニファ、レオノーレ・ヘルツェンバーグ、リロイ・フッド、スーザン・キンバー、ジャック・クレインドラー、ジェフ・リクトマン、ジェニファー・リッピンコットーシュワルツ、エリザベス・マン、アシュレイ・モフェット、ヴェルナー・ミュラー、ポール・ノーマン、ルーク・オニール、ジョーダン・オレンジ、ベレニカ・プルサ、ジョン・プライス、アヴィヴ・レゲフ、アンドリュー・シャーキー、下村幸、エリザベス・シンプソン、クリストフ・ヴュルフィンク、マグダレナ・ゼルニッカーゲッツをはじめとする、すべての皆様に、深く感謝申し上げます。

また、具体的な問題に対処する際にお力添えくださったマレー・ブキャナン、ジョージ・チャーチ、マイケル・ダスティン、ジョン・ハマー、ガレス・ハウエル、コンラッド・クライエフスキー、キャスリーン・ノーラン、セス・スキャンロン、サンティアゴ・

ゼレナイをはじめとする多くの方々にも心よりお礼申し上げます。また、初期の原稿の一部または全体に目を通してくださったジュディス・アレン、モシェ・ビトン、デビッド・ブラフ、マシュー・コブ、アンドリュー・ドイグ、エラン・エリナフ、ホドル・ハジーム、マシュー・ヘップワース、ガレス・ハウエル、ヴィキ・メイル、ジェイムズ・ニコルズ、カミーユ・レイ、カロリーナ・トゥオメラ、ジョナサン・ウォーボーイズには本当にお世話になりました。また、匿名のピアレビューで有益なコメントをくださった方々もお礼を申し上げます。言うまでもなく、本書に誤りが残されていた場合は、すべて私の責任です。また、長年にわたって私の考えを導いてくれた研究チームのメンバー全員にも感謝しています。

ボドリー・ヘッド社の担当編集者ウィル・ハモンドにはとくにお世話になり、本書の大枠から細部に至るまで大いに影響を受けました。また、私のこれまでに書いた三冊の著書すべてに関わり、あらゆる面でご尽力いただいた著作権代理人キャロライン・ハードマンにも深くお礼申し上げます。プリンストン大学出版局では、アリソン・カレットから貴重なフィードバックとコメントをいただき、クリスティ・ヘンリーには当初から本書を熱心に支持していただいたこと、有難く思っています。校閲を担当したグラハム・コスターには、締め切りが迫るなか期限までにどうにか巻末の注で問題点を解決していただきました。また、ボドリー・ヘッド社のローレン・ハワードとミア・キベル-スミスには、本書の準備と発売の最終段階で大いに助けていただきました。

別のレベルの話になりますが、いつも忍耐強く支えてくれる私の両親マリリン・デイヴィスとジェラルド・デイヴィス、そして家族の全員に感謝します。最後に、他の誰よりも、この長い旅路をともに歩んでくれた妻のケイティと、私たちの子どもであるブライオニとジャックに感謝を伝えたいと思います。

訳者あとがき

二〇二一年一二月二五日、延期に次ぐ延期のすえに、ようやく、ジェイムズ・ウェッブ宇宙望遠鏡が宇宙へと打ち上げられた。一九九〇年から現役で活躍し続け、いくつもの成果をあげてきたハッブル宇宙望遠鏡の後継機である。大幅な高性能化・高精度化が図られており、二〇二二年七月に公開されたウェッブ宇宙望遠鏡の初期撮影画像には、はるか遠くの銀河団や星雲の鮮烈な姿が写っていた。より鮮明になっただけでなく、これまで観測できなかったものが見えるようになった。科学者たちは今後の新発見ラッシュを予見し、期待に胸を膨らませている。

だが、科学者が目を凝らして見つめる先は、頭上の宇宙だけではない。私たち自身の体内に広がる「ミクロの宇宙」にも、熱い視線を注いできた。

知るためには、まず、見なければならない。そのために、新たなテクノロジーが生み出され、新たな研究ツールが開発されてきた。これまで見えなかったものが見えるようになり、新たに見えたものが何を意味するのかを考える――科学はその繰り返しである。肉眼では見えない小さなものを見るために、人類は顕微鏡を発明した。やがて、光学顕微鏡では見えないものを見るために、新しい種類の顕微鏡や画像装置が次々に考案され、今も改良が重ねられている。秘密を覆うベールを一枚ずつ剝ぐように明かされてきた人体の姿——これまで見えていなかった細胞、タンパク質、遺伝物質などの個々の姿——は、息を呑むほど精巧で、複雑で、多様性に溢れている。

そして、その光景を目の当たりにした私たちは今、細胞とは何なのか、人体とは何なのか、病気とは何なのか、健康とは何なのかを問い直し、認識をアップデートしていかなければならない状況に立たされている。近年の「ヒト生物学」の進展は実に目覚ましい。その成果はあまりにも多岐にわたるため、生物学者であっても全体を見渡すのが難しいほどだ。しかし、だからといって「知らない」では済まされなくなってきている。この分野の発見の数々は、遠い宇宙ではなく、私たち自身の体のなかで起きていることだ。その最先端の知識は、これまでの私たちの常識を大きく揺るがしながら、私たちの人生に深く入り込もうとしている。あなたや、あなたの家族も無関係ではいられないだろう——そのことに、いったいどれだけの人が気づいているだろうか。

本書は、*The Secret Body: How the New Science of the Human Body Is Changing the Way We Live*（The Bodley Head, London, 2021）の全訳である。著者のダニエル・M・デイヴィスにとって、『適合性遺伝子（*The Compatibility Gene: How Our Bodies Fight Disease, Attract Others, and Define Our Selves*）』（未邦訳）、『美しき免疫の力　人体の動的ネットワークを解き明かす』（久保尚子訳、ＮＨＫ出版）に続く三冊目の著書となる。最初の著書は、免疫反応におい

て重要な役割を担うＭＨＣ（主要組織適合性複合体）遺伝子に焦点を絞り、それが病原体との闘いや異性を惹きつける魅力にどう関わっているのかを、科学者たちの奮闘の物語として一般の人でも楽しめる本にまとめあげ、二〇一四年の英国王立協会科学図書賞の候補作となった。前著『美しき免疫の力』は、研究者たちの人間ドラマを通して、複雑で多様性に富む免疫システムの全体像と発見の物語を丸ごと描き出そうとした意欲作で、二〇一八年の英国王立協会科学図書賞の最終候補作となったほか、英国のタイムズ紙、デイリー・テレグラフ紙、週刊科学雑誌のニュー・サイエンティスト誌の二〇一八年の「ブック・オブ・ザ・イヤー」にも選ばれるなど、高い評価を受けている。

今回も、「全体として捉える」ことを重視する彼の姿勢は変わっていない。対象範囲を「免疫」から「人体」へと大きく広げた本書では、個々の細胞からスタートし、胚の発生とゲノム編集、臓器・器官系ごとに変化する細胞の個性、脳の配線とコネクトーム、マイクロバイオームとダイエット、ゲノム検査とホリスティックな医療など、それだけで本が一冊書けるような（ゆえに、それぞれに独立したテーマとして別々に扱われがちな）重要トピックスを一つの流れのなかで順に眺めていくことで、「ヒト生物学」がどのように進展し、今、その最前線で何が起きていて、私たちの生活や人生にどう影響するのかを、一般読者にわかりやすく伝えようとしている。もちろん、彼の優れたストーリーテラーぶりも健在だ。本書の目次を見て、「その話なら知っている」と思う読者がいたとしても、本文を読めば、新たな視点からテーマを捉え直し、展開を楽しみながら読み進めることができるだろう。大枠を捉えた喩え話や専門家ならではの丁寧でわかりやすい説明を、インタビューに裏打ちされた細やかなエピソードに織り交ぜることで、読者を科学者の研究人生に寄り添わせながら、いつの間にか最先端の知識まで導いてくれる。

デイヴィスは、彼自身も超高分解能顕微鏡を使って免疫細胞を研究している科学者だ。自分の話を前面に押し出すタイプの著者ではないが、本書の一章には、彼の研究室の風景が臨場感をもって描かれている。精緻に室温制御された暗い部屋のなかに、最新鋭の超高分解能顕微鏡システムが静置され、そこで観察される自然界の神秘が、超高解像度画像として大型スクリーンに映し出される。ここで得られた彼の研究成果は、チェディアック・東症候群という遺伝子疾患の発症メカニズムの解明に役立ち、治療法を考えるうえで、新しいアイデアをもたらした。このように、日々、超高分解能顕微鏡を扱っている第一線の研究者だからこそ、顕微鏡とその開発者たちについて語る彼の文章には、愛着や敬意が滲んでいるように感じられる。単純な顕微鏡から進化してきた最新鋭の顕微鏡や画像装置が、人類にとっていかに重要であるかをよく知っているからだろう。本書の根底には、ヒト生物学の進展とは切っても切れない「顕微鏡の進化」の物語が伏流のように流れている。標的となる細胞や分子を緑色に光らせる緑色蛍光タンパク質（GFP）の研究の紹介から始まり、光学顕微鏡の限界をあの手この手で突破した異端児たちの独創的なアイデア、画像認識システムとの併用による着床前遺伝子診断（PGD）、細胞の分類・選別を可能にしたフローサイトメーター、脳の活動を映し出す機能的磁気共鳴画像法（fMRI）、個々の脳細胞を色分けできるBrainbow法、電子顕微鏡を自動化してオンラインゲームによる解析と連動させたアイワイヤー、光によって遺伝子のスイッチを操作するオプトジェネティクス（光遺伝学）などが登場する。規模や華やかさでは宇宙望遠鏡の足元にも及ばないが、私たちの人生に与える影響は、宇宙望遠鏡よりも大きい。

そしてもう一つ、本書を貫いているのが「科学者たちの物語」だ。宇宙望遠鏡を用いた研究は、国家規模、あるいは世界規模のプロジェクトだが、ヒト生物学分野の研究のほとんどは、わずか数人から数十人ほどの小規模な研究室で行われてきた。家族ぐるみで研究を続けた科学者もいれば、友人宅のリビングで開発を続けた発明家もいた。プライベートで難しい人生の選択を迫られ、それが研究の原動力となった研究者もいた。ノーベル賞受賞者の陰には、大きな貢献をしたにもかかわらず無名のまま学界を去った者もいた。努力すれば報われる――とは限らない世界で、自分の人生を賭けて挑戦した人々の物語は、最終的に報われたとしても、報われなかったとしても、分野を問わずリスクを冒して闘った人に向けられた賛美になっている。その一方で、ヒト生物学の世界でも、かつてのヒトゲノム・プロジェクトを上回る壮大なプロジェクトが進行しつつある。ヒト細胞アトラス・プロジェクトだ。ヒト生物学が大きく進展したことで、これまで知られていなかった人体の真の姿が垣間見えてきた。今後、秘密を覆うベールをすべて剝ぎ取り、その全貌を明らかにしていくためには、大きな力をもつリーダーが必要なのかもしれない。だがそれは、若手研究者の新しい探究の芽を摘むことにもなりかねない。研究費予算の問題など、分野全体を見渡し、研究戦略のバランスを考えることが重要なのだろう。

繰り返しになるが、著者は物事を「全体として」捉えることを強く意識している。ヒト生物学の六つのフロンティア――細胞、胚、臓器・器官系、脳、マイクロバイオーム、ゲノム――を一冊の本として読み終えたとき、浮かび上がってくるのは、どんな「全体像」なのか。

本書を訳し終えたときに私の心に印象深く残っていたのは、細胞の存在感だった。私たち人間と同じように、多様性に満ちていて、それぞれに個性があり、細胞ごとに異なる来歴をもち、独自の経験を積んでいる。同じ種類の細胞でも、体内のどの組織のなかに位置するかによって、役割や働き方が変化する。いや、そもそも、同じ種類として分類されている細胞同士でも、まったく同じとは限らない。一つの細胞から分裂した二つの娘細胞でさえも、まったく同じとは限らない。どの細胞も、唯一無二の存在なのだ。神経細胞、免疫細胞、肝細胞など、大きな枠組みで一括りにされてきた細胞たちも、よく似た特徴をもつ集団ではあるが、詳細に調べれば、一つひとつ異なっているという実態が見えてきた。そんな個性豊かな細胞たちが、近隣の細胞同士だけでなく、遠方の細胞ともコミュニケーションを取り、さらには腸内微生物や常在菌とも外交を重ねながら、「人体」という総体を動的に形成しているのだ。

奇しくも今、私たち自身も、年齢や性別や人種で一括りにされる社会の仕組みに息苦しさを強く感じるようになり、社会全体を変えていこうと声をあげる動きが高まっている。たとえば、生物学的な性別も、社会的・文化的に形成されるジェンダーも、実態を真摯に見つめれば、男女という二つの枠には収まりきらない。ＬＧＢＴという言葉で表されることが増えてきたが、この四枠ですら、個々人の特性を便宜的に分類しているにすぎない。

大まかな特徴を捉えて分類すること自体は、悪いことではない。たとえば体に不調が起きたとき、その症状は患者ごとに多少異なるはずだが、主な症状や検査結果に基づき、すでに知られている病気として診断が下されたおかげで治療を開始できたというケースは、誰もが経験していることだろう。しかし、たとえば、がん治療の分野ですでに知られているように、同じ「がん」という病気でも、患者によって薬の効き目は異なるし、腫瘍を構成する細胞も均一ではない。患者一人ひとりの遺伝子を調べ、腫瘍細胞の特徴や構成を詳しく調べることで、どの薬が有効なのか、どのような副作用が起こりうるのかを見極めることができる。このように患者を個別化し、それぞれの患者に合う最適な治療を行う「プレシジョン医療」は、がん患者だけでなく、あらゆる病気の患者を対象として広がりはじめている。

これまで見えていなかった細胞たちの姿が見えてきたことで、医療の考え方が変わろうとしている。それはつまり、健康の意味についても、考え方を変えていく必要があるということだ。そもそも病気とは何なのか。健康とは何なのか。その答えも、本書を読み終えたときにおぼろげに見えてくるように思う。とくにマイクロバイオームの分野で明らかにされているように、「多様性」が一つの鍵として浮かび上がってくる。と同時に、人体がいくつものシステムに支えられた総体である以上、ある程度の「秩序」も必要であり、そのような秩序を保つためには、「コミュニケーション」が重要になってくる。細胞たちのコミュニケーションに耳を傾け、その輪のなかにそっと参加することができれば、医療のあり方は大きく変わるだろう。

細胞に対する考え方が変われば、医療の考え方も変わり、健康の意味も変わってくる。かつては不可能であるかのように思われていた高齢出産は、今も困難ではあるが、珍しくなくなってきている。子どもの授かり方も、体外受精が普及しはじめている。遺伝子検査のハードルが低くなったことで、病気予防のあり方や、命の選別に対する線引きにも変化がみられる。このような変革のなかで、私たちはこれまで以上に、人生を左右する決断を迫られるようになった。万人にとって正解となるような答えはない。私たち一人ひとりが自分に合った答えを出すためには、今、何が起きているのかを、まず知る必要がある。デイヴィスがこの本を書こうと思ったきっかけも、その必要性を強く感じていたからだ。ゲノム検査や細胞診断ができるようになっても、その結果を正しく解釈するには、まだまだ研究が足りていない。それでも、今どこまでわかっているのかを知り、最先端の情報を得ることは、あなたや、あなたの子孫の人生を左右する決断を下すうえで、きわめて重要なことなのだ。

本書はポピュラーサイエンスとして純粋に楽しんで読める本でもあるが、デイヴィスが願うとおり、一人でも多くの人の人生を支える力になればと、私も願っている。一方で、本書では深掘りされていないが、デイヴィスは七章の終盤で懸念を漏らしている。新しい医療が登場しても、結局は、お金がかかる。変革についていくためには、個人レベルでの価値観のアップデートも必要だが、政策や制度を整えていくために、立法者レベルの認識のアップデートも必要になる。変化する社会のなかで、取り残される人々がいてはならない。この本が、社会がより良い方向に変わっていくほんの一助にもなれば幸いである。誰もが唯一無二の存在であり、多様性の健全なバランスを支える一員であるという考え方は、誰もがみな同じ人間であり、対等な存在であるという考え方と表裏一体だ。それは細胞についても、人間についても、言えることだろう。

最後に、ダニエル・M・デイヴィスという素晴らしい著者の本の翻訳に再び携わる機会を与えてくださり、刊行まで導いてくださった亜紀書房編集部とフリーランス編集者の田中祥子さんに、心よりお礼を申し上げる。

二〇二二年八月

久保尚子

人体《じんたい》の全貌《ぜんぼう》を知《し》れ

私《わたし》たちの生《い》き方《かた》を左右《さゆう》する新《あたら》しい人体科学《じんたいかがく》

2022年10月4日　第1版第1刷発行

著者
ダニエル・M・デイヴィス

訳者
久保尚子《くぼなおこ》

発行者
株式会社亜紀書房
〒101-0051
東京都千代田区神田神保町1-32
TEL 03-5280-0261
https://www.akishobo.com/
振替 00100-9-144037

ブックデザイン
吉岡秀典（セプテンバーカウボーイ）

DTP・印刷・製本
株式会社トライ
https://www.try-sky.com/

ISBN 978-4-7505-1765-0 C0040

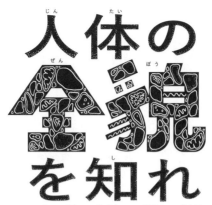

DANIEL M. DAVIS

ダニエル・M・デイヴィス

英国マンチェスター大学免疫学教授。これまでに2冊の著書がある。前著『美しき免疫の力 人体の動的ネットワークを解き明かす』(NHK出版)は、2018年の英国王立協会科学図書賞の最終候補作に選出されたほか、同年のロンドン・タイムズ紙、デイリー・テレグラフ紙、週刊科学雑誌のニュー・サイエンティスト誌の「ブック・オブ・ザ・イヤー」にも選ばれた。『適合性遺伝子(*The Compatibility Gene*)』(未邦訳)は、2014年の英国王立協会科学図書賞の候補作、英国王立生物学会図書賞の最終候補作となった。免疫細胞生物学における超高分解能顕微鏡を用いた彼の研究は、ディスカバー誌の「ブレークスルー・オブ・ザ・イヤー」のトップ100に選ばれた。ネイチャー誌、サイエンス誌、サイエンティフィック・アメリカン誌の掲載論文を含む140本を超える学術論文の著者であり、被引用数の総計は13,000回を超える。

NAOKO KUBO

訳 久保尚子

翻訳家。京都大学理学部(化学)卒、同大学院理学研究科(分子生物学)修了。IT系企業勤務を経て翻訳業に従事。訳書にダニエル・M・デイヴィス『美しき免疫の力 人体の動的ネットワークを解き明かす』(NHK出版)、スーザン・ホックフィールド『生命機械が未来を変える 次に来るテクノロジー革命「コンバージェンス2.0」の衝撃』、キャシー・オニール『あなたを支配し、社会を破壊する、AI・ビッグデータの罠』(ともにインターシフト)、マット・マッカーシー『超耐性菌 現代医療が生んだ「死の変異」』(光文社)、マイケル・ワイスマン『スペシャルティコーヒー物語 最高品質コーヒーを世界に広めた人々』(楽工社)など。

索　引

あ 行

か 行

ま 行

や 行

ら 行

わ 行

原　註

1 章

1 正真正銘の顕微鏡がいつ、どのように発明されたのかは、正確にはわからない。誰が最初の発明者なのかを明言できない――少なくとも4社のオランダの機器メーカーが自社の発明だと名乗っている――理由の一つは、アイデアというのはひとたび世に出るとすぐにコピーできるものだからだ。物を視覚的に拡大できるツールも、実際に顕微鏡と呼べるものが誕生するよりもかなり前から存在していた。実のところ、古代ギリシアやその他の地域で人類が初めて水で満たした球体を通して小さな物を見たときから、私たちは物を拡大して見せるツールの恩恵を受けてきたのだ。詳しくは、Bardell, D., 'The Biologists' Forum: The invention of the microscope', *BIOS* 75 (2004), pp. 78–84 を参照。

2 サミュエル・ピープスが1660年から1669年までつけていた日記は、当時のロンドンの日常生活について重要な洞察を与える資料として広く認められている。彼の日記の1665年1月21日のページに、「私は寝る前に夜中の2時まで自室で起きていて、フック氏の顕微鏡観察記録を読んだ。私がこれまでに読んだなかで最も精巧な書物だ」という記載がある。

3 フックは彼の顕微鏡観察記録と日常の生活を注意深く関連づけた。たとえば、シラミを単体で見せるのではなく、人毛にくっつくシラミを見せた。

4 レーウェンフックは自分の発見について記述した手紙を1677年に王立協会に送った。当時、彼は精子が遺伝に関連しているとは考えず、どちらかといえば、動物か寄生虫の類だと考えていた。のちに、精子は子孫を作るために重要なものであると考えるようになったが、完成された胚が精子の中に含まれているという誤った考え方をしていた。精子と卵細胞についての近代的な見解が登場しはじめたのは、ずいぶん先の話、1840年代に細胞理論が考案されたあとのことだ。詳しい考察については、Cobb, M., *The Egg and Sperm Race* (Free Press, 2006) を参照。

5 Lauterbach, M. A., 'Finding, defining and breaking the diffraction barrier in microscopy – a historical perspective', *Optical Nanoscopy* 1, (2012), 8.

6 1873年のアッベの有名な論文は、顕微鏡の分解能が光の波長によって制限されることを明白に述べていることで世に知られている。しかし、他の多くの科学者も、顕微鏡の根本的な限界の解明に貢献した。1874年、ドイツ人の医師であり科学者でもあるヘルマン・フォン・ヘルムホルツは、アッベと同じ結論に達する詳細な数理解析を発表し、自分はアッベの研究の存在に気づく前にこの解析を終わらせていたと述べている。

7 電子顕微鏡の背景にある原理は従来の光学顕微鏡と同様だが、光のかわりに電子光線を使用する点のみ異なる。電子顕微鏡では、電子の波長が光の波長よりもはるかに短いため、より高い分解能が実現される。ガラスのレンズの代わりに、コイルを巻きつけた電磁石もしくはソレノイドを用いて電子光線の向きを制御し、それを光電子増倍管で検出する。

8 Chang, K., 'Osamu Shimomura, 90, Dies; Won Nobel for Finding a Glowing Protein', *New York Times*, 24 October 2018.

9 Shimomura, O., 'The discovery of aequorin and green fluorescent protein', *Journal of Microscopy and Ultrastructure* 217 (2005), pp. 1–15.

10 2019年2月18日の下村幸へのインタビュー。

11 Davenport, D. and Nicol, J. A. C., 'Luminescence in Hydromedusae', *Proceedings of the Royal Society of London*, Series B – Biological Sciences 144 (1955), pp. 399–411.

12 Olson, E. R., Martin, J. G., Anich, P. S. and Kohler, A. M., 'Ultraviolet fluorescence discovered in New World flying squirrels (Glaucomys)', *Journal of Mammology*, gyy77 (2019), https://doi.org/10.1093/jmammal/gyy177.

13 2019年1月28日のポール・ブレームへのインタビュー。

14 2019年2月21日の下村幸との電子メール。

15 Shimomura, O., Shimomura, S. and Brinegar, J. H., *Luminous Pursuit: Jellyfish, GFP, and the Unforeseen Path to the Nobel Prize* (World Scientific, Hackensack, New Jersey, 2017).

16 同上。

17 下村幸へのインタビュー（前掲）。

18 Shimomura, O., Johnson, F. H. and Saiga, Y., 'Extraction, purification and properties of aequorin, a bioluminescent protein from the luminous hydromedusan, Aequorea', *Journal of Cellular and Comparative Physiology* 59 (1962), pp. 223–39. この2種類のタンパク質について報告した最初の論文。この論文では、カルシウム感受性タンパク質（エクリオン）の単離に重点が置かれているが、緑色タンパク質の存在についても記されている。

19 GFPの単離とツールとしての開発には、他にも多くの科学者が関わっていた。たとえば、ハーバード大学のジェームズ・モーリンとジョン・"ウッディ"・ヘースティングスは、数多くの発光生物と発光タンパク質を研究し、緑色蛍光タンパク質という名称を作って、下記の論文で使用した。Morin, J. G. and Hastings, J. W., 'Energy transfer in a bioluminescent system', *Journal of Cellular Physiology* 77 (1971), pp. 313–18.

20 この講話は、当時はタフツ大学にいた神経生物学者のポール・ブレームによるもの。ブレームは博士課程の研究として、GFPの単離と解明の先駆者の一人だったジェームズ・モーリンの下で海洋生物の発光について研究していた。ブレームは、ニューヨーク州立大学にいた頃に、発光性のオフィオプシラ属のクモヒトデ（ヒトデと関係の近い種類の動物）の研究で下村とも共同研究していた。

21 この線虫は *C. elegans* という学名の線虫だった。チャルフィーは、ポストドクターとしてシドニー・ブレナーとともに研究していたときに、神経生物学者として初めて、この線虫を研究した。彼は、この小さな線虫が接触に対してどのような仕組みで反応するのかを解明しようとしていて、GFPを用いれば、線虫内のどこで接触感受性遺伝子のスイッチがオンになっているのかをレポートできるのではないかと考えた。

22 2008年、マーティン・チャルフィーのノーベル賞受賞講演。マーティン・チャルフィーは2008年12月8日にストックホルム大学のアウラ・マグナ大講堂でノーベル賞受賞講演を行った。オンラインで閲覧可能。https://www.nobelprize.org/prizes/chemistry/2008/chalfie/lecture/

23 Prasher, D. C., Eckenrode, V. K., Ward, W. W., Prendergast, F. G. and Cormier, M. J., 'Primary structure of the Aequorea victoria green-fluorescent protein', *Gene* 111 (1992), pp. 229–33.

24 チャルフィーの研究室にて、緑色蛍光を発するようにGFP遺伝子を細菌と線虫で最初に発現させたのは、それぞれ、大学院生のギア・ユースカルケンと実験技師のツ・ユアンであった。

25 Chalfie, M., Tu, Y. and Prasher, D. C., 'Glow Worms – A New Method of Looking at *C. elegans* Gene Expression', *Worm Breeder's Gazette* 13 (1993), p. 19.

26 Chalfie, M., Tu, Y., Euskirchen, G., Ward, W. W. and Prasher, D. C., 'Green fluorescent protein as a marker for gene expression', *Science* 263 (1994), pp. 802–5.

27 2019年1月21日のマーティン・チャルフィーへのインタビュー。

28 1994年のチャルフィーとプラッシャーの有名な論文のすぐ後に、スクリップス海洋研究所の辻・フレデリック・一朗も、GFPを細菌で発現させることができたことを発表した。

29 Bhattacharjee, Y., 'How bad luck and bad networking cost douglas prasher a nobel prize', *Discover*, July 2011.

30 Chang, K., 'Man who set stage for a nobel now lives a life outside science', *New York Times*, 16 October 2008.

31 2019年1月26日のマーティン・チャルフィーとの電子メール。

32 Zimmer, M., *Illuminating Disease: An Introduction to Green Fluorescent Proteins* (Oxford University Press, 2015).

33 Sherwell, P., 'The scientist, the jellyfish protein and the Nobel Prize that got away', *Telegraph*, 11 October 2008.

34 Chang, 'Osamu Shimomura, 90, Dies …'（前掲）。

35 2019年2月6日のエリック・ベツィグへのインタビュー。

36 実のところ、多くの科学物語と同じく、レーザーの発明の物語も複雑に入り組んでいる。詳しくは、ニック・テイラー著 *Laser: The Inventor, the Nobel Laureate, and the Thirty-year Patent War* (Simon and Schuster, New York, 2000) などを参照。1964年のノーベル物理学賞はレーザーの発明とその周辺研究に対して、チャールズ・タウンズ、ニコライ・バソフ、アレクサンドル・プロホロフに授与されたが、レーザーの開発者といえば、他にセオドア・メイマン、ゴードン・グールドなどの名前もしばしばあげられる。特許をめぐる闘争は約30年続き、レーザーの発見は法的に最も争われた科学的発明の一つになっている。

37 Betzig, E., 'Proposed method for molecular optical imaging', *Optics Letters* 20 (1995), pp. 237–9.

38 2014年、エリック・ベツィグのノーベル賞受賞講演。エリック・ベツィグは2014年12月8日にストックホルム大学のアウラ・マグナ大講堂でノーベル賞受賞講演を行った。オンラインで閲覧可能。https://www.nobelprize.org/prizes/chemistry/2014/betzig/lecture/

39 同上。

40 同上。

41 2019年2月6日のエリック・ベツィグとの電子メール。

42 2019年2月6日のエリック・ベツィグへのインタビュー。

43 エリック・ベツィグのノーベル賞受賞講演で、ヘスの家のリビングに置かれたお手製の顕微鏡の写真が公開された。

44 Patterson, G. H. and Lippincott-Schwartz, J., 'A Photoactivatable GFP for selective photolabeling of proteins and cells', *Science* 297 (2002), pp. 1873–7.

45 ベツィグもすんなり認めているが、アッベが提示した限界を打ち破る装置を開発した人物は彼以前に他にもいた。たとえば、エリック・アッシュ（偶然ながら博士課程の研究をホログラフィの発明者ガーボル・デーネシュ［英語読みではデニス・ガボール］と共同研究していた）は、走査型近接場顕微鏡を開発し、アッベの回折限界よりも十分に細かい分解能を達成した。この種類の顕微鏡の基礎となったオリジナルの理論は、1928年にアイルランド人科学者エドワード・シングによって発表された。その数十年後の1972年に、アッシュは3cmのマイクロ波を用いて、この概念を実証した（Ash, E. A. and Nicholls, G., 'Super-resolution aperture scanning microscope', *Nature* 237 (1972), pp. 510–2.）。ベツィグも他の研究者もアッシュの研究を基礎として手法を開発し、それが現在も広く用いられているわけだ。ただし、重要なことに、アッシュが開発した種類の顕微鏡で観察できるのは深度がきわめて浅いサンプルのみで、たとえば、細胞表面の最表層部しか調べられない。ベツィグがしばらく科学を離れることにしたのは、この技術のこのような限界に対する歯がゆさと、彼が働いていたベル研究所では基礎科学がかつてほどの価値を認められなくなっていきそうだと感じられたことが理由だった。

46 ジョージ・パターソンは、ジェニファー・リッピンコット-シュワルツの研究室で、光で活性化可能なGFPを作製した。彼がこれを作製したのは、異なる細胞内区画間のタンパク質の移動を研究したかったからだ。1つの細胞内区画でGFPの緑色発光のスイッチをオンにできれば、そのタンパク質が細胞内の他の場所に移動するのを追跡できることに彼は気づいていた。しかし彼らは、ベツィグに会うまで、GFPを用いれば超高分解能の顕微鏡が可能になることには気づいていなかった。

47 2019年3月5日のジェニファー・リッピンコット-シュワルツへのインタビュー。

48 同上。

49 Betzig, E. *et al.*, 'Imaging intracellular fluorescent proteins at nanometer resolution', *Science* 313 (2006), pp. 1642–6.

50 2014年、エリック・ベツィグのノーベル賞受賞講演（前掲）。

51 Rust, M. J., Bates, M. and Zhuang, X., 'Sub-diffraction-limit imaging by stochastic optical reconstruction microscopy (STORM)', *Nature Methods* 3 (2006), pp. 793–6.

52 荘小威の正式な論文が最初に出版されたのは2006年8月9日で、ベツィグとヘスの論文はその翌日だった。ベツィグとヘスが彼らの知見を最初に発表したのは2006年4月の米国立衛生研究所（NIH）の学会だったが、論文のピアレビューで時間がかかった。レビュアーの一人から、彼らの新しい顕微鏡画像を、同じサンプルを用いた電子顕微鏡画像と明確に関連づけて比較するように要求されたのだが、それは技術的にきわめて難しい要求だった。なお、荘小威の公表されているプロフィール詳細は、Vilcek, J. and Nair, P., *Proceedings of the National Academy of Science of the USA*, 117 (2020), pp. 9660–9664 を参照。

53 Hess, S. T., Girirajan, T. P. and Mason, M. D., 'Ultra-high resolution imaging by fluorescence photoactivation localization microscopy', *Biophysical Journal* 91 (2006), pp. 4258–72.

54 Stefan W. Hell – Biographical. NobelPrize.org. Nobel Media AB 2014. オンラインで閲覧可能。https://www.nobelprize.org/prizes/chemistry/2014/hell/biographical/

55 シュテファン・ヘルの最も有名な大発明につながる足がかりになったのは、のちに4Pi顕微鏡と呼ばれるようになった装置の開発であり、1994年、アーネスト・ステルツァーと共同研究していた頃に実証に成功している。この顕微鏡では、サンプルの両側に1つずつ、2つのレンズを使用することによって、顕微鏡の距離分解能を向上させている。

56 筒状のレーザー光線を生み出す方法はたくさんある。実践では、レーザー光を特殊なガラス板に照射して通過させることが多い。実際の仕組みの詳細は複雑で、どの手法が超高分解能顕微鏡に最適であるかを検証した研究論文はたくさんある。

57 ご推察のとおり、とても精巧なからくりだ。アッベの回折限界に従えば、鮮明な光の環も不鮮明になる。確かにそうなのだが、実際には、ドーナツ型レーザーの強度（と他の因子）を調節することによって、1つ目のレーザーの照射範囲の外縁部にあるほぼすべての分子のスイッチをオフにすることができる。また、このテクノロジーの改良型もいくつか存在する。なかでも広く普及しているのが、ゲート付きSTEDと呼ばれる手法で、集光のタイミングを少し遅らせることによって、外縁部の分子が確実に暗転するように調整している。

58 Hell, S. W. and Wichmann, J., 'Breaking the diffraction resolution limit by stimulated emission: stimulated-emission-depletion fluorescence microscopy', *Optics Letters* 19 (1994), pp. 780–2.

59 Klar, T. A., Jakobs, S., Dyba, M., Egner, A. and Hell, S. W., 'Fluorescence microscopy with diffraction resolution barrier broken by stimulated emission', *Proceedings of the National Academy of Sciences of the USA* 97 (2000), pp. 8206–10.

60 Lippincott-Schwartz, J., 'Profile of Eric Betzig, Stefan Hell, and W. E. Moerner, 2014 Nobel Laureates in Chemistry', *Proceedings of the National Academy of Sciences of the USA* 112 (2015), pp. 2630–2.

61 Dickson, R. M., Cubitt, A. B., Tsien, R. Y. and Moerner, W. E., 'On/off blinking and switching behaviour of single molecules of green fluorescent protein', *Nature* 388 (1997), pp. 355–8.

62 もう1つの超高分解能テクノロジー——ノーベル賞財団からは直接は認識されていなかったが、言うまでもなく、広く使用されている——では、サンプルに細かなスリットを通した光を照射する。光の位置と方向は幾度も変化させ、コンピュータによる計算で高分解能な情報を放出光から引き出す。この手法は構造化照明顕微鏡（SIM）と呼ばれ、アッベの回折限界を突破したが、ベツィグとヘスと彼らの同僚たちによって開発されたテクノロジーに比べれば、その成果は控えめだった。ただし、SIMには、処理が高速で、生細胞の長時間画像に適しているという利点がある。SIM顕微鏡を考案したマッツ・グスタフソンは、残念ながら、2011年に51歳で、脳がんによって亡くなった。Nature Methods 8 (2011), p. 439に掲載された追悼文のなかで、ベツィグは「彼が書いた論文は多くはなかったが、どの論文もこの手法のバイブルになっている」と述べた。

63 2014年、エリック・ベツィグのノーベル賞受賞講演（前掲）。

64 2019年2月6日のエリック・ベツィグへのインタビュー。

65 Dreifus, C., 'Eric Betzig's Life Over the Microscope', *New York Times*, 28 August 2015.

66 この言葉は彼が当日の講演で述べたことを反映したもので、彼の講演の公式原稿とはわずかに異なる。彼の講演はオンラインで閲覧可能。https://www.nobelprize.org/prizes/chemistry/2014/betzig/lecture/

67 チェディアック・東症候群の患者の免疫系には他にも、マクロファージが細菌をうまく破壊できないといった問題がある。

68 Gil-Krzewska, A. et al., 'An actin cytoskeletal barrier inhibits lytic granule release from natural killer cells in patients with Chediak- Higashi syndrome', *Journal of Allergy and Clinical Immunology* 142 (2018), pp. 914–27.

69 Brynner, R. and Stephens, T., *Dark Remedy: The Impact of Thalidomide and its Revival as a Vital Medicine* (Basic Books, 2001).

70 Lagrue, K., Carisey, A., Morgan, D. J., Chopra, R. and Davis, D. M., 'Lenalidomide augments actin remodeling and lowers NK-cell activation thresholds', *Blood* 126 (2015), pp. 50–60.

71 このエピソードを強調するような形になってしまったが、もちろん、私はこれまでに私の研究室でともに過ごした63人の博士課程の学生とポストドクターの全員に恩義を感じている。毎週定例の研究室ミーティングでは集団でアイデアを交わし、誰もがさまざまな形で互いに影響を与え合っている。

72 リッピンコット-シュワルツへのインタビュー（前掲)。

73 Hirschberg, K. et al., 'Kinetic analysis of secretory protein traffic and characterization of golgi to plasma membrane transport intermediates in living cells', *Journal of Cell Biology* 143 (1998), pp. 1485–1503.

74 2020年8月27日のピーター・オトゥールによるインタビュー 'The Microscopists interviews Jennifer Lippincott-Schwartz' (Howard Hughes Medical Institute)。オンラインで閲覧可能。https://youtu.be/XiofXaNnMZQ

75 Nixon-Abell, J. et al., 'Increased spatiotemporal resolution reveals highly dynamic dense tubular matrices in the peripheral ER', *Science* 354 (2016), aaf3928.

76 Xu, K., Zhong, G. and Zhuang, X., 'Actin, spectrin, and associated proteins form a periodic cytoskeletal structure in axons', *Science* 339 (2012), pp. 452–6.

77 2018年11月5日にUCバークレー校で開催されたBreakthrough Prize Symposiumでの莊小威の講演の際に、なぜ誰もこの構造体を電子顕微鏡でもっと早くに発見しなかったのかと直接質問を受けた彼女は、このリング状の構造体を構成するタンパク質を染色するための補助として使用されている洗浄剤がこの構造を破壊するからだと考えていると回答した。彼女の講演はオンラインで閲覧可能。https://www.youtube.com/watch?v=KmlaUQa-QyQ

78 Sigal, Y. M., Zhou, R. and Zhuang, X., 'Visualising and discovering cellular structures with super-resolution microscopy', *Science* 361 (2018), pp. 880–7.

79 この発見は収益も生んだ。2019年、莊小威は「超高分解能画像法の開発によって細胞内に隠

されていた構造体を発見した功績」により、Life Sciences Breakthrough Prizeを受賞し、賞の設立者であるGoogle、Facebook、その他が出資する賞金300万ドルを獲得した。

80 Harding, C. V., Heuser, J. E. and Stahl, P. D., 'Exosomes: looking back three decades and into the future', *Journal of Cell Biology* 200 (2013), pp. 367–71.

81 Raposo, G. et al., 'B lymphocytes secrete antigen-presenting vesicles', *Journal of Experimental Medicine* 183 (1996), pp. 1161–72.

82 Valadi, H. et al., 'Exosome-mediated transfer of mRNAs and microRNAs is a novel mechanism of genetic exchange between cells', *Nature Cell Biology* 9 (2007), pp. 654–9.

83 Davis, D. M., 'Intercellular transfer of cell-surface proteins is common and can affect many stages of an immune response', *Nature Reviews Immunology* 7 (2007), pp. 238–43.

84 van Herwijnen, M. J. et al., 'Comprehensive Proteomic Analysis of Human Milk-derived Extracellular Vesicles Unveils a Novel Functional Proteome Distinct from Other Milk Components', *Molecular and Cellular Proteomics* 15 (2016), pp. 3412–23.

85 Boulanger, C. M., Loyer, X., Rautou, P. E. and Amabile, N., 'Extracellular vesicles in coronary artery disease', *Nature Reviews Cardiology* 14 (2017), pp. 259–72.

86 Hoshino, A. et al., 'Tumour exosome integrins determine organotropic metastasis', *Nature* 527 (2015), pp. 329–35.

2章

1 Knight, K., 'Does my son prove babies with gene defects can cure themselves in the womb? Cambridge don defies worrying test results to have a healthy baby at 44', *Daily Mail*, 7 April 2016.

2 2019年4月11日のマグダレナ・ゼルニッカ-ゲッツへのインタビュー。

3 Vogel, G., 'Pushing the limit', *Science* 354 (2016), pp. 404–7.

4 2019年4月に私と直接話した際にゼルニッカ-ゲッツは当時を振り返り、タルコフスキーは博士課程の学生を学生扱いせず、純粋に、実験を行う人として彼の研究室に受け入れていた、と語った。ゼルニッカ-ゲッツに課されたのは、異なる2種類のげっ歯類（マウスとハタネズミ、あるいは、マウスとラット）由来の構成要素をもつ胚を作製することだった。しかし、これがどうしてもうまくいかなかった。彼女は、胚細胞由来の細胞核が異種由来の胚細胞の細胞質中では生存できないことを見出した。ゼルニッカ-ゲッツは、腕を骨折し、しばらく実験を行えなくなったときに、自分の研究を博士号論文として書き上げてもよいかタルコフスキーに尋ね、許可を得た。

5 Evans, M. J. and Kaufman, M. H., 'Establishment in culture of pluripotential cells from mouse embryos', *Nature* 292 (1981), pp. 154–6.

6 1981年12月に、カリフォルニア大学サンフランシスコ校のゲイル・マーティンも胚性幹細胞を単離して増殖させる方法を発表した。

7 エヴァンズはその後、胚性幹細胞の遺伝子改変が可能であることを確立しようと試みた。そして、そのような改変細胞をマウス胚に再導入し、新たな遺伝物質をもつ動物を誕生させることができることを示した。この業績が決め手となり、エヴァンズは2007年にノーベル賞を受賞した。

8 2007年、マーティン・エヴァンズのノーベル賞受賞講演。サー・マーティン・J・エヴァンズは2007年12月7日にストックホルムのカロリンスカ研究所でノーベル賞受賞講演を行った。オンラインで閲覧可能。https://www.nobelprize.org/prizes/medicine/2007/evans/lecture/

9 このような胚をマウスの子宮に移植すると健康な胎仔に育ち、クラゲの緑色蛍光タンパク質が正常な発生を妨げないことが示された。

10 Zernicka-Goetz, M. *et al.*, 'Following cell fate in the living mouse embryo', *Development* 124 (1997), pp. 1133–7.

11 Piotrowska-Nitsche, K. and Zernicka-Goetz, M., 'Spatial arrangement of individual 4-cell stage blastomeres and the order in which they are generated correlate with blastocyst pattern in the mouse embryo', *Mechanisms of Development* 122 (2005), pp. 487–500.

12 Tarkowski, A. K., 'Experiments on the development of isolated blastomeres of mouse eggs', *Nature* 184 (1959), pp. 1286–7.

13 Vogel, G., 'Embryology. Embryologists polarized over early cell fate determination', *Science* 308 (2005), pp. 782–3.

14 Zernicka-Goetz, M., 'Cleavage pattern and emerging asymmetry of the mouse embryo', *Nature Reviews Molecular Cell Biology* 6 (2005), pp. 919–28.

15 スタンフォード大学で開催された2016年 Childx Symposium での小児と母親の健康に関するマグダレナ・ゼルニッカ-ゲッツの講演。オンラインで閲覧可能。https://www.youtube.com/watch?v=7cZhuXTvfis

16 同上。

17 Zhang, H. T. and Hiiragi, T., 'Symmetry Breaking in the Mammalian Embryo', *Annual Review of Cell and Developmental Biology* 34 (2018), pp. 405–26.

18 この知見は、各細胞で特異的な遺伝子活性プロファイルのスイッチがオンになっていることを示すことによって、ゼルニッカ-ゲッツだけでなく他の研究室でも実証された。これらの結果は次の２本の論文で報告されている。 White, M. D. *et al.*, 'Long-Lived Binding of Sox2 to DNA Predicts Cell Fate in the Four-Cell Mouse Embryo', *Cell* 165 (2016), pp. 75–87, and Goolam, M., et al., 'Heterogeneity in Oct4 and Sox2 Targets Biases Cell Fate in 4-Cell Mouse Embryos', 同前 , pp. 61–74.

19 マグダレナ・ゼルニッカ ゲッツはこの時のことを、2017年5月29日（月）にヘイ・フェスティバルで開催された講演（私が座長を務めた）で回想している。講演のタイトルは 'The Start of Life – How far should science go?'（生命の始まり――科学はどこまで踏み込むべきか？）。

20 彼女の研究チームは異常細胞を含む胚を以下のように作製した。まず、薬物を使用してまったく機能しない欠陥胚を作製した。次に、この欠陥胚から単離した異常細胞を健康な胚由来の他

の細胞と組み合わせてモザイク胚を作製した。

21 Bolton, H. *et al.*, 'Mouse model of chromosome mosaicism reveals lineage-specific depletion of aneuploid cells and normal developmental potential', *Nature Communications* 7 (2016), 11165.

22 Loke, Y. W., *Life's Vital Link:The Astonishing Role of the Placenta* (Oxford University Press, 2013).

23 Vestre, K., *The Making of You:A Journey from Cell to Human* (Profile Books, Wellcome Collection, 2019).

24 Yutkey, K. E. and Kirby, M. L., 'Wherefore heart thou? Embryonic origins of cardiogenic mesoderm', *Developmental Dynamics* 223 (2002), pp. 307–20.

25 Yamaguchi, Y. and Yamada, S., 'The Kyoto Collection of Human Embryos and Fetuses: History and Recent Advancements in Modern Methods', *Cells Tissues Organs* 205 (2018), pp. 314–19.

26 Leeton, J., 'The early history of IVF in Australia and its contribution to the world (1970–1990)', *Australian and New Zealand Journal of Obstetrics and Gynaecology* 44 (2004), pp. 495–501.

27 Edwards, R. and Steptoe, P., *A Matter of Life:The Story of a Medical Breakthrough* (Hutchinson, 1980).

28 同上。

29 ロンドンの科学博物館のブログに2018年7月9日に掲載されたコニー・オーバックによる'Jean Purdy, The Forgotten IVF Pioneer'（忘れられたIVFの先駆者ジーン・パーディ）というタイトルの記事。オンラインで閲覧可能。https://blog.sciencemuseum.org.uk/jean-purdy-the-forgotten-ivf-pioneer/

30 Brown, L., *My Life as the World's First Test-tube Baby* (Bristol Books CIC, Bristol, 2015).

31 この偉業は長年の努力のうえに築かれたものだ。たとえば、その最初の一歩として1969年に報告された実験室の培養皿中でのヒト卵細胞とヒト精子の受精だけでも、すでに、想像をはるかに超える難しい技巧を要した。たとえば、卵巣生検によってヒト卵細胞の供給源を確保したうえで、精子が活性化する、すなわち「受精能を獲得する」条件――のちに穏やかなアルカリ性環境が必要だとわかった――を見つけ出さなければならなかった。詳細は、Edwards, R. G., Bavister, B. D. and Steptoe, P. C., 'Early stages of fertilisation *in vitro* of human oocytes matured *in vitro*', *Nature* 221 (1969), pp. 632–5 を参照。培養皿中でのヒト卵細胞と精子の受精については、たとえば、ハーバード大学のジョン・ロックやコロンビア大学のランドラム・シェトルズによって、より簡単な手法がいくつか報告されているが、彼らのそのような主張は信憑性が疑われる、もしくは、少なくとも明確には実証されていない。

32 Rorvik, D., 'The embryo sweepstakes: The winner will be a brave new baby conceived in a test-tube and then planted in a womb', *New York Times*, 15 September 1974.

33 Edwards and Steptoe, *A Matter of Life*（前掲）。

34 Johnson, M. H., Franklin, S. B., Cottingham, M. and Hopwood, N., 'Why the Medical Research Council refused Robert Edwards and Patrick Steptoe support for research on human conception in 1971', *Human Reproduction* 25 (2010), pp. 2157–74.

35 Faddy, M. J., Gosden, M. D. and Gosden, R. G., 'A demographic projection of the contribution of assisted reproductive technologies to world population growth', *Reproductive Biomedicine Online* 36 (2018), pp. 455–8.

36 Shahbazi, M. N. *et al.*, 'Self-organisation of the human embryo in the absence of maternal tissues', *Nature Cell Biology* 18 (2016), pp. 700–8.

37 1984年に発表された報告書は、正式には the Committee of Inquiry into Human Fertilisation and Embryology（ヒトの受精と胚研究に関する調査委員会）による報告書として知られている。1978年に発表された the Committee of Enquiry into the Education of Handicapped Children and Young People（児童および青少年のための特別支援教育に関する調査委員会）による別の報告書も俗に「ウォーノック・レポート」と呼ばれているので、混同注意。1978年のウォーノック・レポートも先駆的で大きな影響力をもち、インクルーシブ教育［訳注：障害の有無にかかわらずすべての子どもを受け入れる教育］の法律制定へと導き、障害者に対する社会の姿勢を変化させた。

38 Hyun, I., Wilkerson, A. and Johnston, J., 'Embryology policy: Revisit the 14-day rule', *Nature* 533 (2016), pp. 169–71.

39 Ditum, S., 'Public intellectuals have never been more vital. Let Mary Warnock be a guide', *Guardian*, 24 March 2019.

40 Warnock, M., *A Memoir: People and Places* (Duckworth, 2000).

41 Hurlbut, J. B, *et al.*, 'Revisiting the Warnock rule', *Nature Biotechnology* 35 (2017), pp. 1029–42.

42 Neaves, W., 'The status of the human embryo in various religions', *Development* 144 (2017), pp. 2541–3.

43 誤解のないように言うと、これは必ずしも宗教的な背景によるものではない。文化のなかで培われた価値観が科学的・医学的見解に大きく影響することを示す例は他にも無数にある。たとえば、ガイ・レシュジナーは著書 *The Nocturnal Brain: Nightmares, Neuroscience and the Secret World of Sleep* (Simon and Schuster, 2019)［邦訳：『眠りがもたらす奇怪な出来事　脳と心の深淵に迫る』（河出書房新社）］のなかで、ヒステリーという感情障害がかつては、男性が支配的だった医療業界によって、子宮が正常な位置からずれることによって生じる女性に特有の症状であると考えられていたことを詳細に記している。

44 現行の規制と法律についての議論の再開は、IVF 療法についても否定的な結果をまねく可能性がある。ほぼ間違いなく、現在よりは1980年代のほうが、倫理的問題について礼儀正しく議論しやすかった。2017年の *Nature Biotechnology* 誌によるインタビューのなかで、ウォーノックは「私たち諮問委員会が現在のような Twitter や電子メールの時代に世間と関わらずに済んだことを心から有難く思っている」と述べている。

45 Appleby, J. B. and Bredenoord, A.L., 'Should the 14-day rule for embryo research become the 28-day rule?' *EMBO Molecular Medicine* 10 (2018), e9437.

46 Yan, W., 'An interview with Magdalena Zernicka-Goetz', *Biology of Reproduction* 96 (2017), pp. 503–4.

47 Morris, S.A. *et al.*, 'Dynamics of anterior-posterior axis formation in the developing mouse embryo', *Nature Communications* 3 (2012), p. 673.

48 Zernicka-Goetz, M. and Highfield, R., *The Dance of Life: Symmetry, Cells and How We Become Human* (W. H. Allen, 2020).

49 Deglincerti, A, *et al.*, 'Self-organisation of the *in vitro* attached human embryo', *Nature* 533 (2016), pp. 251–4.

50 2019年6月24日のアリ・ブリバンルーへのインタビュー。

51 同上。

52 同上。

53 同上。

54 Chronopoulou, E. and Harper, J. C., 'IVF culture media: past, present and future', *Human Reproduction Update* 21 (2015), pp. 39–55.

55 Sunde, A. *et al.*, 'Time to take human embryo culture seriously', *Human Reproduction* 31 (2016), pp. 2174–82.

56 Swain, J. E. *et al.*, 'Optimizing the culture environment and embryo manipulation to help maintain embryo developmental potential', *Fertility and Sterility* 105 (2016), pp. 571–87.

57 Khosravi, P. *et al.*, 'Deep learning enables robust assessment and selection of human blastocysts after *in vitro* fertilisation', *npj Digital Medicine* 2 (2019), 21.

58 ハンナ・フライは著書 *Hello World: How to be Human in the Age of the Machine* (Doubleday, 2018) のなかで、機械学習アルゴリズムに関する注意点を説明している。機械学習アルゴリズムによって問題解決に至ったケースを機械学習アルゴリズム自体が学習として取り込むと、機械学習アルゴリズムがどのように答えに到達したのかを理解するのは容易ではなくなる。たとえば、ある画像認識アルゴリズムは、1枚の曖昧な画像を自動車と認識していたが、わずか1ピクセルが変更されたとたん、その画像を犬として認識するようになった。私たちには理解しがたい方法で問題を解決するアルゴリズムを信頼しろと言われても、なかなか難しい。

59 Capalbo, A. *et al.*, 'Implementing PGD/PGD-A in IVF clinics: considerations for the best laboratory approach and management', *Journal of Assisted Reproduction and Genetics* 33 (2016), pp. 1279–86.

60 英国の規制当局（政府の独立機関）に承認されたPGDによるスクリーニング検査が可能な遺伝子変異の一覧。参照：https://www.hfea.gov.uk/pgd-conditions/

61 de Melo-Martín, I., 'The challenge for medical ethicists: Weighing pros and cons of advanced reproductive technologies to screen human embryos during IVF', *Human Embryos and Preimplantation Genetic Technologies* (eds Sills, E. S. and Palermo, G. D.) pp. 1–10 (Academic Press, 2019).

62 Davis, D. M., *The Compatibility Gene* (Penguin, UK; Oxford University Press, USA, 2013).

63 Solomon, A., *Far from the Tree: Parents, Children and the Search for Identity* (Chatto and Windus, 2013).

64 2019年6月20日のポーラ・ガーフィールドへのインタビュー。

65 Hinsliff, G. and McKie, R., 'This couple want a deaf child. Should we try to stop them?' *Observer*, 9 March 2008.

66 ポーラ・ガーフィールドへのインタビュー（前掲）。

67 Savulescu, J., 'Education and debate: Deaf lesbians, "designer disability" and the future of medicine', *British Medical Journal* 325 (2002), pp. 771–3.

68 ポーラ・ガーフィールドへのインタビュー（前掲）。

69 Savulescu, 'Education and debate …'（前掲）。

70 Lovell-Badge, R., 'CRISPR babies: a view from the centre of the storm', *Development* 146 (2019), dev175778.

71 Doudna, J. and Sternberg, S., *A Crack in Creation: The New Power to Control Evolution* (The Bodley Head, 2017).

72 Jennifer Doudna, 'Into the Future with CRISPR Technology', the 2019 Nierenberg Prize for Science in the Public Interest, recorded at Scripps, California, on 7 October 2019。オンラインで閲覧可能。https://www.youtube.com/watch?v=cUe-cOgpDDw

73 Doudna and Sternberg, *A Crack in Creation*（前掲）。

74 Abbott, A., 'The quiet revolutionary: How the co-discovery of CRISPR explosively changed Emmanuelle Charpentier's life', *Nature* 532 (2016), pp. 432–4.

75 Lander, E.S., 'The Heroes of CRISPR', *Cell* 164 (2016), pp. 18–28.

76 Liang, P. *et al*., 'CRISPR/Cas9-mediated gene editing in human tripronuclear zygotes', *Protein and Cell* 6 (2015), pp. 363–72.

77 臨床試験登録によれば、ハーモニケア深圳女性・子ども病院の倫理委員会によって'Evaluation of the safety and efficacy of gene editing with human embryo *CCR5* gene'（ヒト胚 *CCR5* 遺伝子の遺伝子編集の安全性と有効性の評価）の研究が承認されていた。ただし、この記述はのちに、'Been withdrawn with the reason of the original applicants cannot provide the individual participants data for reviewing Safety and validity evaluation of HIV immune gene *CCR5* gene editing in human embryos'（オリジナル申請者がヒト胚における HIV 免疫遺伝子 *CCR5* の遺伝子編集の安全性と有効性の評価についてレビューするための個別患者データを提出できなかったことを理由に撤回）に変更された。

78 Regalado, A., 'EXCLUSIVE: Chinese scientists are creating CRISPR babies', *MIT Technology Review*, 25 November 2019.

79 この5本の動画は YouTube で閲覧可能。https://www.youtube.com/channel/UCn_Elifynj3LrubPKHXecwQ

80 2019年6月22日のアスペン・アイデア・フェスティバルのパネルディスカッションにて、私は、幹細胞生物学教授であり広州生物医学・健康研究所の所長である裴端卿（ペイ・ドゥアンチン）博士に、遺伝子編集された双子の存在は立証されているのかどうか尋ねた。彼は、まだわからない、詳細な調査の結果を待つしかない、と答えた。このセッションの様子はオンラインで閲覧可能。https://www.youtube.com/watch?v=NDvgS8J5Gx8

81 Lovell-Badge, 'CRISPR babies …'（前掲）。

82 Belluck, P., 'Gene-Edited Babies: What a Chinese Scientist Told an American Mentor', *New York Times*, 14 April 2019.

83 Cohen, J., '"I feel an obligation to be balanced." Noted biologist comes to defense of gene editing babies', *Science*. オンラインで閲覧可能。https://www.sciencemag.org/news/2018/2011/i-feel-obligation-be-balanced-noted-biologist-comes-defense-gene-editing-babies (28 November 2018).

84 この点については、彼の研究の詳細とともに、オーストラリア放送協会（ABC）の「ラジオナショナル」の番組 *Science Friction, with Natasha Mitchell*（ナターシャ・ミッチェルのサイエンスフィクション）の 'The CRISPR gene-edited babies and the doctor who made them – what happened?' で議論されている。オンラインで閲覧可能。https://www.abc.net.au/radionational/programs/sciencefriction/crispr-babies-what-happened-next/11163052

85 Lovell-Badge, 'CRISPR babies …'（前掲）。

86 Johnson, M. H. and Elder, K., 'The Oldham Notebooks: an analysis of the development of IVF 1969–1978. IV. Ethical aspects', *Reproductive Biomedicine and Society Online* 1 (2015), pp. 34–45.

87 Brown, L., Brown, J. and Freeman, S., *Our Miracle Called Louise* (Paddington Press, 1979).

88 Wie, D., 'Gene Scientist Fired by College as China Says He Broke the Law', *Bloomberg*, 22 January 2019.

89 Cyranoski, D., 'What CRISPR-baby prison sentences mean for research', *Nature* 577 (2020), pp. 154–5.

3章

1 Herzenberg, L. A. and Herzenberg, L. A., 'Genetics, FACS, immunology, and redox: a tale of two lives intertwined', *Annual Review of Immunology* 22 (2004), pp. 1–31.

2 Herzenberg, L. A., Herzenberg, L. A. and Roederer, M., 'A conversation with Leonard and Leonore Herzenberg', *Annual Review of Physiology* 76 (2014), pp. 1–20.

3 同上。

4 Herzenberg, L.A., 'The more we learn'. オンラインで閲覧可能。https://www.kyotoprize.org/wp/wp-content/uploads/2016/02/22kA_lct_EN.pdf. *Kyoto Prize acceptance speech* (2006).

5 リーは、比較的大規模なユダヤ人移民コミュニティの本拠地であるブライトン・ビーチの近くで育った。1950年代のブライトン・ビーチでの生活の詳細については、オンラインで閲覧可能。http://brooklynjewish.org/neighborhoods/brighton-beach/

6 Herzenberg and Herzenberg, 'Genetics, FACS …'（前掲）。

7 Herzenberg, L. A. and Herzenberg, L. A., 'Our NIH years: a confluence of beginnings', *Journal of Biological Chemistry* 288 (2013), pp. 687–702.

8 Herzenberg and Herzenberg, 'Genetics, FACS …'（前掲）。

9 同上。

10 Herzenberg, Herzenberg and Roederer, 'A conversation with Leonard and Leonore Herzenberg'（前掲）。

11 2019年7月26日のレオノーレ・ハーツェンバーグへのインタビュー。

12 Herzenberg, Herzenberg and Roederer, 'A conversation with Leonard and Leonore Herzenberg'（前掲）。

13 のちにノーベル化学賞とノーベル平和賞の2つのノーベル賞を受賞することになるライナス・ポーリングも、カリフォルニア工科大学の他の多くの指導的立場にある科学者らとともに、とくにマッカーシズム（赤狩り）に反対するために、この科学者連盟（FAS）に参加していた。

14 Herzenberg, 'The more we learn'（前掲）。

15 Herzenberg, Herzenberg and Roederer, 'A conversation with Leonard and Leonore Herzenberg'（前掲）。

16 2019年9月3日のエリザベス・シンプソンとの議論。

17 レオノーレ・ハーツェンバーグへのインタビュー（前掲）。

18 リー・ハーツェンバーグは2016年4月26日放送のナショナル・パブリック・ラジオ（NPR）番組 *'Only Human: A Birth That Launched The Search For A Down Syndrome Test'* で、メアリー・ハリスによるインタビューを受けた。オンラインで閲覧可能。https://www.npr.org/sections/health-shots/2016/04/26/475637228/only-human-a-birth-that-launched-the-search-for-a-down-syndrome-test

19 同上。

20 同上。

21 同上。

22 Ashoor Al Mahri, G. and Nicolaides, K., 'Evolution in screening for Down syndrome', *Obstetrician and Gynaecologist* 21 (2019), pp. 51–7.

23 Herzenberg, L. A., Bianchi, D. W., Schroder, J., Cann, H. M. and Iverson, G. M., 'Fetal cells in the blood of pregnant women: detection and enrichment by fluorescence-activated cell sorting', *Proceedings of the National Academy of Sciences of the USA* 76 (1979), pp. 1453–5.

24 Fan, H. C., Blumenfeld, Y. J., Chitkara, U., Hudgins, L. and Quake, S. R., 'Noninvasive diagnosis of fetal aneuploidy by shotgun sequencing DNA from maternal blood', *Proceedings of the National Academy of Sciences of the USA* 105 (2008), pp. 16266–71.

25 Van Dilla, M. A., Fulwyler, M. J. and Boone, I. U., 'Volume distribution and separation of normal human leucocytes', *Proceedings of the Society for Experimental Biology and Medicine* 125 (1967), pp. 367–70.

26 Herzenberg, L.A., 'The more we learn'（前掲）。

27 初期のフローサイトメーターでは水銀アークランプまたはハロゲンランプの光が用いられた。

28 Lanier, L. L., 'Just the FACS', *Journal of Immunology* 193 (2014), pp. 2043–4.

29 レンはジョシュア・レダーバーグの研究室を拠点とする２人の技術者、ラス・ヒューレットとウィリアム・ボナーの力を借りて、ロスアラモスの計画を改変し、細胞選別装置の１号機を作製した。

30 2019年7月22日のポール・ノーマンへのインタビュー。

31 エリザベス・シンプソンとの議論（前掲）。

32 Zborowski, M. and Herzog, E., *Life is with People: The Culture of the Shtetl* (Schocken, New York, 1962).

33 レオノーレ・ハーツェンバーグへのインタビュー（前掲）。

34 Zborowski and Herzog, *Life is with People*（前掲）。

35 Herzenberg, Herzenberg and Roederer, 'A conversation with Leonard and Leonore Herzenberg'（前掲）。

36 Sweet, R. G., 'High Frequency Recording with Electrostatically Deflected Ink Jets', *Review of Scientific Instruments* 36 (1965), pp. 131–6.

37 この仕組みは、19世紀の物理学者フェリックス・サヴァールの研究に基づいている。彼は、少量の液体を噴出して適切に振動するノズルを通過させると、噴出液が分割されて一筋の液滴の流れが形成されることを明らかにした。

38 装置によっては、レーザー光線を照射されるときにはすでに細胞が液滴のなかに分離されているものもあるが、多くの場合、細胞は測定のために流体力学的に細い流れに収束されたあとで液滴内に分割される。

39 フローサイトメトリーの専門家であるインペリアル・カレッジ・ロンドンのヴィキ・メイルは、フローサイトメーターの電極板について、私に次のように語った。「最新型の装置は本体が外枠で覆われ、ユーザーが電極板に触れて感電することがないように作られていますが、旧式の装置を使ったことのある人は、うっかり電極板に触れて部屋の端まで吹き飛ばされた話をするはずです。そうやって感電した経験のある人は、その事実を妙に自慢したがるんです」

40 Hulett, H. R., Bonner, W. A., Barrett, J. and Herzenberg, L. A., 'Cell sorting: automated separation of mammalian cells as a function of intracellular fluorescence', *Science* 166 (1969), pp. 747–9.

41 １台目の細胞選別装置の作製費については、2013年10月31日のスタンフォード大学医学部ニュースセンターの記事Leonard Herzenberg, geneticist who developed key cell-sorting technology, dies' から引用。オンラインで閲覧可能。http://med.stanford.edu/news/all-news/2013/10/leonard-herzenberg-geneticist-who-developed-key- cell-sorting-technology-dies.html

42 Melamed, M. R., 'A brief history of flow cytometry and sorting', *Methods of Cell Biology* 63 (2001), pp. 3–17.

43 Kamentsky, L. A., Melamed, M. R. and Derman, H., 'Spectrophotometer: new instrument for ultrarapid cell analysis', *Science* 150 (1965), pp. 630–1.

44 Koenig, S. H., Brown, R. D., Kamentsky, L. A., Sedlis, A. and Melamed, M. R., 'Efficacy of a rapid-cell spectrophotometer in screening for cervical cancer', *Cancer* 21 (1968), pp. 1019–26.

45 レンは1991年に記録されたインタビューでこのように述べていた。オンラインで閲覧可能。http://www.cyto.purdue.edu/cdroms/cyto10a/media/video/Herzenberghow.html

46 Fulwyler, M. J., 'Electronic separation of biological cells by volume', *Science* 150 (1965), pp. 910–11.

47 Robinson, J. P., 'Mack Fulwyler in his own words', *Cytometry Part A* 67A (2005), pp. 61–7.

48 ラベルされた細胞を数える機能を備えた本当に最初の装置を設計したのはミュンスター大学のドイツ人科学者ヴォルフガング・ゴーデだったが、その装置は細胞の選別分離まではできなかった。

49 Robinson, 'Mack Fulwyler in his own words'（前掲）。

50 Herzenberg, 'The more we learn'（前掲）。

51 Herzenberg, Herzenberg and Roederer, 'A conversation with Leonard and Leonore Herzenberg'（前掲）。

52 Herzenberg and Herzenberg, 'Genetics, FACS …'（前掲）。

53 Keating, P. and Cambrosio, A., *Biomedical Platforms: Realigning the Normal and the Pathological in Late-Twentieth-Century Medicine* (MIT Press, Cambridge, Massachusetts, 2003).

54 Herzenberg, L. A, *et al.*, 'The history and future of the fluorescenceactivated cell sorter and flow cytometry: a view from Stanford', *Clinical Chemistry* 48 (2002), pp. 1819–27.

55 Herzenberg and Herzenberg, 'Genetics, FACS …'（前掲）。

56 フローサイトメトリー市場の推定規模は大きく変動する。2018年の推定規模37億ドルという数字はMarketsandMarkets™ Incによる2019年の分析から引用。オンラインで閲覧可能。https://www.marketsandmarkets.com/PressReleases/flow-cytometry.asp

57 Herzenberg, Herzenberg and Roederer, 'A conversation with Leonard and Leonore Herzenberg'（前掲）。

58 Shapiro, H. M., 'The evolution of cytometers', *Cytometry A* 58 (2004), pp. 13–20.

59 動物の体内で産生され、特定の種類の細胞をラベル付けする能力でスクリーニングされた多種多様な抗体。現在のモノクローナル抗体の産生方法のように精密な方法で産生されたものではなく、実際に何が標識されたのかは必ずしも明確ではなかった。

60 さらに詳しく言えば、ヘモグロビンは、αグロビン2本とβグロビン2本、計4本のタンパク質鎖で構成される。αグロビン鎖はHBA1とHBA2という2つの遺伝子にコードされ、βグ

ロビン鎖はHBBという単一遺伝子にコードされている。これらのタンパク質のそれぞれが、酸素と結合できる鉄含有分子（ヘムと呼ばれる分子で、それ自体が他の多くのタンパク質と遺伝子が関与する一連の反応によって生成される）に結合している。このようにして、1つのヘモグロビン複合体は4つの酸素分子と結合できる。血液が酸素濃度の高い肺を通り抜けて流れるうちに、酸素がヘモグロビンによって取り込まれる。その後、酸素は酸素濃度が比較的低い体内の他の場所で放出される。

61 Herzenberg, Herzenberg and Roederer, 'A conversation with Leonard and Leonore Herzenberg'（前掲）。

62 これについては、すでに考察した。より詳しくは、私の前著 *The Beautiful Cure* (The Bodley Head, 2018)［邦訳：ダニエル・M・デイヴィス著『美しき免疫の力　人体の動的ネットワークを解き明かす』（NHK出版）］を参照。

63 そのために抗体の遺伝子が細かく切り刻まれてごちゃ混ぜに入れ替えられる——それ自体、素晴らしくて複雑なプロセスである。

64 ここでのニュアンスとしては、このような選定は骨髄の外でも、ある程度まで、行われている可能性がある。

65 もう少し詳しく言うと、B細胞はその細胞で産生可能な抗体を受容体として細胞表面に提示していて、この受容体はB細胞受容体と呼ばれている。この受容体が適合する標的と結合すると、B細胞が活性化され、増殖する。娘B細胞の一部はその有用な抗体を産生する工場になる。他の娘B細胞はその抗体遺伝子をランダムに突然変異させ、より良い抗体が産生されていないか検証を受ける。このプロセスは親和性成熟と呼ばれ、抗体免疫応答が経時的に改善される理由の説明になっている。このようなB細胞の一部は体内で長期間生き続けるため、同じ脅威に再遭遇した場合には、体が迅速に反応できる。このプロセスの詳細は、長期間持続する免疫の構成要素を理解するためにも、ワクチンをデザインするためにも、きわめて重要である。

66 Melchers, F., 'Georges Köhler (1946–95)', *Nature* 374 (1995), p. 498.

67 Köhler, G. and Milstein, C., 'Continuous cultures of fused cells secreting antibody of predefined specificity', *Nature* 256 (1975), pp. 495–7.

68 新年を祝うパーティーの席で、ミルスタインが妻や同僚たちと抗体について議論しているときに、抗体を産生する不死身の細胞の名前を提案したのはリー・ハーツェンバーグだった。骨髄腫細胞とB細胞のハイブリッドということで、「ハイブリドーマ」と名付けた。この名前は実にぴったりで、抗体を使う生物学研究室——事実上、すべての生物学研究室——でよく知られている。

69 Springer, T. A., 'Cesar Milstein, the father of modern immunology', *Nature Immunology* 3 (2002), pp. 501–3.

70 Rajewsky, K., 'The advent and rise of monoclonal antibodies', *Nature* 575 (2019), pp. 47–9.

71 Grilo, A.L. and Mantalaris, A., 'The Increasingly Human and Profitable Monoclonal Antibody Market', *Trends in Biotechnology* 37 (2019), pp. 9–16.

72 Guise, G., 'Margaret Thatcher's influence on British science', *Notes and Records of the Royal Society of London* 68 (2014), pp. 301–9.

73 Marks, L. V., *The Lock and Key of Medicine: Monoclonal Antibodies and the Transformation of Healthcare* (Yale University Press, 2015).

74 同上。

75 Koprowski, H. and Croce, C., 'Hybridomas revisited', *Science* 210 (1980), p. 248.

76 Croce, C. M., 'Hilary Koprowski (1916–2013): Vaccine pioneer, art lover, and scientific leader', *Proceedings of the National Academy of Sciences of the USA* 110 (2013), p. 8757.

77 Springer, 'Cesar Milstein …'（前掲）。

78 Harding, A., 'Profile: Sir Greg Winter; humaniser of antibodies', *Lancet* 368 (2006), p. S50.

79 Rabbitts, T. H., 'Cesar Milstein: October 8, 1927 – March 24, 2002', *Cell* 109 (2002), pp. 549–50.

80 Rada, C., Jarvis, J. M. and Milstein, C., 'AID-GFP chimeric protein increases hypermutation of Ig genes with no evidence of nuclear localisation', *Proceedings of the National Academy of Sciences of the USA* 99 (2002), pp. 7003–8.

81 Melchers, 'Georges Köhler …'（前掲）。

82 ジョルジュ・ケーラーはマックス・プランク研究所のリーダーを引き受けるときに、契約書に50歳で引退して年金を満額で受け取る可能性の記載を含めるように具体的に要求していた。これについては、アイヒマンの2005年の著書 *Köhler's Invention* (Birkhäuser Verlag, Springer Science, Basel, Switzerland, 2005) に書かれている。ケーラーが実際に早期退職するつもりでいたかどうかは知られていないが、ケーラーの妻クラウディアは、この件についても他のいかなる個人的な問題についてもアイヒマンと話すのを「強く拒んだ」。

83 フリッツ・メルヒャース。*Köhler's Invention* より。

84 Herzenberg and Herzenberg, 'Genetics, FACS …'（前掲）。

85 これは、HIVが同定されて間もなく、1984年に発見された。Klatzmann, D. *et al.*, 'Tlymphocyte T4 molecule behaves as the receptor for human retrovirus LAV', *Nature* 312 (1984), pp. 767–8; Dalgleish, A. G. *et al.*, 'The CD4 (T4) antigen is an essential component of the receptor for the AIDS retrovirus', *Nature* 312 (1984), pp. 763–7.

86 Doitsh, G. and Greene, W. C., 'Dissecting how CD4 T cells are lost during HIV infection', *Cell Host & Microbe* 19 (2016), pp. 280–91.

87 UNAIDS発表のGlobal HIV and AIDS statistics: Fact sheet(2019)。オンラインで閲覧可能。https://www.unaids.org/en/resources/fact-sheet（2019年9月に閲覧）

88 Horowitz, A. *et al.*, 'Genetic and environmental determinants of human NK cell diversity revealed by mass cytometry', *Science Translational Medicine* 5 (2013), 208ra145.

89 Smith, S. L. *et al.*, 'Diversity of peripheral blood human NK cells identified by single-cell RNA sequencing', *Blood Advances* 4 (2020), pp. 1388–1406.

90 Horowitz *et al.*, 'Genetic and environmental determinants …'（前掲）。

91 Spitzer, M. H. and Nolan, G. P., 'Mass cytometry: single cells, many features', *Cell* 165 (2016), pp. 780–91.

92 Shalek, A. K. *et al.*, 'Single-cell transcriptomics reveals bimodality in expression and splicing in immune cells', *Nature* 498 (2013), pp. 236–40.

93 2019年12月17日のモシェ・ビトンへのインタビュー。

94 2020年8月17日のアヴィヴ・レゲフへのインタビュー。

95 Montoro, D. T. *et al.*, 'A revised airway epithelial hierarchy includes CFTR-expressing ionocytes', *Nature* 560 (2018), pp. 319–324.

96 モシェ・ビトンへのインタビュー（前掲）。

97 彼らは自分たちの手法を疑っていたわけではなかった。この手法については、たとえば網膜中に存在するすべての細胞を解析する事前研究などで検証済みだった。

98 アヴィヴ・レゲフへのインタビュー（前掲）。

99 モシェ・ビトンへのインタビュー（前掲）。

100 Plasschaert, L. W. *et al.*, 'A single-cell atlas of the airway epithelium reveals the CFTR-rich pulmonary ionocyte', *Nature* 560 (2018), pp. 377–81.

101 この発見は、1989年に同時に出版された3本の論文で報告された。Kerem, B. *et al.*, 'Identification of the cystic fibrosis gene: genetic analysis', *Science* 245 (1989), pp. 1073–80; Riordan, J. R. *et al.*, 'Identification of the cystic fibrosis gene: cloning and characterization of complementary DNA', *Science* 245 (1989), pp. 1066–73; and Rommens, J.M., *et al.* 'Identification of the cystic fibrosis gene: chromosome walking and jumping', *Science* 245 (1989), pp. 1059–65.

102 Travaglini, K. J. and Krasnow, M. A., 'Profile of an unknown airway cell', *Nature* 560 (2018), pp. 313–14.

103 アヴィヴ・レゲフへのインタビュー（前掲）。

104 Rozenblatt-Rosen, O., Stubbington, M. J. T., Regev, A. and Teichmann, S. A., 'The Human Cell Atlas: from vision to reality', *Nature* 550 (2017), pp. 451–3.

105 アヴィヴ・レゲフへのインタビュー（前掲）。

106 Hiby, S. E. *et al.*, 'Association of maternal killer-cell immunoglobulinlike receptors and parental HLA-C genotypes with recurrent miscarriage', *Human Reproduction* 23 (2008), pp. 972–6.

107 Vento-Tormo, R. *et al.*, 'Single-cell reconstruction of the early maternal-fetal interface in humans', *Nature* 563 (2018), pp. 347–53.

108 Davis, D. M. *The Compatibility Gene* (Penguin, UK; Oxford University Press, USA, 2013).

109 Colucci, F., 'The immunological code of pregnancy', *Science* 365 (2019), pp. 862–3.

110 2019年9月11日のムズリファ・ハニファへのインタビュー。

111 2019年11月7日のムズリファ・ハニファとの議論。

112 2020年8月13日のジャック・クレインドラーへのインタビュー。

4章

1 Rapport, R. L. *Nerve Endings:The Discovery of the Synapse* (W.W.Norton, New York, 2005).

2 1906年12月11日、カミッロ・ゴルジのノーベル賞受賞講演。*Nobel Lectures, Physiology or Medicine 1901–21* (Elsevier, Amsterdam, 1967) に掲載。オンラインで閲覧可能。https://www.nobelprize.org/uploads/2018/06/golgi-lecture.pdf

3 Wacker, D. *et al.*, 'Crystal Structure of an LSD-Bound Human Serotonin Receptor', *Cell* 168 (2017), pp. 377–89.

4 Wang, S. *et al.*, 'Structure of the D2 dopamine receptor bound to the atypical antipsychotic drug risperidone', *Nature* 555 (2018), pp. 269–73.

5 ポジトロン放出断層撮影（PET）でも、ヒトの脳内で何が進行しているのかを観察できる。PETスキャンは一般的に広く応用されている。脳の活動を解析するためにPETを使用する応用法の一つが、放射性グルコーストレーサーを画像化し、エネルギー源としてグルコースを取り込んでいる脳領域を強調する手法である。PETスキャンよりもfMRIのほうが脳の活動をより高い解像度で画像化できる傾向にあるが、いずれの技術にも長所と短所があり、両方の種類のスキャンが使用されることもある。

6 fMRIの詳細はきわめて複雑である。磁場を用いて体内の水素イオン（プロトン）を整列させたあと、ラジオ波を用いてプロトンを励起させて整列から押し出す。押し出されたプロトンは、励起が落ち着いて整列に戻るときにシグナルを放出し、そのシグナルをfMRIの装置が検知する。このシグナルの強度はプロトンを取り巻く環境に依存し、酸素を含む血液と脱酸素化された血液でも異なる。その差異はわずかで、fMRI技術は統計検定とコンピュータ解析に依存して測定する。2009年、fMRIを用いて、完全に死んだサケの脳の活動を調べる有名な実験が行われた。死んだサケに、社会的状況に置かれた人間の写真を何枚も見せ、結果として生じた脳の活動を明らかにするためにfMRIスキャンを解析した。この実験は、fMRIスキャンの結果は適切に解析されなければ、人々の写真を見た死んだ魚が対象であっても、あらゆる種類の誤った結果が生じる可能性があることを明らかにした。MRIおよびfMRIの仕組みについては、オックスフォード大学作製の優れたウェブリソースがあり、ハンナ・デブリンによる解説や、ルビー・ワックスによるナレーションが入った簡単なアニメーションが掲載されている。オンラインで閲覧可能。https://www.ndcn.ox.ac.uk/divisions/fmrib/what-is-fmri/introduction-to-fmri

7 McClure, S. M. *et al.*, 'Neural correlates of behavioral preference for culturally familiar drinks', *Neuron* 44 (2004), pp. 379–87.

8 Plassmann, H., O'Doherty, J., Shiv, B. and Rangel, A., 'Marketing actions can modulate neural representations of experienced pleasantness', *Proceedings of the National Academy of Sciences of the USA* 105 (2008), pp. 1050–4.

9 他にもとても印象的な例がある。チョコレート愛好家に、もうそれ以上食べられなくなるまでチョコレートを食べてもらいながら、脳の活動を解析した。すると、喜んで食べていた序盤と、無理に食べ続けていた終盤では、脳の別の部位が明るく光っていた。この研究では、脳の活動を捉えるためにPET画像法が使用された。詳細な報告については、Small, D. M., Zatorre, R. J., Dagher, A., Evans, A. C. and Jones-Gotman, M., 'Changes in brain activity related to eating chocolate: from pleasure to aversion', *Brain* 124 (2001), pp. 1720–33を参照。

10 他にもいくつか例がある。Sahakian, B. J. and Gottwald, J., *Sex, Lies and Brain Scans* (Oxford University Press, Oxford, 2017)を参照。

11 Azevedo, F. A. *et al.*, 'Equal numbers of neuronal and nonneuronal cells make the human brain an isometrically scaled-up primate brain', *Journal of Comparative Neurology* 513 (2009), pp. 532–41.

12 Ecker, J. R. *et al.*, 'The BRAIN initiative cell census consortium: lessons learned toward generating a comprehensive brain cell atlas', *Neuron* 96 (2017), pp. 542–57.

13 Allen, N. J. and Barres, B. A., 'Glia – more than just brain glue', *Nature* 457 (2009), pp. 675–7.

14 グリア細胞が軽視されていた状況は、名前の由来が「接着剤」を意味するギリシア語であることからわかる。だが、興味深い実験がある。ヒトのグリア細胞（寄付されたヒト胎児由来）をマウスに注入すると、学習と記憶が改善されたのだ。詳細は、Han, X. *et al.*, 'Forebrain engraftment by human glial progenitor cells enhances synaptic plasticity and learning in adult mice', *Cell Stem Cell* 12 (2013), pp. 342–53を参照。

15 2019年10月9日のジェフ・リクトマンへのインタビュー。

16 Lichtman, J. W., Livet, J. and Sanes, J.R.A., 'Technicolour approach to the connectome', *Nature Reviews Neuroscience* 9 (2008), pp. 417–22.

17 Livet, J. *et al.*, 'Transgenic strategies for combinatorial expression of fluorescent proteins in the nervous system', *Nature* 450 (2007), pp. 56–62.

18 Matz, M.V. *et al.*, 'Fluorescent proteins from nonbioluminescent Anthozoa species', *Nature Biotechnology* 17 (1999), pp. 969–73.

19 ここに記したアイデアの多くはリクトマンの研究室のポストドクターだったジャン・リヴェの発案であり、Brainbowに関する最初の論文の第一著者も務めている。

20 Steenhuysen, J., '"Brainbow" paints mouse neurons in bright colors', *Reuters*, 31 October 2007. オンラインで閲覧可能。https://www.reuters.com/article/us-brain-colors/brainbow-paints-mouse-neurons-in-bright-colors-idUSN3131568320071031

21 ジェフ・リクトマンへのインタビュー（前掲）。

22 同上。

23 Weissman, T. A. and Pan, Y. A., 'Brainbow: new resources and emerging biological applications for multicolor genetic labeling and analysis', *Genetics* 199 (2015), pp. 293–306.

24 2013年1月18日にカリフォルニア州パサデナのカリフォルニア工科大学で録画された

TEDxCaltech の 'Connectomics' と題されたジェフ・リクトマンの講演より。オンラインで閲覧可能。http://www.tedxcaltech.com/content/jeff-lichtman.html

25 Sporns, O., Tononi, G. and Kotter, R., 'The human connectome: A structural description of the human brain', *PLOS Computational Biology* 1 (2005), e42.

26 Sporns, O., *Discovering the Human Connectome* (MIT Press, Cambridge, MA, USA, 2012).

27 Seung, S., *Connectome: How the Brain's Wiring Makes Us Who We Are* (Allen Lane, London, 2012).

28 Seung, S., 'I am my connectome', TEDGlobal 2010. オンラインで閲覧可能。https://www.ted.com/talks/sebastian_seung

29 Blakemore, S.-J., *Inventing Ourselves: The Secret Life of the Teenage Brain* (Doubleday, London, 2018).

30 2019年10月18日のマシュー・コブへのインタビュー。

31 2019年10月9日のジェフ・リクトマンへのインタビュー。

32 同上。

33 Lakadamyali, M., Babcock, H., Bates, M., Zhuang, X. and Lichtman, J., '3D multicolor super-resolution imaging offers improved accuracy in neuron tracing', *PLOS One* 7 (2012), e30826.

34 Sanes, J. R., 'After Cajal: from black and white to colour', in *Portraits of the Mind: Visualizing the Brain from Antiquity to the 21st Century* 'ed. Schoonover, C.' (Abrams, New York, 2010).

35 Ford, A. and Peat, F. D., 'The role of language in science', *Foundations of Physics* 18 (1988), pp. 1233–42.

36 Bargmann, C., Denk, W. and Graybiel, A., 'The Kavli Prize winners'. Interview by Darran Yates, *Nature Reviews Neuroscience* 13 (2012), pp. 670–4.

37 Denk, W. and Horstmann, H., 'Serial block-face scanning electron microscopy to reconstruct three-dimensional tissue nanostructure', *PLOS Biology* 2 (2004), e329.

38 デンクは、当時は知らなかったが、同様のアイデアが1981年にすでに報告されていたことをのちに知った。Leighton, S. B. 'SEM images of block faces, cut by a miniature microtome within the SEM – a technical note', *Scanning Electron Microscopy* (1981), pp. 73–6.

39 実のところ、ナイフの鋭利さの最適な測定法については、あまりに多くの因子が関わるので、それ自体がちょっとした研究分野になっている。詳細については、たとえば、次のような論文を参照。Schuldt, S., Arnold, G., Kowalewski, J., Schneider, Y. and Rohm, H., 'Analysis of the sharpness of blades for food cutting', *Journal of Food Engineering* 188 (2016), pp. 13–20.

40 Helmstaedter, M. *et al.*, 'Connectomic reconstruction of the inner plexiform layer in the mouse retina', *Nature* 500 (2013), pp. 168–74.

41 Kim, J. S. *et al.*, 'Space-time wiring specificity supports direction selectivity in the retina', *Nature* 509 (2014), pp. 331–6.

42 Bae, J. A. *et al.*, 'Digital museum of retinal ganglion cells with dense anatomy and physiology', *Cell* 173 (2018), pp. 1293–1306, e1219.

43 Abbott, A., 'Crumb of mouse brain reconstructed in full detail', *Nature* 524 (2015), p. 17.

44 2018年7月6日に米国ウッズホール海洋学研究所で開催されたジェフ・リクトマンの講演 'Can the Brain's Structure Reveal its Function?' より。オンラインで閲覧可能。https://www.mbl.edu/events/friday-evening-lectures-2018/

45 Kasthuri, N. *et al.*, 'Saturated reconstruction of a volume of neocortex', *Cell* 162 (2015), pp. 648–61.

46 ジェフ・リクトマンの講演 'Can the Brain's Structure Reveal its Function?'（前掲）。

47 2019年11月6日のジェフ・リクトマンとの電子メール。

48 Abbott, A., 'Neuroscience: solving the brain', *Nature* 499 (2013), pp. 272–4.

49 2018年4月11日にライブ配信されたワールド・サイエンス・フェスティバルでのジェフ・リクトマンの質疑応答。オンラインで閲覧可能。https://www.youtube.com/watch?v=h14hcBrqGSg

50 ニコル・トムソンが回虫を約50ナノメートルの薄さでスライスし、電子顕微鏡で撮影した。画像を自動解析するにはコンピュータテクノロジーがまだ原始的すぎたため、ジョン・ホワイトとアイリーン・サウスゲートという2人の科学者がこれを手作業でやり遂げた。画像解析作業はあまりにも労力を要したので、トムソンが撮影した画像の多くは、現在に至るまで、研究されていない。トムソンは電子顕微鏡の技術に精通していて、技師としてヴィクター・ロスチャイルド卿のもとで働いていたこともあったが、シドニー・ブレナーの記憶によれば、トムソンは正式な高等教育を受けていなかったため、彼を雇うのにかなり苦労したそうだ。「世間が資格の有無をとやかく言いはじめた頃でした。私に言わせれば、そんなものはまったく意味がありません！」とブレナーは言う。

51 White, J. G., Southgate, E., Thomson, J. N. and Brenner, S., 'The structure of the nervous system of the nematode *Caenorhabditis elegans*', *Philosophical Transactions of the Royal Society of London. B, Biological Sciences* 314 (1986), pp. 1–340.

52 Cook, S. J. *et al.*, 'Whole-animal connectomes of both *Caenorhabditis elegans* sexes', *Nature* 571 (2019), pp. 63–71.

53 Goodman, M. B. and Sengupta, P., 'How *Caenorhabditis elegans* senses mechanical stress, temperature, and other physical stimuli', *Genetics* 212 (2019), pp. 25–51.

54 Bargmann, C. I. and Marder, E., 'From the connectome to brain function', *Nature Methods* 10 (2013), pp. 483–90.

55 コネクトームを描写する方法を見つけることは、コネクトームについて理解するために欠かせない本質的な部分である。思い浮かぶのは、アルゼンチン人作家ホルヘ・ルイス・ボルヘスの寓話だ（この寓話については、私の最初の著書 *The Compatibility Gene*, Allen Lane, 2013 でも、他の文脈で言及している）。「昔、あるところに、地図を描く技術が称賛され崇められる帝国があった。地図製作者のギルド（協会）には、帝国を完璧に描写したいという究極の野心があった。しかし、帝国内に存在する何もかもを緻密に描写するには、帝国そのものとまったく同じ

大きさの地図を作製するしかなかった。崇高な精神から生まれたその仕事は、ある意味、何の役にも立たない結果を生んだ。完璧な地図は放置され、後に続く世代は地図を作製する技術をあまり重要視しなくなった」。同様に、完璧で正確な脳の地図は、脳そのものと同じくらい複雑で不可解なものになるだろう。

56 Portman, D. S., 'Neural networks mapped in both sexes of the worm', *Nature* 571 (2019), pp. 40–2.

57 'Insights of the decade. Stepping away from the trees for a look at the forest: Introduction', *Science* 330 (2010), pp. 1612–3.

58 Hegemann, P. and Nagel, G., 'From channelrhodopsins to optogenetics', *EMBO Molecular Medicine* 5 (2013), pp. 173–6.

59 Nagel, G. *et al.*, 'Channelrhodopsin-2, a directly light-gated cationselective membrane channel', *Proceedings of the National Academy of the Sciences of the USA* 100 (2003), pp. 13940–5.

60 Crick, F., 'The impact of molecular biology on neuroscience', *Philosophical Transactions of the Royal Society, London B: Biological Sciences* 354 (1999), pp. 2021–5.

61 Zemelman, B.V., Lee, G. A., Ng, M. and Miesenbock, G., 'Selective photostimulation of genetically charged neurons', *Neuron* 33 (2002), pp. 15–22.

62 Boyden, E. S., 'A history of optogenetics: the development of tools for controlling brain circuits with light', *F1000 Biology Reports* 3 (2011), p. 11.

63 ダイセロスの実験日誌の2004年7月1日のページには、光によって切り替え可能なチャネルタンパク質をニューロンで発現させた場合にうまく機能するかどうかを確認するために、彼がさまざまなツールを用いていくつもの異なる種類のチャネルタンパク質を試したことが記載されている。

64 Smith, K., 'Neuroscience: Method man', *Nature* 497 (2013), pp. 550–2.

65 'Insights of the decade'（前掲）。

66 Boyden, E. S., Zhang, F., Bamberg, E., Nagel, G. and Deisseroth, K., 'Millisecond-timescale, genetically targeted optical control of neural activity', *Nature Neuroscience* 8 (2005), pp. 1263–8.

67 Deisseroth, K., 'Optogenetics: 10 years of microbial opsins in neuroscience', *Nature Neuroscience* 18 (2015), pp. 1213–25.

68 Deisseroth, K. *et al.*, 'Next-generation optical technologies for illuminating genetically targeted brain circuits', *Journal of Neuroscience* 26 (2006), pp.10380–6.

69 Colapinto, J., 'Lighting the brain: Karl Deisseroth and the opto genetics breakthrough', *New Yorker*, 18 May 2015.

70 'The Consummate Neuro-oncologist; a profile of Michelle Monje', Ludwig Cancer Research 2019 Research Highlights. オンラインで閲覧可能。https://www.ludwigcancerresearch.org/successstory/ludwigs-annual-research-highlights-report/

71 Adkins, T., 'Curing The Uncurable: Meet Dr Michelle Monje, the researcher powering cures for deadly brain tumors', in *Alex's Lemonade Stand Foundation Blog* 18 July 2018. オンラインで閲覧可能。https://www.alexslemonade.org/blog/2018/07/curing-uncurable-meet-dr-michelle-monje-researcher-powering-cures-deadly-brain-tumors.

72 マウスにこのような処置をすることについて、必要だと思うか、残酷だと思うか、その両方なのか、あなたにはあなたなりの見解があることだろう。言うまでもなく、このような実験をするには厳しい倫理的承認を受ける必要があり、当然ながら、そのような承認を得たうえで忠実に遵守して行われている。

73 Adamantidis, A. R., Zhang, F., Aravanis, A. M., Deisseroth, K. and de Lecea, L., 'Neural substrates of awakening probed with optogenetic control of hypocretin neurons', *Nature* 450 (2007), pp. 420–4.

74 Chen, I., 'The Beam of Light That Flips a Switch That Turns on the Brain', *New York Times*, 14 August 2007.

75 Colapinto, J., 'Lighting the brain … '（前掲）。

76 Deisseroth K., 'Optogenetics, iBiology Science Stories'（2016 年 9 月録画）。オンラインで閲覧可能。https://www.ibiology.org/neuroscience/optogenetics/

77 Bandelow, B. and Michaelis, S., 'Epidemiology of anxiety disorders in the 21st century', *Dialogues in Clinical Neuroscience* 17 (2015), pp. 327–35.

78 同上。

79 Perez, C. C., *Invisible Women: Exposing Data Bias in a World Designed for Men* (Chatto and Windus, London, 2019).

80 Tye, K. M. *et al.*, 'Amygdala circuitry mediating reversible and bidirectional control of anxiety', *Nature* 471 (2011), pp. 358–62.

81 Kim, S. Y. *et al.*, 'Diverging neural pathways assemble a behavioural state from separable features in anxiety', *Nature* 496 (2013), pp. 219–23.

82 Jennings, J. H. *et al.*, 'Distinct extended amygdala circuits for divergent motivational states', *Nature* 496 (2013), pp. 224–8.

83 Ungless, M. A., Whistler, J. L., Malenka, R. C. and Bonci, A., 'Single cocaine exposure *in vivo* induces long-term potentiation in dopamine neurons', *Nature* 411 (2001), pp. 583–7.

84 Chen, B.T. *et al.*, 'Rescuing cocaine-induced prefrontal cortex hypoactivity prevents compulsive cocaine seeking', *Nature* 496 (2013), pp. 359–62.

85 Terraneo, A. *et al.*, 'Transcranial magnetic stimulation of dorsolateral prefrontal cortex reduces cocaine use: A pilot study', *European Neuropsychopharmacology* 26 (2016), pp. 37–44.

86 Ekhtiari, H. *et al.*, 'Transcranial electrical and magnetic stimulation (tES and TMS) for addiction medicine: A consensus paper on the present state of the science and the road ahead',

Neuroscience & Biobehavioural Reviews 104 (2019), pp. 118–140.

87 Ferenczi, E. and Deisseroth, K., 'Illuminating next-generation brain therapies', *Nature Neuroscience* 19 (2016), pp. 414–16.

88 Maher, B., 'Poll results: look who's doping', *Nature* 452 (2008), pp. 674–5.

5章

1 たとえば、ある装置では、配列特異的なテンプレートをずらりと並べたアレイ上で遺伝子断片を捕捉し、それを並列で解析できる。

2 Rose, C., Parker, A., Jefferson, B. and Cartmell, E., 'The Characterization of Feces and Urine: A Review of the Literature to Inform Advanced Treatment Technology', *Critical Reviews in Environmental Science and Technology* 45 (2015), pp. 1827–79.

3 Aziz, R. K., 'A hundred-year-old insight into the gut microbiome!' *Gut Pathogens* 1 (2009), p. 21.

4 LeBlanc, J. G. *et al.*, 'Bacteria as vitamin suppliers to their host: a gut microbiota perspective', *Current Opinion in Biotechnology* 24 (2013), pp. 160–8.

5 Fredrik Bäckhed, 'CRC 1182 host-microbe Interviews, Normal Gut Microbiota in Metabolic Diseases: an interview by Thomas Bosch', 2018年12月20日投稿。オンラインで閲覧可能。https://www.youtube.com/watch?v=hVzH8XY326s

6 Bäckhed, F. *et al.*, 'The gut microbiota as an environmental factor that regulates fat storage', *Proceedings of the National Academy of the Sciences of the USA* 101 (2004), pp. 15718–23.

7 Ley, R. E. *et al.*, 'Obesity alters gut microbial ecology', *Proceedings of the National Academy of the Sciences of the USA* 102 (2005), pp. 11070–5.

8 Turnbaugh, P. J. *et al.*, 'An obesity-associated gut microbiome with increased capacity for energy harvest', *Nature* 444 (2006), pp. 1027–31.

9 Yong, E., *I Contain Multitudes: The Microbes Within Us and a Grander View of Life* (The Bodley Head, London, 2016).

10 Ley, R. E., Turnbaugh, P. J., Klein, S. and Gordon, J. I., 'Microbial ecology: human gut microbes associated with obesity', *Nature* 444 (2006), pp. 1022–3.

11 Goodrich, J. K. *et al.*, 'Human genetics shape the gut microbiome', *Cell* 159 (2014), pp. 789–99.

12 2017年11月16日、ドイツのシュレースウィヒで開催されたキール・ライフ・サイエンスの年次集会でのエラン・エリナフによる講演 'Host Microbiome Interactions in Health and Disease'. オンラインで閲覧可能。https://youtu.be/2sfPHdhXJoE

13 2020年2月18日のエラン・エリナフへのインタビュー。

14 Jenkins, D. J. *et al.*, 'Glycemic index of foods: a physiological basis for carbohydrate exchange',

American Journal of Clinical Nutrition 34 (1981), pp. 362–6.

15 Spector, T., *The Diet Myth;The Real Science Behind What We Eat,* (Weidenfeld and Nicolson, London, 2015).［邦訳：ティム・スペクター著『ダイエットの科学「これを食べれば健康になる」のウソを暴く』（白揚社）］

16 Collaboration, N.C.D.R.F., 'Trends in adult body-mass index in 200 countries from 1975 to 2014: a pooled analysis of 1698 population-based measurement studies with 19.2 million participants', *Lancet* 387 (2016), pp. 1377–96.

17 Webb, P. *et al.*, 'Hunger and malnutrition in the 21st century', *British Medical Journal* 361 (2018), k2238.

18 Collaboration, N.C.D.R.F., 'Worldwide trends in body-mass index, underweight, overweight, and obesity from 1975 to 2016: a pooled analysis of 2,416 population-based measurement studies in 128.9 million children, adolescents, and adults', *Lancet* 390 (2017), pp. 2627–42.

19 Gardner, C. D. *et al.*, 'Effect of Low-Fat vs Low-Carbohydrate Diet on 12-Month Weight Loss in Overweight Adults and the Association With Genotype Pattern or Insulin Secretion: The DIETFITS Randomized Clinical Trial', *JAMA* 319 (2018), pp. 667–79.

20 Segal, E., Elinav, E. and Adamson, E., *The Personalized Diet:The Pio neering Program to Lose Weight and Prevent Disease* (Grand Central Life and Style, New York, 2017).

21 同上。

22 エラン・エリナフへのインタビュー（前掲）。

23 Chiu, C.-J. *et al.*, 'Informing food choices and health outcomes by use of the dietary glycemic index', *Nutrition Reviews* 69 (2011), pp. 231–42.

24 エラン・エリナフへのインタビュー（前掲）。

25 Zeevi, D. *et al.*, 'Personalized nutrition by prediction of glycemic responses', *Cell* 163 (2015), pp. 1079–94.

26 Cha, A. E., 'This diet study upends everything we thought we knew about "healthy" food,' *Washington Post*, 20 November 2015.

27 Segal, Elinav and Adamson, *The Personalized Diet*（前掲）。

28 同上。

29 エラン・エリナフによる講演 'Host Microbiome Interactions …'（前掲）。

30 2019年3月14～15日にカリフォルニア州ラホヤのスクリプス・トランスレーショナル研究所で開催された個別化医療の未来カンファレンスでエラン・セガールはこのような詳細を発表した。オンラインで閲覧可能。https://youtu.be/S26fCwDeiy0

31 Zeevi *et al.*, 'Personalized Nutrition …'（前掲）。

32 良い食事プランと悪い食事プランは、記録された情報のすべてに目を通した専門家がデザインしたものか、コンピュータアルゴリズムが直接デザインしたものの、いずれかである。どちらの方法でも、結果は同様であった。コンピュータによってデザインされた食事プランの場合、参加者12人中10人に、良い食事プランの週に良い変化がみられた。

33 Zmora, N., Zeevi, D., Korem, T., Segal, E. and Elinav, E., 'Taking it personally: personalized utilization of the human microbiome in health and disease', *Cell Host Microbe* 19 (2016) pp. 12–20.

34 BBCはエリナフとセガールを撮影するためにテレビ取材班をイスラエルに送った。司会者のサリーハ・アサンは、オリジナル研究の参加者のために用意されたのと同じ食事療法を彼女自身も体験した。彼女個人の良い食事リストには、アボカド、クロワッサン、ヨーグルトとグラノーラ、オムレツ、チョコレート、アイスクリームが含まれていた。悪い食事リストには、ピザ、パスタ、トマトスープ、オレンジジュース、寿司が含まれていた。オリジナル研究の参加者たちと同様に、彼女のマイクロバイオームも、良い食事の週と悪い食事の週で構成内容が変化した。この番組は2016年1月27日に、*Trust me, I'm a Doctor* のシリーズ4のエピソード4として放送された。この放送の切り抜き動画にはエリナフとセガールへのインタビューも含まれ、オンラインで閲覧可能。https://www.bbc.co.uk/programmes/articles/2lw8qKp7NFf7N7mhbXmsY34/why-do-some-people-put-on-weight-and-not-others-and-can-we-change-it

35 2016年7月20日のTEDxRuppinでのエラン・セガールによるTEDx講演 '*What is the best diet for humans?*'. オンラインで閲覧可能。https://youtu.be/0z03xkwFbw4

36 彼らは誰でも実践できるようにウェブサイトとスマートフォン用アプリを作製したが、2020年1月と2021年1月に私が確認したときには会員登録できなくなっていた。

37 エリナフとセガールはこのライセンスを受けたDayTwo社の科学コンサルタントに就任している。

38 Eckel, R. H., 'Role of glycemic index in the context of an overall heart-healthy diet', *JAMA* 312 (2014), pp. 2508–9.

39 Katz, D. L. and Meller, S., 'Can we say what diet is best for health?' *Annual Review of Public Health* 35 (2014), pp. 83–103.

40 Sacks, F. M. *et al.*, 'Effects of high vs low glycemic index of dietary carbohydrate on cardiovascular disease risk factors and insulin sensitivity: the OmniCarb randomized clinical trial', *JAMA* 312 (2014), pp. 2531–41.

41 Kolodziejczyk, A. A., Zheng, D. and Elinav, E., 'Diet-microbiota interactions and personalized nutrition', *Nature Reviews Microbiology* 17 (2019), pp. 742–53.

42 2019年に出版された研究では、英国またはカナダに在住の20人から採取した糞便から見つかった細菌を調べたところ、総計273種の細菌が見つかり、そのうち105種はそれまで観察されたことのない細菌だった。参照：Forster, S. C. *et al.*, 'A human gut bacterial genome and culture collection for improved metagenomic analyses', *Nature Biotechnology* 37 (2019), pp. 186–92.

43 Moss, M., *Salt, sugar, fat: how the food giants hooked us* (WH Allen, London, 2013).

44 Ng, M. *et al.*, 'Smoking prevalence and cigarette consumption in 187 countries, 1980–2012', *JAMA* 311 (2014), pp. 183–92.

45 Rimmer, A., 'Don't scrap the sugar tax, doctors tell Johnson', *British Medical Journal* 367 (2019), p. 17051.

46 Schirmer, M., Garner, A., Vlamakis, H. and Xavier, R. J., 'Microbial genes and pathways in inflammatory bowel disease', *Nature Reviews Microbiology* 17 (2019), pp. 497–511.

47 Walter, J., Armet, A. M., Finlay, B. B. and Shanahan, F., 'Establishing or exaggerating causality for the gut microbiome: lessons from human microbiota-associated rodents', *Cell* 180 (2020), pp. 221–32.

48 Berer, K. *et al.*, 'Gut microbiota from multiple sclerosis patients enables spontaneous autoimmune encephalomyelitis in mice', *Proceedings of the National Academy of the Sciences of the USA* 114 (2017), pp. 10719–24.

49 Britton, G. J. *et al.*, 'Microbiotas from humans with inflammatory bowel disease alter the balance of gut Th17 and RORgammat(+) regulatory T cells and exacerbate colitis in mice', *Immunity* 50 (2019), pp. 212–24.

50 Strachan, D. P., 'Hay fever, hygiene, and household size', *British Medical Journal* 299 (1989), pp. 1259–60.

51 Rakoff-Nahoum, S., Paglino, J., Eslami-Varzaneh, F., Edberg, S. and Medzhitov, R., 'Recognition of commensal microflora by toll-like receptors is required for intestinal homeostasis', *Cell* 118 (2004), pp. 229–41.

52 短鎖脂肪酸は1個から6個の炭素原子からなる骨格構造に水素原子が結合していて、一方の端にカルボキシル基（-COOH）をもつ。

53 別々に実施されて2013年に出版された3件の研究によって、腸内微生物が短鎖脂肪酸を分泌し、その短鎖脂肪酸が、他の免疫細胞の抑制や制御に関与している「制御性T細胞」と呼ばれる種類のT細胞の産生と活性を促進することが明らかにされた。3本の論文はこちら：Arpaia, N. *et al.*, 'Metabolites produced by commensal bacteria promote peripheral regulatory T-cell generation', *Nature* 504 (2013), pp. 451–5; Atarashi, K. *et al.*, 'Treg induction by a rationally selected mixture of *Clostridia* strains from the human microbiota', *Nature* 500 (2013), pp. 232–6; Smith, P. M. *et al.*, 'The microbial metabolites, short-chain fatty acids, regulate colonic Treg cell homeostasis', *Science* 341 (2013), pp. 569–73.

54 Trompette, A, *et al.*, 'Gut microbiota metabolism of dietary fiber influences allergic airway disease and hematopoiesis', *Nature Medicine* 20 (2014), pp. 159–66.

55 Bottcher, M. F., Nordin, E. K., Sandin, A., Midtvedt, T. and Bjorksten, B., 'Microflora-associated characteristics in faeces from allergic and nonallergic infants', *Clinical & Experimental Allergy* 30 (2000), pp. 1590–6.

56 Hall, I. C. and O'Toole, E., 'Intestinal flora in newborn infants with a description of a new pathogenic anaerobe, *Bacillus difficilis*', *American Journal of Diseases of Children* 49 (1935), pp. 390–402.

57 Kelly, C. P. and LaMont, J. T., '*Clostridium difficile* – more difficult than ever', *New England Journal of Medicine* 359 (2008), pp. 1932–40.

58 2020年1月22日のエリザベス・マンへのインタビュー。

59 Scott, N.A. *et al.*, 'Antibiotics induce sustained dysregulation of intestinal T cell immunity by perturbing macrophage homeostasis', *Science Translational Medicine* 10 (2018), eaao4755.

60 Khoruts, A. and Sadowsky, M. J., 'Understanding the mechanisms of faecal microbiota transplantation', *Nature Reviews Gastroenterology & Hepatology* 13 (2016), pp. 508–16.

61 Shi, Y. C. and Yang, Y. S., 'Fecal microbiota transplantation: Current status and challenges in China', *JGH Open* 2 (2018), pp. 114–16.

62 Eiseman, B., Silen, W., Bascom, G. S. and Kauvar, A. J., 'Fecal enema as an adjunct in the treatment of pseudomembranous enterocolitis', *Surgery* 44 (1958), pp. 854–9.

63 Khoruts, A., 'Fecal microbiota transplantation – early steps on a long journey ahead', *Gut Microbes* 8 (2017), pp. 199–204.

64 同上。

65 van Nood, E. *et al.*, 'Duodenal infusion of donor feces for recurrent *Clostridium difficile*', *New England Journal of Medicine* 368 (2013), pp. 407–15.

66 Hui, W., Li, T., Liu, W., Zhou, C. and Gao, F., 'Fecal microbiota transplantation for treatment of recurrent *C. difficile* infection: An updated randomized controlled trial meta-analysis', *PLOS One* 14 (2019), e0210016.

67 DeFilipp, Z. *et al.*, 'Drug-resistant *E. coli* bacteremia transmitted by fecal microbiota transplant', *New England Journal of Medicine* 381 (2019), pp. 2043–50.

68 Blaser, M. J., 'Fecal microbiota transplantation for dysbiosis – predictable risks', *New England Journal of Medicine* 381 (2019), pp. 2064–6.

69 Terveer, E. M. *et al.*, 'How to: establish and run a stool bank', *Clinical Microbiology and Infection* 23 (2017), pp. 924–30.

70 Lloyd-Price, J., Abu-Ali, G. and Huttenhower, C., 'The healthy human microbiome', *Genome Medicine* 8 (2016), 51.

71 Giles, E. M., D'Adamo, G. L. and Forster, S. C., 'The future of faecal transplants', *Nature Reviews Microbiology* 17 (2019), p. 719.

72 Jabr, F., 'Probiotics are no panacea', *Scientific American* 317 (2017), pp. 26–7.

73 エラン・エリナフへのインタビュー（前掲）。

74 Suez, J., Zmora, N., Segal, E. and Elinav, E., 'The pros, cons and many unknowns of probiotics', *Nature Medicine* 25 (2019), pp. 716–29.

75 Klein, S. L., 'Parasite manipulation of the proximate mechanisms that mediate social behavior in

vertebrates', *Physiology and Behavior* 79 (2003), pp. 441–9.

76 Wong, A. C. *et al.*, 'Gut microbiota modifies olfactory-guided microbial preferences and foraging decisions in drosophila', *Current Biology* 27 (2017), pp. 2397–404.

77 Leitao-Goncalves, R. *et al.*, 'Commensal bacteria and essential amino acids control food choice behavior and reproduction', *PLOS Biology* 15 (2017), e2000862.

78 Yuval, B., 'Symbiosis: Gut Bacteria Manipulate Host Behaviour', *Current Biology* 27 (2017), R746–R747.

79 Valles-Colomer, M. *et al.*, 'The neuroactive potential of the human gut microbiota in quality of life and depression', *Nature Microbiology* 4 (2019), pp. 623–32.

80 Cryan, J. F. and Dinan, T. G., 'Mind-altering micro-organisms: the impact of the gut microbiota on brain and behaviour', *Nature Reviews Neuroscience* 13 (2012), pp. 701–12.

81 Johnson, K. V. and Foster, K. R., 'Why does the microbiome affect behaviour?' *Nature Reviews Microbiology* 16 (2018), pp. 647–55.

82 Anderson, S. C., Cryan, J. F. and Dinan, T., *The Psychobiotic Revolution: Mood, Food, and the New Science of the Gut-Brain Connection* (National Geographic, Washington, 2017).

6章

1 Hood, L., 'A personal journey of discovery: developing technology and changing biology', *Annual Review of Analytical Chemistry* 1 (2008), pp. 1–43.

2 Timmerman, L., *Hood:Trailblazer of the Genomics Age* (Bandera Press, 2017).

3 1999年2月18日～3月2日、*Caltech Oral Histories*、シャーリー・K・コーエンによるウィリアム・J・ドレイアーへのインタビュー(https://resolver.caltech.edu/CaltechOH:OH_Dreyer_W)。

4 Hood, L. E., 'My life and adventures integrating biology and technology', in *The Inamori Foundation: Kyoto Prizes and Inamori Grants*, Vol. 18, pp. 110–66 (The Inamori Foundation, Japan, 2004).

5 Ponomarenko, E. A. *et al.*, 'The size of the human proteome: the width and depth', *International Journal of Analytical Chemistry* 2016 (2016), 7436849.

6 Hewick, R. M., Hunkapiller, M. W., Hood, L. E. and Dreyer, W. J., 'A gas-liquid solid phase peptide and protein sequenator', *Journal of Biological Chemistry* 256 (1981), pp. 7990–7.

7 この短い説明では、この装置が実際に機能するに至るまでに必要だったトラブル解決や創意工夫を十分に説明できていない。タンパク質のアミノ酸配列を解析する際の重大な問題の一つが、サンプルが純粋でなければならないという点だった。タンパク質に混合物が含まれていると、それぞれの配列を区別して解読するのはきわめて困難だ。たとえば、この研究チームがプリオンタンパク質を解析したときには、タンパク質のアミノ酸配列のどの位置にも2～3種類のアミノ酸が混在しているように見えて、絶えず問題になった。最初は科学者たちも、タンパク質サンプルの純度が十分ではないのだろうと想定し、さまざまな単離方法を試した。しかし、ど

んなに試しても、配列は混在して見えた。最終的には、この研究に携わっていた科学者の一人、スティーブ・ケントが、配列の各位置に存在するアミノ酸の量に基づいて解析結果を整理することに決めた。彼は、最も大量に存在したアミノ酸の配列を書き留めていき、次に、2番目に量の多かったアミノ酸、3番目に量の多かったアミノ酸を順に書き記していった。すると、突然すべてが明らかになった。2番目に多いアミノ酸の配列の位置を右に2つずらすと、最も多かったアミノ酸の配列と完全に一致したのだ。つまり、サンプル断片の1番目に位置すると思われたアミノ酸が実は3番目に位置するアミノ酸だったことがわかったということだ。彼は、サンプルにはほぼ1種類のタンパク質しか含まれていないが、単離中に何らかの理由でタンパク質の一端が削られていたことに気づいた。この洞察が得られたことで、プリオンタンパク質の配列が明らかになった（スタンリー・プルシナーは自叙伝 *'Madness and Memory'* でも、ノーベル賞受賞講演でも、この話を詳しく述べている）。

8 Prusiner, S. B., Groth, D. F., Bolton, D. C., Kent, S. B. and Hood, L. E., 'Purification and structural studies of a major scrapie prion protein', *Cell* 38 (1984), pp. 127–34.

9 私は、ハーバード大学の分子細胞生物学部でスタンリー・プルシナーのセミナーを聴講したときのことを覚えている（1995年頃）。彼はプリオンタンパク質が原因で病気が引き起こされうることを示すエビデンスを提示したが、ハーバード大学の教授の何人かは完全には納得していない様子だった。反論の一つは、タンパク質サンプルに追跡できないほど少量の遺伝物質が混入していて、実際にはそれが病気の原因になっているのではないかというものだった。プルシナーは、このタンパク質分子が単独で本当に感染症の基礎になりうることを証明するために、途方もない努力を強いられた。

10 Prusiner, S. B., 'Prions', *Proceedings of the National Academy of the Sciences of the USA* 95 (1998), pp. 13363–83.

11 Scheckel, C. and Aguzzi, A., 'Prions, prionoids and protein misfolding disorders', *Nature Reviews Genetics* 19 (2018), pp. 405–18.

12 Estrin, J., 'Kodak's first digital moment', *New York Times*, 12 August 2015.

13 Prusiner, S. B., *Madness and Memory: The Discovery of Prions – a New Biological Principle of Disease* (Yale University Press, New Haven, 2014).

14 Hood, 'A personal journey of discovery …'（前掲）。

15 Hood, L., 'A personal view of molecular technology and how it has changed biology', *Journal of Proteome Research* 1 (2002), pp. 399–409.

16 その後、アプライドバイオシステムズ社は他のいくつかの会社の一部になった。1993年からはパーキンエルマー社、2008年からはライフテクノロジーズ社の一部になっている。2014年には、サーモフィッシャーサイエンティフィック社がライフテクノロジーズ社を獲得した。

17 Miller, M. *et al.*, 'Structure of complex of synthetic HIV-1 protease with a substrate-based inhibitor at 2.3 A resolution', *Science* 246 (1989), pp. 1149–52.

18 Cohen, J., 'Protease inhibitors: a tale of two companies', *Science* 272 (1996), pp. 1882–3.

19 Hood, 'A personal journey of discovery …'（前掲）。

20 Ciotti, P., 'Fighting disease on the molecular front: leroy hood built a better gene machine and the world beat a path to his lab', *Los Angeles Times*, 20 October 1985.

21 2020年11月2日のリロイ・フッドとの電子メール。

22 Sanger, F., Nicklen, S. and Coulson, A. R., 'DNA sequencing with chain-terminating inhibitors', *Proceedings of the National Academy of the Sciences of the USA* 74 (1977), pp. 5463–7.

23 この研究で、フレデリック（フレッド）・サンガーは1980年にノーベル化学賞を共同受賞した。驚くべきことに、これは彼にとって2つ目のノーベル賞だった。1958年にも、タンパク質の配列決定法を考案してインスリンの研究などに応用した功績でノーベル化学賞を受賞していた。2021年のこの本を書いている時点で、2つのノーベル賞を受賞した人物は歴代で4人だけだ。

24 2016年9月15日にユニバーシティ・カレッジ・ダブリンで開催されたリロイ・フッドの講演'*Revolutionising Healthcare: Systems Biology and P4 Medicine*'。オンラインで閲覧可能。https://youtu.be/HlQcH3zgoVs

25 2008年3月2日にケミカル・ヘリテージ財団のオーラルヒストリープログラム（ルイジアナ州ニューオーリンズ）で行われたデビッド・C・ブロックとリチャード・ウルリッヒによるロイド・M・スミスへのインタビュー。

26 Smith, L. M. *et al.*, 'Fluorescence detection in automated DNA sequence analysis', *Nature* 321 (1986), pp. 674–9.

27 Matthews, J., 'Caltech's New DNA-Analysis Machine Expected to Speed Cancer Research', *Washington Post*, 12 June 1986.

28 Timmerman, Hood（前掲）。

29 Venter, J. C., *A Life Decoded* (Allen Lane, London, 2007). ［邦訳：J・クレイグ・ベンター著『ヒトゲノムを解読した男　クレイグ・ベンター自伝』（化学同人）］

30 Sinsheimer, R. L., 'The Santa Cruz Workshop – May 1985', *Genomics* 5 (1989), pp. 954–6.

31 フッドも最初はヒトゲノム・プロジェクトに懐疑的だった。彼が疑いを抱いていたのは、ヒトゲノム・プロジェクトの実現可能性ではなく、そのような巨大事業にやるだけの価値があるのかどうかだった。彼が意見を変えたのは、サンタクルーズで、このプロジェクトの広範囲にわたる影響について議論されたときだった。

32 Sulston, J. and Ferry, G., *The Common Thread: A Story of Science, Politics, Ethics and the Human Genome*, (Bantam Press, London, 2002). ［邦訳：ジョン・サルストン著、ジョージナ・フェリー著『ヒトゲノムのゆくえ』（秀和システム）］

33 2020年3月27日のリロイ・フッドへのインタビュー。

34 同上。

35 The 1000 Genomes Project Consortium, *et al.*, 'A global reference for human genetic variation', *Nature* 526 (2015), pp. 68–74.

36 Sinsheimer, 'The Santa Cruz Workshop …'（前掲）。

37 Chen, J. *et al.*, 'Pervasive functional translation of noncanonical human open reading frames', *Science* 367 (2020), pp. 1140–6.

38 Hood, L. and Rowen, L., 'The Human Genome Project: big science transforms biology and medicine', *Genome Medicine* 5 (2013), p. 79.

39 Hood, 'Revolutionising Healthcare'（前掲）。

40 Angier, N., 'Great 15-Year Project To Decipher Genes Stirs Opposition', *New York Times*, 5 June 1990.

41 2020年3月28日のリロイ・フッドへのインタビュー。

42 Roberts, L., 'Caltech deals with fraud allegations', *Science* 251 (1991), p. 1014.

43 Dietrich, B., 'Future Perfect – Thanks To Bill Gates' $12-Million Endowment, Scientist Leroy Hood Continues His Search For A New Genetic Destiny', *Seattle Times*, 9 February 1992.

44 Hood, 'A personal journey of discovery …'（前掲）。

45 Ideker, T., Galitski, T. and Hood, L., 'A new approach to decoding life: systems biology', *Annual Review of Genomics and Human Genetics* 2 (2001), pp. 343–72.

46 2020年に私と話した際に、フッドは、結局のところ総額約6000万ドルの私財をいくつものプロジェクトを通してバイオテクノロジーの研究に投じてきたと語った。ルーク・ティンマーマンのフッドの伝記によれば、フッドは500万ドルを出資してシステム生物学研究所を設立し、最初の2年間は給与を一切受け取らなかった。

47 *Systems Biology: a vision for engineering and medicine*: report from the Academy of Medical Sciences and the Royal Academy of Engineering, February 2007.

48 King, A. and O'Sullivan, K., 'New "scientific wellness" strategy could cut chronic illnesses and save money', *Irish Times*, 5 September 2018.

49 2019年10月7日～9日にシアトルで開催されたGeek Wire Summit 2019でのリロイ・フッドの講演 'Power Talk: Leroy Hood'。オンラインで閲覧可能。https://youtu.be/bWCwTQ2hXYw

50 リロイ・フッドへのインタビュー（前掲）。

51 Geek Wire Summit でのリロイ・フッドの講演（前掲）。

52 Roberts, P., 'Closure of high-tech medical firm Arivale stuns patients: "I feel as if one of my arms was cut off "', *Seattle Times*, 26 April 2019.

53 Hou, Y. C. *et al.*, 'Precision medicine integrating whole-genome sequencing, comprehensive metabolomics, and advanced imaging', *Proceedings of the National Academy of the Sciences of the USA* 117 (2020), pp. 3053–62.

54 Plomin, R. and von Stumm, S., 'The new genetics of intelligence', *Nature Reviews Genetics* 19 (2018), pp. 148–59.

55 2015年1月20日の世界経済フォーラム（WEF）にて、カティア・モスクヴィッチによるジェニファー・ダウドナへのインタビューでの 'Towards the end of genetic disease?'（遺伝子疾患の終焉に向かっていますか？）という質問への回答。オンラインで閲覧可能。https://www.weforum.org/agenda/2015/01/qa-towards-the-end-of-genetic-disease/

56 Jolie, A., 'My medical choice', *New York Times*, 14 May 2013.

57 Jolie Pitt, A., 'Diary of a Surgery,' *New York Times*, 24 March 2015.

58 Proctor, R. N., 'The history of the discovery of the cigarette–lung cancer link: evidentiary traditions, corporate denial, global toll', *Tobacco Control* 21 (2012), pp. 87–91.

59 Friend, S. H. *et al.*, 'A human DNA segment with properties of the gene that predisposes to retinoblastoma and osteosarcoma', *Nature* 323 (1986), pp. 643–6.

60 Cohen, J. G., Dryja, T. P., Davis, K. B., Diller, L. R. and Li, F. P., 'RB1 genetic testing as a clinical service: a follow-up study', *Medical and Pediatric Oncology* 37 (2001), pp. 372–8.

61 Kuchenbaecker, K. B. *et al.*, 'Risks of breast, ovarian, and contralateral breast cancer for *BRCA1* and *BRCA2* mutation carriers', *JAMA* 317 (2017), pp. 2402–16.

62 Skol, A. D., Sasaki, M. M. and Onel, K., 'The genetics of breast cancer risk in the post-genome era: thoughts on study design to move past BRCA and towards clinical relevance', *Breast Cancer Research* 18 (2016), 99.

63 この場合でも、ほとんど影響しない可能性がある。すべての遺伝子を両親から（精子と卵細胞から）1つずつ受け継いでいるため、各細胞に各遺伝子は2コピーずつある。突然変異が起きても何の影響もない場合がある理由の一つは、片方が機能を失っても、もう一方の遺伝子コピーによって補完できるからだ。ただし、*BRCA1* と *BRCA2* の場合は、どちらか片方のコピーに欠陥があるだけで、がん発症リスクが高まる。

64 Tomasetti, C. and Vogelstein, B., 'Cancer etiology. Variation in cancer risk among tissues can be explained by the number of stem cell divisions', *Science* 347 (2015), pp. 78–81.

65 Lynch, T. J. *et al.*, 'Activating mutations in the epidermal growth factor receptor underlying responsiveness of non-small-cell lung cancer to gefitinib', *New England Journal of Medicine* 350 (2004), pp. 2129–39.

66 Recondo, G., Facchinetti, F., Olaussen, K. A., Besse, B. and Friboulet, L., 'Making the first move in EGFR-driven or ALK-driven NSCLC: first-generation or next-generation TKI?' *Nature Reviews Clinical Oncology* 15 (2018), pp. 694–708.

67 Cieslik, M. and Chinnaiyan, A. M., 'Global genomics project unravels cancer's complexity at unprecedented scale', *Nature* 578 (2020), pp. 39–40.

68 Salvadores, M., Mas-Ponte, D. and Supek, F., 'Passenger mutations accurately classify human tumors', *PLOS Computational Biology* 15 (2019), e1006953.

69 Gerstung, M. *et al.*, 'The evolutionary history of 2,658 cancers', *Nature* 578 (2020), pp. 122–8.

70 Scilla, K. A. and Rolfo, C., 'The role of circulating tumor DNA in lung cancer: mutational analysis, diagnosis, and surveillance now and into the future', *Current Treatment Options in Oncology* 20 (2019), 61.

71 Heitzer, E., Haque, I. S., Roberts, C.E.S. and Speicher, M. R., 'Current and future perspectives of liquid biopsies in genomicsdriven oncology', *Nature Reviews Genetics* 20 (2019), pp. 71–88.

72 Melo, S. A. *et al.*, 'Glypican-1 identifies cancer exosomes and detects early pancreatic cancer', *Nature* 523 (2015), pp. 177–82.

73 Sheridan, C., 'Exosome cancer diagnostic reaches market', *Nature Biotechnology* 34 (2016), pp. 359–60.

74 Kottke, T. *et al.*, 'Detecting and targeting tumor relapse by its resistance to innate effectors at early recurrence', *Nature Medicine* 19 (2013), pp. 1625–31.

75 Helmink, B. A., Khan, M.A.W., Hermann, A., Gopalakrishnan, V. and Wargo, J. A., 'The microbiome, cancer, and cancer therapy', *Nature Medicine* 25 (2019), pp. 377–88.

76 Gopalakrishnan, V., Helmink, B. A., Spencer, C. N., Reuben, A. and Wargo, J. A., 'The influence of the gut microbiome on cancer, immunity, and cancer immunotherapy', *Cancer Cell* 33 (2018), pp. 570–80.

77 Jobin, C., 'Precision medicine using microbiota', *Science* 359 (2018), pp. 32–4.

78 Tanoue, T. *et al.*, 'A defined commensal consortium elicits CD8 T cells and anti-cancer immunity', *Nature* 565 (2019), pp. 600–5.

79 Davis, D. M., *The Compatibility Gene* (Penguin, UK; Oxford University Press, 2013).

80 Mastoras, R. E. *et al.*, 'Touchscreen typing pattern analysis for remote detection of the depressive tendency', *Scientific Reports* 9 (2019), p. 13414.

81 Yurkovich, J. T., Tian, Q., Price, N. D. and Hood, L., 'A systems approach to clinical oncology uses deep phenotyping to deliver personalized care', *Nature Reviews Clinical Oncology* 17 (2020), pp. 183–94.